MALADIES

DE

L'ESTOMAC

CORBEIL. — IMPRIMERIE ÉD. CRÉTÉ.

MALADIES

DE

L'ESTOMAC

MANUEL PRATIQUE

A L'USAGE DES MÉDECINS ET DES ÉTUDIANTS

PAR

Le Docteur Max EINHORN

Professeur de clinique médicale
A l'école de médecine et à l'hôpital post-graduate de New-York
Médecin du dispensaire allemand.

TRADUIT DE L'ANGLAIS PAR

Le Docteur Ferréol T. LABADIE

DE NEW-YORK

PARIS

MASSON ET Cᵢₑ, ÉDITEURS

LIBRAIRES DE L'ACADÉMIE DE MÉDECINE

120, BOULEVARD SAINT-GERMAIN

—

1901

Ce livre est respectueusement dédié

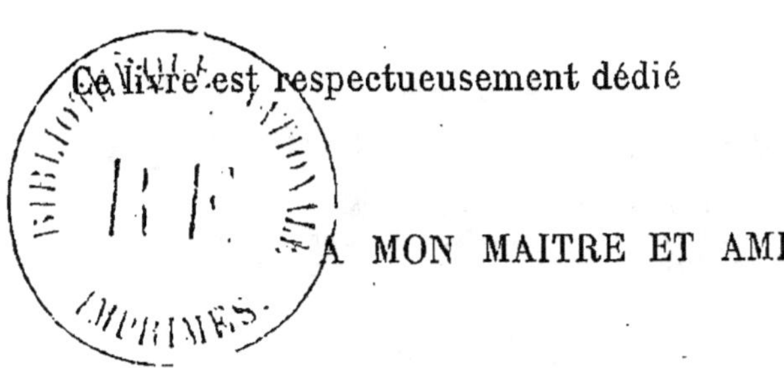

À MON MAITRE ET AMI

Le Docteur C. A. EWALD

PROFESSEUR DE CLINIQUE MÉDICALE
A L'UNIVERSITÉ DE BERLIN

PRÉFACE
DE L'ÉDITION FRANÇAISE

Mon livre sur les maladies de l'estomac, qui a paru en anglais et en allemand a reçu un bienveillant accueil en Amérique et à l'étranger ; c'est ce qui m'a encouragé à en publier une traduction française. Le docteur Ferréol T. Labadie s'est chargé de cette tâche sous ma direction, et je le prie de recevoir mes sincères remerciements pour la peine qu'il a prise de mener à bien ce travail.

Cette édition française est conforme à la troisième édition qui paraîtra bientôt en anglais.

J'espère que mes confrères français lui feront bon accueil.

MAX EINHORN.

New-York, 10 Avril 1901.

NOTE DU TRADUCTEUR

Dans une conversation tenue au mois d'août 1900 au Congrès international de médecine de Paris, entre confrères allemands et français, ces derniers déploraient qu'il n'existât pas une édition française du livre du docteur Einhorn sur les maladies de l'estomac. J'ai donc eu l'idée de le traduire sous la direction de l'auteur et je suis heureux de mettre ces documents à la portée de mes confrères français. Ce livre, éminemment pratique, contient beaucoup d'idées nouvelles et originales sur les maladies de l'estomac, et je suis sûr que le monde médical lira avec intérêt cet ouvrage si savamment compilé, fruit de longues et laborieuses expériences.

Ferréol T. Labadie.

New-York, 15 Avril 1901.

PRÉFACE

DE LA SECONDE ÉDITION ANGLAISE

Il y a environ un an que parut mon livre sur « les maladies de l'estomac ». Dans ce court espace de temps, la première édition a été épuisée et il a fallu en imprimer une seconde. Il est assez naturel que, dans une période de temps aussi courte, il n'y eût pas besoin d'y apporter de grands changements. Cependant l'édition a été revue et on y a fait quelques changements et additions.

J'espère que la seconde édition sera aussi favorablement acceuillie par le monde médical que la première.

Max Einhorn.

New-York, 25 Octobre 1897.

PRÉFACE

DE LA PREMIÈRE ÉDITION ANGLAISE

Depuis vingt ans, nos idées concernant les maladies de l'estomac ont subi de grands changements. C'est W. Beaumont qui, dans ce pays, a posé la première pierre de l'édifice scientifique, fait des recherches et étudié expérimentalent les fonctions de cet organe, en 1825. Depuis cette époque, l'étude des maladies de l'estomac resta à l'état stationnaire jusqu'en 1867, quand Kussmaul appliqua méthodiquement la pompe stomacale au traitement de la dilatation de l'estomac. Le vrai progrès, cependant, ne commence que quelques années plus tard, quand Leube employa la pompe stomacale dans un but de diagnostic. Ewald, Boas, Reichmann, Riegel et d'autres étudient alors d'une façon suivie les fonctions de l'estomac à l'état de santé et à l'état de maladie. Cette seconde époque de l'étude des maladies des voies digestives, qui commença en Allemagne, se fit sentir bientôt dans d'autres pays, surtout en France, en Russie, en Autriche, en Angleterre et en Amérique. Dans notre pays spécialement il semble qu'il se développe dans cette direction une activité qui porte ses fruits. Parmi les vieux auteurs, je mentionnerai les noms d'Austin Flint, Delafield, Pepper et Osler, qui ont tous contribué au développement de nos connaissances cliniques dans cette branche de la médecine. Les recherches nouvelles ont été entreprises ici et poussées plus avant par Charles G. Stockton, Francis P. Kinnicut, Allen A. Jones, D. D. Stewart, J. C. Hemmeter, et beaucoup d'autres observateurs laborieux. Le progrès réalisé consiste en une connaissance plus profonde des affections de l'estomac — par l'examen de ses fonctions — et en une thérapeutique plus efficace, premièrement par le régime, secondement par les moyens mécaniques de traitement (lavage, vaporisation, électricité), et troisièmement par les procédés chirurgicaux. Nos connaissances plus exactes sur l'application du régime et du traitement sont utiles non seulement au spécialiste, mais aussi au praticien en général, et c'est dans le but de faire bénéficier celui-ci du progrès acquis que ce manuel a été écrit. La série d'articles que j'ai publiés sur les maladies de l'estomac dans le « Twentieth century Practice of medecine » a beaucoup facilité mon travail. Le sujet de ce livre a été considéré au point de vue pratique et c'est le régime et le traitement qui ont été l'objet d'une attention toute spéciale. J'espère que ce travail éveillera un plus profond intérêt pour les maladies de l'estomac chez les médecins américains, et, si ce but est atteint, je serai plus que récompensé pour le temps que j'ai mis à le préparer.

MAX EINHORN.

New-York, 15 juin 1896.

TABLE DES MATIÈRES

CHAPITRE III

Diète

CHAPITRE IV

Traitement local de l'estomac.

CHAPITRE V

Maladies organiques avec lésions constantes.

CHAPITRE VI

Maladies organiques avec lésions constantes (*Suite*).

CHAPITRE VII

Maladies organiques avec lésions constantes (*Suite*).

CHAPITRE VIII

Maladies organiques avec lésions constantes (*Suite*).

CHAPITRE IX

Maladies fonctionnelles avec lésions variables.

CHAPITRE X

Maladies fonctionnelles avec lésions variables (*Suite*).

EINHORN. — *Mal. de l'estomac.*   *b*

CHAPITRE XI

Maladies fonctionnelles avec lésions variables (*Suite*).

CHAPITRE XII

Anomalies concernant la dimension, la forme et la position de l'estomac.

CHAPITRE XIII

Affections nerveuses de l'estomac.

CHAPITRE XIV

État de l'estomac dans les maladies d'autres organes.

MALADIES DE L'ESTOMAC

CHAPITRE PREMIER

ANATOMIE ET PHYSIOLOGIE.

ANATOMIE

L'estomac est un sac pyriforme dont le diamètre longitudinal présente ordinairement une direction oblique. La partie la plus grande de cet organe est située plus haut et plus à gauche que la petite qui, elle, se dirige un peu à droite et en haut et parfois en arrière. La petite extrémité se termine dans l'intestin grêle. Le point de jonction entre l'estomac et l'intestin, qu'on appelle le *pylore* (P), se reconnaît extérieurement à un sillon et à sa face interne à un repli saillant *(la valvule pylorique)*. Le point où l'œsophage s'abouche dans l'estomac s'appelle le *cardia* (C), et se trouve situé à la partie supérieure. Une ligne droite (AB), menée dans la direction de l'œsophage et traversant l'estomac, laisserait à gauche le quart ou le cinquième de cet organe. Cette portion gauche est appelée le grand *cul-de-sac (saccus-cœcus)* ou *fond*. Le volume de l'estomac varie suivant son contenu. Lorsqu'il est plein son diamètre longitudinal mesure de 26 à 31 centimètres ; son diamètre transversal de 8 à 10 centimètres au niveau du fond et beaucoup moins au niveau du pylore, où il mesure 2 cent. 6 mill. environ. Lorsque l'estomac est

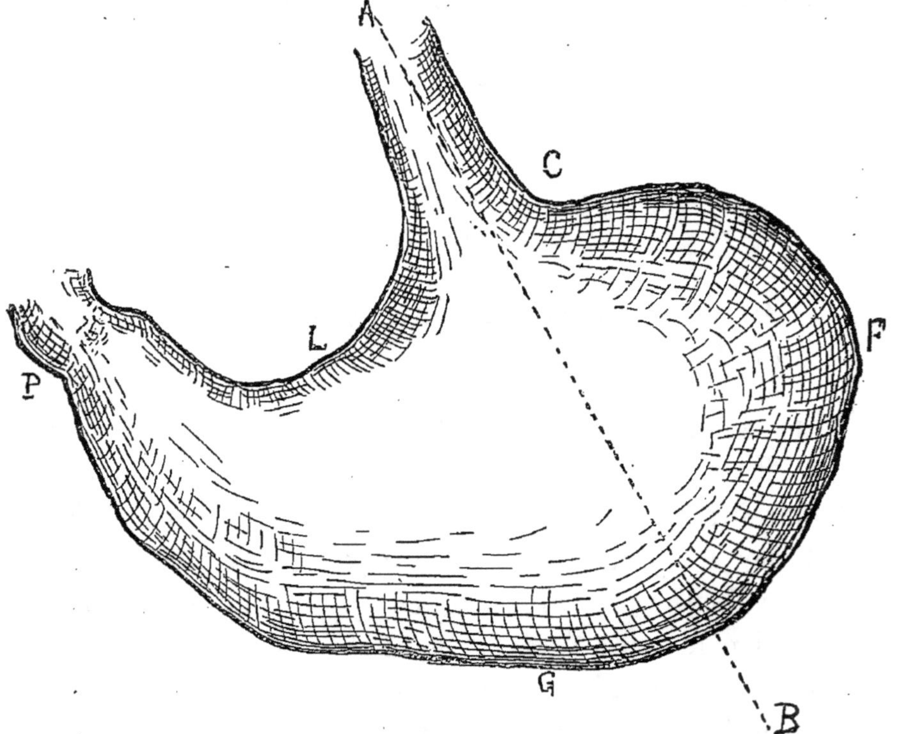

Fig. 1. — Estomac. — C, cardia; P, pylore; F, fond; G, grande courbure; L, petite courbure.

plein la paroi antérieure est tournée en quelque sorte vers le haut et la postérieure vers le bas (c'est en cela que consiste la *rotation* de cet organe).

Situation.

L'estomac est situé dans la partie gauche du corps; un sixième seulement déborde à droite, et, avec le pylore et les parties adjacentes, se place sous le foie (*lobule de Spigel*). Le cardia est situé à gauche de la ligne sternale ; la petite courbure se trouve aussi à gauche tout près de la colonne vertébrale et en suit la direction de haut en bas et parallèlement. La grande courbure s'étend depuis la base de la vésicule biliaire et du foie jusqu'à l'hypochondre gauche dans lequel se trouve le fond tout entier.

VAISSEAUX SANGUINS.

.. Les vaisseaux sanguins pénètrent dans l'estomac par ses bords supérieur et inférieur, et divisent ainsi la surface de cet organe en deux parties égales. Ces deux lignes constituent la marge supérieure et la marge inférieure de l'estomac, que l'on appelle communément la *grande* et *la petite courbure.*

RAPPORTS DE L'ESTOMAC AVEC LES ORGANES VOISINS.

Le segment gauche de l'estomac est en contact en haut avec le diaphragme, avec la rate et le rein à gauche. La petite courbure est en rapport avec le pancréas, et l'artère et la veine splénique. La grande courbure, une partie de la paroi antérieure, et le pylore sont en rapport avec le foie et le côlon transverse.

STRUCTURE DE L'ESTOMAC.

L'estomac se compose de quatre couches : là *séreuse*, la *musculeuse*, l'*aréolaire* ou *sous-muqueuse* et la *muqueuse*. La tunique séreuse provient du péritoine ; c'est une membrane mince, lisse, transparente et élastique.

Elle recouvre entièrement l'organe, sauf ses deux courbures. A ce niveau, elle est moins adhérente, pour
livrer passage aux gros vaisseaux sanguins.

La tunique musculeuse est composée de tissu musculaire présentant trois couches de fibres, à sa-
voir : les fibres longitu-dinales, circulaires et obliques ; les longitu-dinales constituent la couche externe, les cir-culaires la couche moyenne, les fibres obliques la couche in-terne ; cette dernière est très incomplète et peut être considérée comme la suite des fibres cir-culaires de l'œsophage. Ces fibres descendent obliquement du cardia sur la surface antérieure et postérieure de l'esto-mac, s'étendent de l'une à l'autre de ces surfaces,

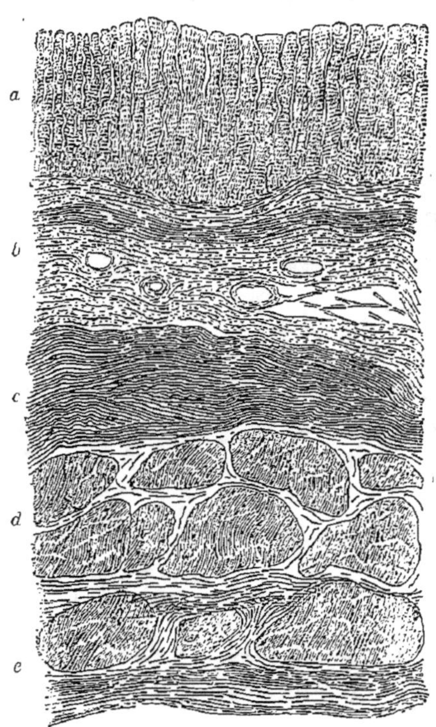

Fig. 2. — Section verticale de l'estomac.
— a, muqueuse ; b, sous-muqueuse ;
c, d, musculeuse ; e, séreuse. × 60.

puis prennent la direction des fibres circulaires et se
terminent à la grande courbure.

La sous-muqueuse est située entre la musculeuse
et la muqueuse et se compose de tissu aréolaire, où
circulent et se divisent les vaisseaux sanguins.

La muqueuse est lisse, plutôt molle, d'une teinte légèrement rosée. Elle est plus épaisse vers le pylore et plus

mince vers le fond de l'estomac. Cette membrane muqueuse constitue la couche glandulaire de l'organe. Les glandes, au nombre de près de cinq millions, sont de forme tubulaire et disposées perpendiculairement à la surface ; elles sont entourées de tissu fibreux et de cellules lymphatiques.

On distingue dans les glandes les parties suivantes :

(1) L'orifice ; (2) le col, qui est la portion la plus étroite ; (3) le corps qui est beaucoup plus large et (4) la base. Il arrive fréquemment que plusieurs tubes, de deux à cinq, ont un orifice commun. Le pointillé que l'on observe sur la muqueuse est constitué par les orifices de ces glandes. Toute la surface interne de l'estomac est recouverte d'un épithélium cylindrique qui pénètre jusqu'à une certaine distance dans l'orifice des glandes.

Les glandes sont de deux sortes :

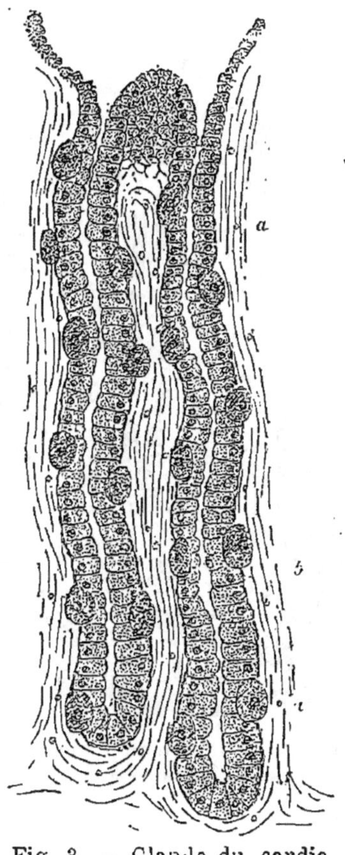

Fig. 3. — Glande du cardia. — *a*, cellules pariétales ; *b*, cellules principales.

1° Les *glandes du cardia* ou glandes en cul-de-sac ; elles remplissent la plus grande partie de l'estomac et présentent les caractères suivants : l'orifice est court comparativement à la longueur de la glande même. Elles contiennent les cellules pariétales ou de revêtement étroitement rapprochées les unes des autres à

1.

l'embouchure. On les reconnaît à leur forme plus ou moins cuboïde et à leur aspect très granuleux. Elles se colorent fortement par les couleurs d'aniline. Les autres cellules de ces glandes, cellules dites principales, sont plus petites et moins foncées que les premières.

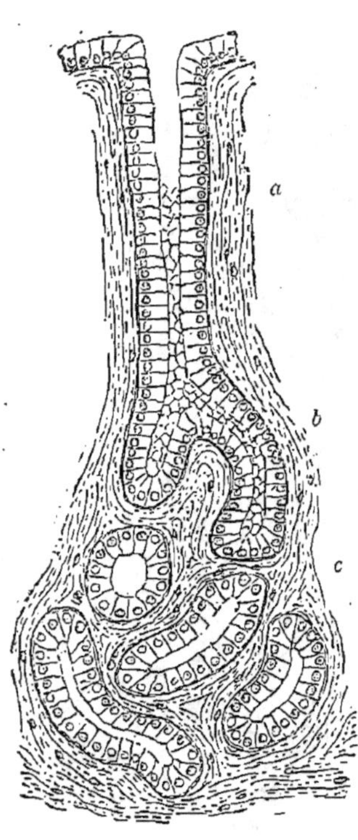

2° Les glandes du pylore : leur orifice est long, comparé au reste de la glande. Leur corps est presque entièrement composé de cellules principales ; ici, point de cellules de revêtement, bien que quelques-unes se colorent fortement par l'acide osmique. Nussbaum pensait qu'elles étaient semblables aux cellules pariétales des glandes du cardia. On les appelle ordinairement *cellules de Nussbaum*.

En dehors de ces sortes de glandes on en trouve encore d'autres dites glandes muqueuses dans le voisinage du pylore. Heidenhain (1), Kupffer (2), Sachs (3) et Stoher (4), ont beaucoup contribué à étendre nos connaissances sur l'histologie de la muqueuse gastrique. Suivant ces auteurs, les cellules

Fig. 4. — Glande du pylore. — *a*, orifice ; *b*, col ; *c*, base.

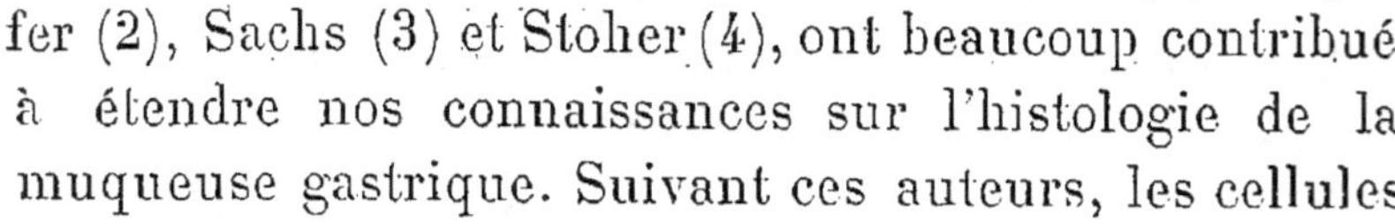

<hr>

(1) Heidenhain, *Archiv. für mikrosk Anat.*, volume 6, 1870.

(2) Kupffer, Epithel und Drüsen des menschlichen Magens München, 1883.

(3) Sachs, *Archiv. für experimentelle Patholog.*, vol. 22 et 24.

(4) Stoher, *Archiv. für mikrosk. Anat.*, vol. 20.

principales sécrètent la pepsine et les ferments de présure, et les cellules pariétales ou de revêtement, l'acide chlorhydrique.

VAISSEAUX SANGUINS, LYMPHATIQUES ET NERFS
DE L'ESTOMAC.

Les artères de l'estomac sont originaires du « tronc cœliaque » ; l'artère coronaire gauche vient directement du tronc et la droite de l'artère hépatique. La première se distribue à la petite courbure et forme l'arcade supérieure. La grande courbure reçoit l'artère coronaire inférieure droite, branche de l'hépatique et l'artère coronaire inférieure gauche, branche de la splénique. Elles forment ensemble l'arcade ventriculaire inférieure.

Tous ces vaisseaux arrivent à l'estomac en passant entre les replis du péritoine. Après s'être distribués aux différentes couches (et principalement à la musculeuse où ils se divisent en capillaires nombreux), puis dans la sous-muqueuse aréolaire qui contient une assez grande quantité de branches, ils se terminent enfin dans la muqueuse, où ils donnent des ramifications multiples qui circulent entre les tubes glandulaires, où les capillaires s'entrecroisent sur les parois et autour des orifices.

Les veines partent du réseau capillaire et se dirigent presque en droite ligne à travers la muqueuse en passant entre les glandes. Puis, perçant la muqueuse musculaire et formant un plexus très dense, dans le tissu sous-muqueux, elles vont déverser leur contenu dans les veines spléniques, la veine mésentérique supérieure et, directement, dans la veine porte.

Les lymphatiques sont situés, comme Loven l'a démontré le premier, immédiatement à la surface de la muqueuse. C'est un tissu compact formé d'espaces lacunaires qui s'étend entre les glandes et autour d'elles. Ces lymphatiques, en beaucoup d'endroits, de même que les vaisseaux sanguins, se dilatent et forment des *sinus.* A la surface de la muqueuse la lymphe circule dans des vaisseaux sinueux et renflés à leur extrémité. Ces vaisseaux sont moins superficiels que les capillaires sanguins, quoique leurs espaces lacunaires se montrent aussi bien à la partie supérieure qu'à la partie inférieure de la membrane muqueuse.

Les nerfs proviennent de la portion abdominale du vague et forment le plexus gastrique interne ou cardia. De là il s'étale sur toute la surface antérieure du grand cul-de-sac. La branche droite n'envoie qu'un tiers de ses fibres aux parois stomacales, principalement à la partie postérieure, tandis que les deux autres tiers sont destinés aux organes abdominaux. Les branches du grand sympathique issues du plexus cœliaque se ramifient avec le vague. Ces nerfs et de nombreux petits ganglions constituent un réseau logé dans l'intérieur de la sous-muqueuse.

Physiologie.

L'estomac fait partie du tube digestif et pour bien comprendre ses fonctions il est utile de donner ici un court exposé du processus physiologique de la digestion. Par le mot *digestion* on comprend tous les phénomènes qui servent à transformer les diverses matières alimentaires, de façon à les rendre aptes à entrer dans la circulation. Ces transformations s'effectuent grâce à l'action de ferments qui sont les véritables agents chimiques de la digestion.

Les ferments sont sécrétés par des cellules vivantes possédant certaines propriétés qui ont pour effet de produire des modifications chimiques de certaines substances lorsqu'elles sont en contact avec elles. Toutes ces modifications aboutissent en dernière analyse à des phénomènes d'hydratation, c'est-à-dire que les produits nouveaux provenant de leur action contiennent plus d'eau que les matières premières.

Tous les ferments possèdent les six qualités suivantes :

1° Ils sont de nature organique ;

2° Ils n'agissent qu'en présence de l'eau ;

3° Ils donnent naissance à des produits nouveaux qui, en raison de leur hydratation, contiennent plus d'oxygène et d'hydrogène que les substances dont ils dérivent;

4° Ils décomposent l'eau oxygénée ;

5° Leur température optima oscille entre 30 et 60 degrés C;

6° Chaque ferment possède une action spéciale ; la même substance peut former des produits différents, suivant qu'elle est en contact avec des ferments différents.

Les ferments se divisent en deux classes :

1° Les *ferments figurés :* ceux dont les principes actifs ne peuvent être isolés des cellules qui leur donnent naissance et dont l'action dépend de la vie même de ces cellules (cellules de la levure de bière) ;

2° Les *ferments non figurés.* Ceux qui peuvent être séparés des cellules qui les produisent sans perdre leur pouvoir spécifique (*ferments solubles*). La plupart des ferments de l'organisme vivant sont des ferments solubles (*ptyaline, pepsine, présure, trypsine*, etc.).

Toutes les tentatives pour isoler ces ferments à l'état de pureté chimique ont été vaines jusqu'ici. On sait seulement que ce sont des corps organiques dont la constitution chimique est analogue à celle des matières protéiques.

Dans la bouche, nos aliments subissent un premier contact avec la salive par la mastication. La salive est sécrétée par les glandes salivaires et par les glandes muqueuses de la cavité buccale ; elle a une réaction alcaline ; son poids spécifique est de 1,002 à 1,009. Elle contient des cellules épithéliales, du mucus, de la ptyaline, de l'albumine et des sels. On y trouve en outre des traces de sulfocyanure de potassium (CNKS).

Après avoir été lubréfié par la salive, le bol alimenmentaire passe dans le pharynx, dans l'œsophage et aboutit à l'estomac.

La ptyaline, qui a la propriété de convertir l'amidon en maltose ou sucre commence son action sur les aliments dans la bouche, mais elle agit surtout dans l'estomac pendant la première partie de la digestion.

SUC GASTRIQUE.

Spallanzani (1) et Réaumur firent les premiers des études expérimentales sur le suc gastrique. Ils reconnurent qu'il avait la propriété de digérer la viande et d'exercer en outre une action antifermentescible. Prout,

(1) Spallanzani, Versuche über das Verdanungsgeschäft Abhandlung vi.

en 1824, découvre l'acide chlorhydrique dans le suc gastrique. Les expériences ont été continuées et complétées chez nous, par Beaumont (1) qui fit en même temps une série de recherches sur le Canadien, Saint-Martin, célèbre par sa fistule gastrique. Beaucoup de faits découverts par Beaumont forment la base de nos connaissances sur la physiologie de l'estomac ; il faut citer, entre autres, ses observations sur les mouvements de cet organe. Blondlot (2) est le premier à avoir pratiqué des fistules gastriques chez des animaux dans un but expérimental ; et pendant que Bidder et Schmidt (3) démontraient d'une façon concluante que l'acide du suc gastrique est de l'acide chlorhydrique, Schwan, en 1836, découvrait la pepsine. La nature du suc gastrique a été l'objet de nombreuses controverses, surtout dans ces derniers temps ; ainsi Winter et Hayem (4) contestaient la formation de l'acide chlorhydrique dans les glandes gastriques. D'après eux, les glandes sécrètent un acide organique qui, en présence du sel (chlorure de sodium) se transforme à l'intérieur de l'estomac en acide inorganique. Cette théorie est inexacte, car il est bien reconnu que l'estomac donne une sécrétion contenant de l'acide chlorhydrique libre, alors même que les substances ingérées ne contiennent aucune trace de chlorure de sodium. Le suc gastrique est un liquide incolore, d'une réaction acide, et d'un poids spécifique de 1,002-1,003 ; la quantité sécrétée en vingt-quatre heures n'est pas connue exacte-

---

(1) BEAUMONT, Experiments and observations of the gastric Juice and the Physiology of Digestion (*Combe's edition*, 1833).

(2) BLONDLOT, *Traité analytique de la digestion*, Paris, 1843.

(3) SCHMIDT, *Liebig's Annalen* XCII, 1854.

(4) WINTER et HAYEM, *Du chimisme stomacal*, Paris, 1891.

ment ; pour quelques auteurs, elle est d'un litre et demi environ. Ses principes constitutifs sont :

1° L'*acide chlorhydrique ;*

2° La *pepsine ;*

3° La *présure.*

Son degré d'acidité varie entre 0,1 et 0,2. Les deux ferments pepsine et présure au moment de leur sécrétion sont des substances inactives ; on les appelle ferment pepsinogène et présure zymogène ; mais au contact de l'acide chlorhydrique ils se convertissent en pepsine et présure, ferments actifs. En plus de ces trois substances, le suc gastrique contient encore de l'eau, des sels inorganiques et des matières protéiques.

La plus grande difficulté pour expliquer la production du suc gastrique réside dans ce fait qu'un acide inorganique puisse être sécrété par le sang, milieu surtout alcalin? Maly (1) l'explique de la façon suivante : quelques liquides à réaction alcaline peuvent contenir des sels acides ; ainsi dans le sang il existe de l'orthophosphate sodique et de l'arthrophosphate visodique (Na^2HPO_4 et NaH^2PO_4), en même temps que des sels nettement alcalins.

Lorsqu'on met une solution analogue dans un dialyseur plongeant dans de l'eau distillée, les substances acides traversent la membrane et passent dans l'eau distillée, de telle sorte que la base reste dans le dialyseur, tandis que l'acide en sort. Maly, comparant l'estomac et les reins à un dialyseur, explique de cette façon les sécrétions acides de ces organes. On peut ramener la formation de l'acide chlorhydrique à la formule

(1) Maly, Untersuchungen über die Mittel zur Saürebildung im Organismus (*Zeitschrift für physiologische chemie, i.,* p. 174).

suivante : si on mélange Na²HPO⁴ avec du chlorure de calcium (CaCl²), il se forme du triphosphate de calcium, du chlorure de sodium et de l'acide chlorhydrique libre :

$$2(Na^2HPo^4) + 3(CaCl^2) = Ca^3(PO^4)^2 + 4NaCL + 2HCL.$$

Cette théorie, tout en étant très ingénieuse, ne suffit pas pour nous expliquer entièrement la sécrétion gastrique ; car l'acide chlorhydrique pourrait être sécrété par des organes autres que l'estomac, le sang allant au contact de plusieurs autres appareils glandulaires ; elle n'explique pas non plus pourquoi la sécrétion ne se produirait pas en tout temps dans l'estomac. Ici comme ailleurs nous sommes forcés d'admettre l'action spéciale de certaines cellules qui ne peut être expliquée par des lois purement physiques et chimiques. Nous savons du reste qu'il existe des cellules ayant une action particulière qu'on ne peut représenter par une formule chimique.

Digestion gastrique.

Le rôle principal de la digestion gastrique est de convertir les albuminoïdes en matières plus solubles, propeptones et peptones, qui sont le résultat de l'action combinée de l'acide chlorhydrique et de la pepsine ; la présure coagule le lait. Le suc gastrique possède en outre la propriété de transformer le sucre de canne en glucose et la gélatine en matière soluble (sorte de peptone) qui ne se coagule plus. En outre une petite partie des matières grasses se transforme en acides gras.

Le travail qui s'accomplit dans l'estomac pendant la digestion est favorisé par les mouvements actifs et passifs de cet organe. Par ces mouvements il se produit certaines modifications physiques dans les *ingesta*. Les aliments sont mis par ces mouvements en contact plus intimes avec les parois stomacales qu'ils ne le seraient sans eux; ils sont plus complètement liquéfiés et passent à l'état de chyme, par le pylore, dans l'intestin grêle. Le pylore règle donc le passage du chyme, au fur et à mesure de sa liquéfaction, dans le duodénum. Il s'ouvre et se referme à certains intervalles; jusqu'à présent on n'a pas encore trouvé l'explication de ce phénomène particulier; on ne connaît pas davantage à quels intervalles s'ouvre le pylore. On a simplement remarqué qu'après un certain laps de temps (deux heures pour un petit repas, six à sept pour un repas copieux) l'estomac est complètement vide. Les parois de l'estomac absorbent certaines parties du chyme, entre autres, le sucre, le sel, la peptone, peut-être même la propeptone; le reste passe dans l'intestin grêle où de nouvelles transformations ont lieu sous l'influence d'autres sucs qui facilitent l'absorption.

Digestion intestinale.

Quoique je n'aie pas l'intention de décrire en détails la digestion intestinale, je crois utile cependant de dire en quelques mots ce que devient le chyme. A son arrivée dans le duodénum il est soumis à l'action de la bile, du suc pancréatique et du suc intestinal qui ont une réaction plus ou moins alcaline; en se mélangeant au chyme ils en diminuent l'acidité; vers le milieu de l'intestin environ sa réaction est devenue alcaline et se maintient telle jusqu'à la valvule iléo-cœcale.

Nous savons que la bile a une réaction très alcaline; elle a la propriété d'émulsionner les graisses; elle est en outre antifermentescible et légèrement purgative.

Cette action digestive de la bile sécrétée par le foie ne constitue pas la fonction la plus importante de cet organe.

L. Brunton (1) dans une comparaison imagée rapproche la sécrétion biliaire « des jets que laisse écouler sur ses côtés un transatlantique en marche, et qui proviennent du trop-plein des machines; la vapeur condensée que rejette le vaisseau peut être utilisée comme l'est la bile, mais la condensation de la vapeur n'est pas le seul but de la machine du transatlantique pas plus que la sécrétion biliaire n'est la fonction principale du foie. »

Avant d'entrer dans la circulation générale, tout le sang venu de l'estomac et des intestins est obligé de passer dans la veine porte. Le tissu hépatique remplit les fonctions d'un portier vigilant chargé de repousser et d'arrêter les importuns dangereux.

Voici brièvement énumérées les fonctions du foie :

1° Il constitue un lieu de réserve où s'emmagasinent plusieurs substances, recueillies pendant la digestion, jusqu'à leur passage final dans l'organisme. Beaucoup de peptones et la majeure partie du sucre se conservent ainsi dans le foie sous forme de glycogène;

2° Il arrête les poisons; le curare, par exemple, si dangereux lorsqu'on l'injecte dans le sang, devient inoffensif lorsqu'il est absorbé par la bouche; le foie le retient et le rejette ensuite avec la bile.

(1) BRUNTON, T. D. *Disorders of Digestion, London,* 1893.

L'organisme est ainsi préservé de l'action de maintes substances nuisibles ;

3° Comme on l'a démontré récemment, il est le principal organe où se produise l'urée ;

4° Il sécrète la bile.

Si, maintenant, nous revenons à la digestion intestinale, nous avons à nous occuper tout d'abord du suc pancréatique dont l'action dans la digestion est la plus énergique et la plus générale. Il réunit à la fois les propriétés de la salive et celles du suc gastrique en outre des propriétés qui lui sont propres.

Par son ferment, la trypsine, il transforme les albuminoïdes en peptones plus rapidement que le suc gastrique ; si son action se prolonge sur ces matières elles se transforment en *leucine*, *tyrosine* et autres dérivés, analogues tels que l'*acide asparagique* et l'*hypoxanthine* (1).

Son ferment diastatique convertit l'amidon en sucre et agit comme la ptyaline, mais avec plus d'énergie. Son troisième ferment est la *stéapsine* qui émulsionne les graisses et les transforme en acide gras et glycérine : on peut exprimer cette transformation à l'aide de la formule suivante :

$$\underset{\text{Tristéarine}}{C_3H_5(C_{17}H_{34}-COOH)_3} + \underset{\text{Eau}}{3HO_2} = \underset{\text{Glycérine}}{C_3H_5(OH_3)} + \underset{\text{Acide stéarique.}}{(C_{17}H_{35}-COOH)_3}$$

Le suc pancréatique agit en milieu alcalin ; le chyme donc, après son arrivée dans l'intestin grêle, devient alcalin grâce à l'action combinée de la bile du suc pancréatique lui-même et du suc intestinal ; de ce

(1) Voir C. A. Ewald, Die Lehre von der Verdanung, p. 176, *Berlin*, 1890.

dernier on ne connaît que la propriété de dissoudre la fibrine ; on ne sait encore s'il contient ou non une diastase.

Les substances non digérées par l'estomac sont bientôt transformées à leur tour en produits solubles dans l'intestin ; elles prennent le nom de *chyle* et sont absorbées par les lymphatiques et les vaisseaux sanguins.

. La plus grande partie de l'absorption s'effectue dans l'intestin grêle. Le chyle possède une faible réaction alcaline jusqu'à son arrivée dans le gros intestin ; là il est encore transformé en acide par l'action de quelques produits de décomposition venus de la partie extrême de l'intestin grêle. Le long du gros intestin les matières non digérées prennent plus de consistance ayant peu à peu abandonné leurs parties liquides ; elles se transforment en fèces et sont rejetées au dehors par le rectum. Plusieurs produits de la décomposition des matières protéiques se forment dans le gros intestin ; l'un d'eux, auquel serait due principalement l'odeur désagréable des fèces, a été découvert par Brieger (1) et appelé skatol (C_9H_9Az).

(1) BRIEGER, Ueber die flüchtigen Bertandtheile der menschlichen Excremente. (*Journal für prakt. chemie*, 1877.)

CHAPITRE II

MÉTHODES D'EXAMEN

INTERROGATOIRE DU MALADE

L'examen du malade doit commencer par l'histoire de sa maladie et des troubles qu'il a ressentis et ressent encore ; on fera préciser avec soin depuis combien de temps dure l'affection, si elle a augmenté d'une façon progressive et régulière, ou si sa marche a été coupée de rémissions ; si les symptômes ont toujours présenté le même caractère depuis le début. Il est important de savoir s'il y a eu de l'amaigrissement ou augmentation de poids et si cette dernière a marché progressivement. On recherchera avec soin s'il y a de la diarrhée ou de la constipation ou l'une et l'autre alternativement. Le malade exposera d'une façon complète l'état actuel de sa santé ; et s'il ne le fait pas entièrement, ce qui arrive le plus souvent, c'est à nous de l'aider par des questions appropriées. Les points importants sur lesquels doit porter notre interrogatoire sont les suivants :

Appétit. — Y a-t-il eu perte d'appétit ? L'appétit vient-il lorsque le malade commence à manger ? Disparaît-il lorsqu'il a pris quelque nourriture ? Ou bien le malade éprouve-t-il une profonde aversion pour les aliments qu'on lui présente. La perte d'appétit est désignée sous le nom d'*anorexie*. Si c'est une simple perversion de l'appétit, par exemple s'il n'existe que pour certains aliments peu habituels, nous disons qu'il y a *parorexie*. Si l'appétit augmente au contraire, si le malade a encore faim après son repas, il y a de la *boulimie ;* si le malade absorbe une quantité de nourriture anormale mais à ses repas réguliers, c'est de la *polyphagie*. Enfin, si le malade ne se sent jamais rassasié, quelle que soit la quantité d'aliments qu'il absorbe, c'est de l'*acorie*.

Soif. — Le malade éprouve-t-il souvent le besoin de boire ? Nous devons rechercher si le malade a plus ou moins soif que d'ordinaire ; si ses sensations gustatives sont normales ou non, si elles sont amères, acides, etc., et à quel moment principalement se produisent ces sensations anormales.

Déglutition. — Les aliments passent-ils sans difficulté dans l'estomac ? S'il y a de la difficulté est-ce après l'absorption d'un corps solide ou d'un liquide ?

Sensations anormales. — Le malade éprouve-t-il après ses repas une sensation de plénitude ou de dépression au niveau de la région stomacale ? Se sent il assoupi, ou éprouve-t-il des vertiges et dans ce cas combien de temps durent-ils ?

Éructations. — Le malade a-t-il des renvois fréquents et à quels moments surviennent-ils? Est-ce seulement après ses repas ou bien aussi lorsqu'il est à jeun ? Ces éructations vont-elles jusqu'à le gêner en société ou pour ses affaires? Ont-elles mauvaise odeur ou sont-elles inodores ?

Régurgitations. — Le malade a-t-il des régurgitations, et ces régurgitations sont-elles acides ou non ? Sont-elles fréquentes et se produisent-elles longtemps après le repas? Si ces régurgitations sont immédiatement de nouveau avalées, nous avons affaire à de la *régurgitation simple ;* si elles sont de nouveau mâchées nous avons affaire à de la *rumination* ou *méricisme.* S'il ne revient seulement à la bouche qu'un liquide acide, nous avons affaire à des *eaux brûlantes.*

Pyrosis. — Le malade éprouve-t-il une sensation de brûlure au creux de l'estomac et à quel moment surtout ; est-ce de suite après ses repas ou trois ou quatre heures après ? Combien de temps dure cette sensation?

Douleurs. — Les douleurs qui siègent au creux de l'estomac portent le nom de *cardialgie ;* si elles siègent à la région gastrique, c'est de la *gastralgie.* Les douleurs sont le symptôme le plus fréquent des affections stomacales ; elles peuvent être pénibles au point de forcer le malade à garder le lit, ou très légères au contraire et dans ces cas très supportables. A quels moments précis apparaissent les douleurs? Surviennent-elles sitôt après le repas ou deux ou trois heures après? Le malade les ressent-il lorsque son estomac est vide ou sont-elles calmées par l'ingestion d'aliments ? Combien de temps durent-elles? Sont-elles permanentes? Sont-elles ou non indépendantes des aliments absorbés? Lorsqu'elles suivent l'ingestion des aliments sont-elles plus intenses à la suite d'ingestion d'aliments lourds et indigestes ? La douleur est-elle circonscrite ou s'étend-elle à toute la région gastrique? S'irradie-t-elle dans le dos, entre les omoplates ? Vient-elle subitement ou augmente-t-elle d'une façon graduelle ?

Nausées. — Les nausées ont-elles lieu le matin ou après chaque repas, ou bien sont-elles provoquées par certains aliments, la viande par exemple ?

Vomissements. — Le malade vomit-il ? S'il vomit est-ce tous les jours ou une seule fois toutes les deux ou trois semaines ? Est-ce après les repas ou à un autre moment de la journée ? Est-ce au milieu de la nuit ? Les vomissements sont-ils abondants ? Sont-ils alimentaires ou aqueux et acides ? Contiennent-ils des aliments absorbés les jours précédents ? Sont-ils biliaires ? Sont-ils fétides ou acides et d'un goût désagréable ? Contiennent-ils du sang ? (Si le sang est rouge c'est du sang frais ; s'il a séjourné longtemps dans l'estomac il est noirâtre, *marc de café*.) Les vomissements sont-ils pénibles ou faciles ? Sont-ils précédés de douleurs qui disparaissent immédiatement après ?

INTESTINS. — Le malade va-t-il à la selle tous les jours ou non ? Est-il constipé ? Doit-il provoquer ses évacuations et comment ? Y a-t-il de la diarrhée ? Dans ce cas quelle est la nature des selles ? Sont-elles très liquides ou contiennent-elles du mucus ou du sang ? La diarrhée apparaît-elle après le repas ? Alterne-t-elle avec les périodes de constipation ?

MÉTHODE D'EXAMEN

L'examen d'un malade doit commencer par l'examen de sa poitrine ; car souvent les malades attribuent à leur estomac des phénomènes qui proviennent en réalité de la maladie d'autres organes ; souvent aussi les maux d'estomac sont accompagnés d'autres affections organiques. Après avoir constaté l'état de la poitrine on passe à l'examen des organes abdominaux.

INSPECTION

L'aspect général du malade peut nous guider sur la nature de son affection, spécialement sur la gravité de cette dernière et nous dire de suite si nous avons affaire à une maladie grave ou à un simple trouble fonctionnel. L'évacuation et le teint jaune paille d'un malade souffrant d'un cancer et l aspect rosé d'un malade n'éprouvant que des troubles purement nerveux de la digestion montrent assez l'importance que peut avoir un simple coup d'œil. Nous devons d'abord examiner la cavité buccale, l'état de la dentition des gencives, de la langue, de la luette et du pharynx. Une mauvaise dentition peut donner naissance à des troubles gastriques.

Autrefois, la langue était considérée comme le miroir de l'estomac, et on jugeait chaque affection gastrique d'après l'apparence de la langue. Nous savons aujourd'hui qu'il y a des affections stomacales dans lesquelles la langue garde son apparence normale et *vice versa* ; néanmoins, son aspect varie avec l'état de l'estomac ; tantôt elle est très chargée, tantôt elle est d'un aspect brillant et d'une teinte grisâtre ; d'autres fois on remarque sur ses bords des dentelures ; d'autres fois, enfin, elle est rouge et sèche comme du cuir.

Dans le pharynx on peut rencontrer un certain degré d'inflammation de l'épithélium glandulaire. La luette aussi est parfois allongée et peut dans ces cas occasionner des troubles réflexes de l'estomac.

A l'inspection du cou on pourra souvent remarquer à gauche du larynx une tumeur qui augmente de volume après l'absorption des aliments, et qui est due souvent à un diverticulum de l'œsophage. On ne doit jamais négliger l'examen de l'abdomen. On peut sentir parfois les contours de l'estomac chez les malades qui ont la paroi abdominale souple, surtout chez ceux qui

ont l'estomac très ditaté et prolabé. — Dernièrement
Osler (1) attachait une grande importance à cette
méthode d'examen et démontrait qu'une simple inspection suffisait souvent pour diagnostiquer une dilatation
d'estomac. Je ne puis que me ranger à l'opinion d'Osler,
car j'ai eu dans plusieurs cas l'occasion de diagnostiquer une *ectasie ventriculaire* à la simple inspection
des contours apparents de l'estomac. On peut de cette
façon aussi découvrir des tumeurs, dont la position
peut déjà nous renseigner sur l'organe qu'elles inté-
ressent. A l'infection on peut encore, avec quelque
attention, apercevoir les mouvements péristaltiques
allant de gauche à droite sur une large étendue de la
surface abdominale. Si ces mouvements sont intenses
et persistent un certain temps on se trouve en présence d'une *agitation péristaltique*. On voit quelquefois
certains petits mouvements péristaltiques à la partie
inférieure de l'abdomen; ces derniers sont dus à
l'intestin grêle.

PALPATION

La palpation est une des meilleures méthodes
d'examen ; un bon clinicien doit être un véritable
artiste en palpation. Voici la meilleure façon de procéder; le malade doit être couché d'une façon confortable ; le médecin se tient à sa droite ; il pose sa main
droite à plat sur l'abdomen après l'avoir préalablement
chauffée. On pratique la palpation d'abord avec la
pulpe des doigts sans exercer de pression ; on peut
examiner ainsi tout l'abdomen en promenant la main

(1) Osler, Lectures on diagnosis of abdominal tumors *New York,
New Journal*, 1894).

sur le bord inférieur des côtes gauches jusqu'à la région iliaque du même côté, puis de la région iliaque droite, en remontant jusqu'au bord inférieur des côtes droites. Si le patient contracte sa paroi abdominale, on détournera son attention de l'examen en conversant avec lui ; de cette façon la paroi abdominale se relâche et la palpation devient plus facile. On doit noter jusqu'à la moindre résistance que l'on rencontre et surtout la sensibilité des régions que l'on examine ; on peut au moyen de cette méthode découvrir une tumeur et déterminer sa position, son étendue, sa consistance et sa mobilité. En examinant la région inférieure de l'abdomen on palpera aussi les régions inguinales de façon à s'assurer s'il y a ou non des engorgements ganglionnaires. Pour bien se rendre compte de la position des organes abdominaux, il est toujours préférable d'employer les deux mains ; la main gauche refoule l'organe à examiner vers la main droite qui le palpe. On sent souvent le côlon un peu au-dessous de l'ombilic traversant l'abdomen de droite à gauche à la façon d'un large ruban. On perçoit très bien aussi les battements de l'aorte qui suit la ligne médiane du corps. Pendant une profonde inspiration on peut se rendre compte d'une hypertrophie ou d'un déplacement de la rate, en pressant fortement avec la main gauche sur l'hypochondre gauche et la main droite palpant au-dessous du bord inférieur du rein gauche.

On sent facilement si les reins sont déplacés ou flottants. Pour le rein droit on place la main gauche contre la région lombaire du malade et on appuie fortement pendant que la main droite palpe dans la région de l'hypochondre droit ; une forte inspiration du malade facilite l'examen ; pour le rein gauche on renverse la position des mains ; on peut de même sentir si le foie est hypertrophié ou prolabé.

PALPATION AVEC PRESSION

Cette palpation peut être pratiquée avec un ou deux doigts ; elle sert à faire reconnaître la résistance des parois et l'hypéresthésie des différentes régions abdominales. On peut de cette manière circonscrire la région d'hypéresthésie d'un ulcère, ou la résistance qui siège dans toute la région gastrique dans les cas d'inflammation de l'estomac. Boas (1) a imaginé un algésimètre qui permet de mesurer le degré de pression nécessaire pour provoquer la douleur. Il se compose d'une échelle indiquant en poids les pressions exercées. C'est ainsi qu'une pression de cinq à six kilogrammes ne cause de douleur que dans l'état catarrhal, tandis que dans le cas d'un ulcère une pression d'un demi-kilog. suffit pour provoquer des douleurs. J'estime qu'on peut, en général, se dispenser facilement de l'emploi de cet instrument ; la main seule suffit à un praticien expérimenté.

PERCUSSION

Pour percuter il est préférable de se servir du doigt. La percussion doit être toujours légère ; le but de cette méthode est de déterminer autant que possible la situation de l'estomac. Cet organe étant généralement rempli d'air donne à la percussion un son tympanique ;

(1) J. Boas, Diagnostik und Therapie der Magenkrankkeinten, p. 75, *Leipzig*, 1894.

mais la précision est difficile dans cet examen, car souvent le côlon, qui lui aussi est rempli d'air, donne le même son. C'est pour éviter cette confusion que Piorry (1) conseille de remplir l'estomac avec de l'eau avant de le percuter; l'organe donne ainsi un son sourd à la percussion et l'on peut facilement le différencier du son tympanique du côlon.

Suivant cet auteur le meilleur procédé est de faire boire au malade une grande quantité d'eau (environ un litre) et de l'examiner debout; Penzoldt (2) et Dehio (3) ont, depuis, fréquemment employé cette méthode dont ils sont très partisans, mais ils donnent l'eau par petites quantités, quart de litre par quart de litre par exemple, et ils pratiquent l'examen après chaque absorption jusqu'à ce que le malade ait absorbé le litre entier. On marque au crayon les parties de la paroi abdominale qui rendent un son sourd à la percussion, on note avec soin si la limite inférieure de l'estomac s'est abaissée après chaque absorption d'eau. Un estomac dilaté descend au-dessous de l'ombilic, tandis qu'un estomac normal est toujours un peu au-dessus. Suivant Boas (4) cette méthode de Dehio nous rend compte de la tonicité de la couche musculeuse de l'estomac. Il prétend que lorsque la limite inférieure de l'estomac descend rapidement après la première absorption il y a *atonie stomacale*.

Les résultats donnés par les méthodes précédentes

(1) Piorry, Die mittelbare Percussion, *Würzburg*, 1828.
(2) Penzoldt, Die Magenerweiterung, *Erlangen*, 1877.
(3) Dehio, Zur physicalischen Diagnostik der mechanischen Insufficiens des Magens, *Verhandl. des VII Congresses f. innere Medicin.*, 1888.
(4) G. Boas, *loc. cit.*, p. 85.

ne sont pas toujours clairs et suffisants. Aussi peut-on employer d'autres procédés qui permettent de reconnaître la situation exacte de l'estomac. La première que nous appellerons la méthode clinique due à Frierichs (1), consiste à remplir l'estomac d'acide carbonique. On opère de la façon suivante : le malade absorbe 2 grammes de bicarbonate de soude dans un demi-verre d'eau, puis 2 grammes d'acide tartrique dissous dans la même quantité d'eau. Le bicarbonate, au contact de l'acide tartrique, produit un dégagement d'acide carbonique qui distend l'organe. On peut voir à ce moment à travers la paroi abdominale les contours de l'estomac ; en tous cas, il est facile de les délimiter au moyen de la percussion. Cette méthode donne des résultats précis, mais elle a deux désavantages qui proviennent de la quantité du gaz qui s'est dégagé et qui peut être insuffisante, ou, au contraire, gêner le malade et donner lieu à de l'oppression.

Pour remédier à ces inconvénients, Runeberg (2) le premier s'est servi d'un tube de caoutchouc muni d'une poire au moyen de laquelle il introduit de l'air dans l'estomac. De cette façon il est facile de régler la quantité d'air employée et d'examiner l'estomac dans plusieurs états de distension ; on peut ensuite débarrasser l'estomac de l'air qu'on y a introduit. C'est cette méthode qui est actuellement la plus employée.

---

(1) FRERICHS, cité par H. v. Ziemssen (*Klin. Vorträge*, 1893, n° 12 p. 13).

(2) RUNEBERG, Ueber Künstliche Aufblähung der Magens und der Dickdarms durch Einpumpen von Luft (*Deutsches Archiv. f. Klin. Medicin.*, vol. 34, p. 460).

AUSCULTATION AVEC PERCUSSION

L'auscultation au moyen d'un stéthoscope des sons produits par la percussion a été pratiquée par quelques auteurs et très chaudement recommandée par W. Pepper (1). Le malade appuie le stétoscope sur sa paroi abdominale et le déplace pendant que le médecin percute et dessine le contour des organes.

BRUITS DE L'ESTOMAC — CLAPOTAGE

Lorsque l'estomac contient à la fois du liquide et des gaz on peut, en pressant d'une façon brusque la paroi abdominale, donner naissance à un bruit dit de clapotage, qui peut être perçu même à une certaine distance du malade. Bouchard (2) a fait une étude très complète de ce bruit et lui a attribué une grande valeur diagnostique dans les dilatations de l'estomac. Nous ne lui attribuons pas aujourd'hui une importance aussi grande. Le Dr Rose (3) et moi-même avons récemment examiné une centaine de sujets au point de vue de l'existence de ce symptôme et nous l'avons souvent trouvé chez bien des personnes ne présentant aucun trouble de l'estomac. A mon avis, son importance provient de ce que, lorsqu'il existe, il nous permet de reconnaître la situation exacte de l'estomac. Dans les estomacs dilatés ce son peut être produit dans une aire très

(1) W. Pepper, The diagnosis and Treatment of Dilatation of the stomach. *Medical Record*, May 9 th., 1896.

(2) Bouchard, *Gaz. hebdomadaire de Méd. et de Chirurg.*, 1884.

(3) A. Rose, What is the signifiance of the Splashing Sound of the stomach (*New York medic. Journal June* 15 th. 1895).

.arge de la région abdominale, presque jusqu'au pubis.

Il est surtout précieux par la facilité avec laquelle on peut le renouveler. Dans les cas de dilatation, et lorsque la paroi abdominale est souple quelques légers chocs donnent toujours naissance à ce bruit de clapotage.

A l'état normal un premier choc peut donner lieu quelquefois à ce bruit, mais on ne peut le provoquer une deuxième fois, car l'estomac se contracte; il faut attendre pour le reproduire que l'organe soit de nouveau distendu.

Si le phénomène du clapotage se montre chez un malade à jeun, ce signe prend alors de l'importance, car il démontre que l'estomac n'est pas vide, ce qui est anormal. Ce n'est cependant pas un signe certain et je suis d'avis avec Debove et Rémond (1) que bien souvent l'estomac, quoique vide, fait entendre du clapotage. D'un autre côté, l'absence de ce signe lorsque le malade est à jeun ne nous donne aucune certitude sur l'état de vacuité de l'organe. Bien souvent j'ai constaté que des estomacs encore chargés de nourriture ne rendaient aucun bruit de clapotage.

BRUITS DE DÉGLUTITION

1° Les bruits de déglutition furent décrits pour la première fois par Kronecker et Meltzer (2).

Lorsqu'on ausculte un malade en train de boire on entend au moment de la déglutition un bruit que l'on appelle *premier bruit de déglutition*. Le plus souvent on entend un second bruit, sept secondes environ après

(1) Debove et Rémond, *Traité des maladies de l'estomac*, Paris.
(2) Meltzer S. J., Schluckgeräusche im Scrobiculus Cordis und ihre physiologische Bedentung. *Centralbl. f. die medicin.*, Wissench, 1893, n° 1.

l'acte de la déglutition, au niveau de la petite courbure soit avec l'oreille nue placée au niveau de cette région, soit à l'aide du stéthoscope. En général le second bruit est seul perceptible. Si le premier bruit existe le second bruit peut aussi exister, mais parfois il fait aussi défaut. L'existence de ces bruits nous permet d'apprécier en quelque mesure la perméabilité du cardia.

On peut tirer de leur absence des renseignements diagnostiques importants, car nous sommes alors autorisés à penser que le liquide ingesté n'est pas parvenu jusque dans l'estomac et qu'il s'est arrêté dans l'œsophage; c'est ce qui arrive le plus souvent dans les *rétrécissements du cardia*. Cependant cette absence du bruit de déglutition peut être due à une insuffisance des mouvements péristaltiques de l'œsophage.

2° Quand le malade est en train de boire, en plaçant notre oreille sur la région épigastrique nous entendons distinctement un son dû au passage du liquide le long des parois stomacales. En marquant exactement les points où ces sons peuvent être entendus nous pouvons déterminer le contour et la situation de l'estomac et nous rendre compte si cet organe est dilaté ou non.

3° O. Rosenbach (1) a prétendu que l'on pouvait reconnaître la situation de l'estomac en faisant boire au malade, puis en lui insufflant de l'air au moyen d'un tube stomacal; dès que l'extrémité du tube atteint le niveau de l'eau, l'air fait entendre un bruit de *glouglou* que l'on perçoit à un endroit précis de la région épigastrique, endroit que l'on marque exactement. Dès que le tube est au-dessus du niveau de l'eau on

____

(1) O. Rosenbach, Der Mechanismus und die diagnose der Magen-insufficiens (*Volkmann's Journal Klin. Vorträge*, 1878, n° 152).

n'entend plus que le bruit de l'air venant frapper les parois stomacales, sans bruit de glou-glou. En levant et en abaissant le tube on peut approximativement déterminer le niveau du liquide absorbé.

4° BRUITS DE SUCCUSSION. — Ce fut Hippocrate qui le premier décrivit ce phénomène et s'en servit pour le diagnostic. Pour le produire il suffit de secouer le malade et d'écouter attentivement. Lorsque l'estomac est très dilaté et contient des gaz et des liquides on perçoit des bruits de clapotage même à une certaine distance du malade ; ces mêmes bruits peuvent se produire lorsque le malade change de position, lorsqu'il se retourne dans son lit, par exemple ; ce phénomène lui cause parfois de l'inquiétude.

5° BRUITS DE GARGOUILLEMENT. — Ces bruits peuvent être perçus lorsque l'estomac, ne contenant pas de liquide, mais seulement un peu d'air ou de gaz, vient à se contracter subitement. Tout le monde connaît ce bruit qui se produit souvent lorsqu'on a très faim ; l'estomac *grogne* suivant l'expression employée par les Allemands.

6° BRUITS RESPIRATOIRES. — Ces bruits se produisent en même temps que l'inspiration ; on les entend surtout dans les cas de dilatation ou de *gastroptose*, ou bien encore lorsque l'estomac occupe une position verticale, particulièrement chez les femmes qui font usage de corset.

Ces bruits présentent deux caractères suivant leur mode de production : dans un cas, il est produit par l'acte de l'inspiration, par le glissement de la paroi abdominale sur l'estomac distendu par les gaz ; il ressemble au son produit par le *cello* et peut être expliqué par ce fait que le gaz est comprimé et forme une masse de résonance qui peut être mise en vibration par les mouvements de la paroi abdominale. Dans le second cas il est produit par le liquide lui-même qui monte et descend pendant la respiration. Il a un peu le caractère du clapotage. Ces bruits sont plus communs chez les femmes.

7° Bruits de sifflement. — Ces bruits qu'on ne perçoit qu'à l'auscultation sont dus à des gaz qui se dégagent subitement de l'estomac. Ils se produisent normalement lorsqu'on introduit dans l'estomac du bicarbonate de soude et de l'acide tartrique ; l'acide carbonique libre se dégage en donnant naissance à ces bruits. Pathologiquement ils se développent spontanément et sont un signe de fermentation stomacale, et par conséquent de stagnation des aliments ingérés.

8° Bruits de tintement. — Ces derniers ont été décrits par Laker (1) dans un cas de dilatation ; ils coïncident avec les bruits du cœur et peuvent être perçus à une petite distance du malade.

GASTROSCOPIE

Le but de cette méthode d'examen est de voir dans l'estomac et de s'assurer de l'état de la muqueuse gastrique. Elle fut inaugurée par Mikulicz (2) en 1881.

Le gastroscope par sa forme et sa construction ressemble au cystoscope, mais il est de dimensions plus

______

(1) Laker, Ueber ein rytmiches Klangphänomen des Magens (*Wiener med. Presse*, 1899, n°s 43 et 44).

(2) Mikulicz, Ueber gastroskopie und Œsophagoskopie (*Wiener med. Presse*, 1881, n° 45).

grandes (1). Cette méthode d'examen n'est cependant pas entrée dans la pratique malgré sa grande valeur. La raison principale, c'est la difficulté qu'on éprouve à introduire ce tube en métal dans l'estomac ; il est difficile à manier d'abord à cause de sa rigidité, puis il incommode énormément le malade. Dans les cas de cancer ou d'autres lésions graves de l'estomac, surtout d'un ulcère, ce qui est si fréquent, cette méthode d'examen n'est pas seulement incommode, mais elle devient alors dangereuse à cause des perforations qu'elle peut entraîner.

GASTRODIAPHANIE OU TRANSILLUMINATION DE L'ESTOMAC

Ce procédé de transillumination des tissus vivants fut employé par Cazenave en 1845. Millot (2) en 1867, essaya la transillumination de l'estomac sur des animaux ; il se servit dans ce but d'un tube de verre étroit dans lequel se trouvaient deux fils fins de platine reliés aux électrodes d'un appareil de Middeldorpf.

En 1889 je (3) réussis ces expériences de transillumination sur des estomacs humains, en me servant d'un tube souple, à l'extrémité duquel je plaçai une lampe d'Edison maintenue par une monture métallique. Les deux fils de cette lampe étaient reliés à une batterie électrique ; à une certaine distance du tube de caoutchouc, je plaçai un interrupteur. Je donnai à cet appa-

---

(1) *Remarque :* Récemment, Th. Rosenheim de Berlin a construit un nouvel œsophagoscope et gastroscope. Pour les détails voir : Ueber die Besichtigung der Cardia nebst Bemerkungen über gastroskopie (*Deutsche med. Wochenschr*, 1895, n° 45).

(2) MILLOT, *Schmidt's Jahrbücher*, Bd. CXXXVI, p. 143.

(3) MAX EINHORN, Die gastrodiaphanie (*New York med. Monatschrift*, November, 1889). — On Gastrodiaphany (*New York Medical Journal*, December 3 d. 1892. — *The journal of the American Association*, 1893).

reil le nom de *gastrodiaphane*, et à la méthode celui de *gastrodiaphanie*.

La gastrodiaphanie sert : 1° à s'assurer de la position exacte et de la dimension de l'estomac ; 2° à reconnaître la présence de tumeurs ou d'épaississements siégeant

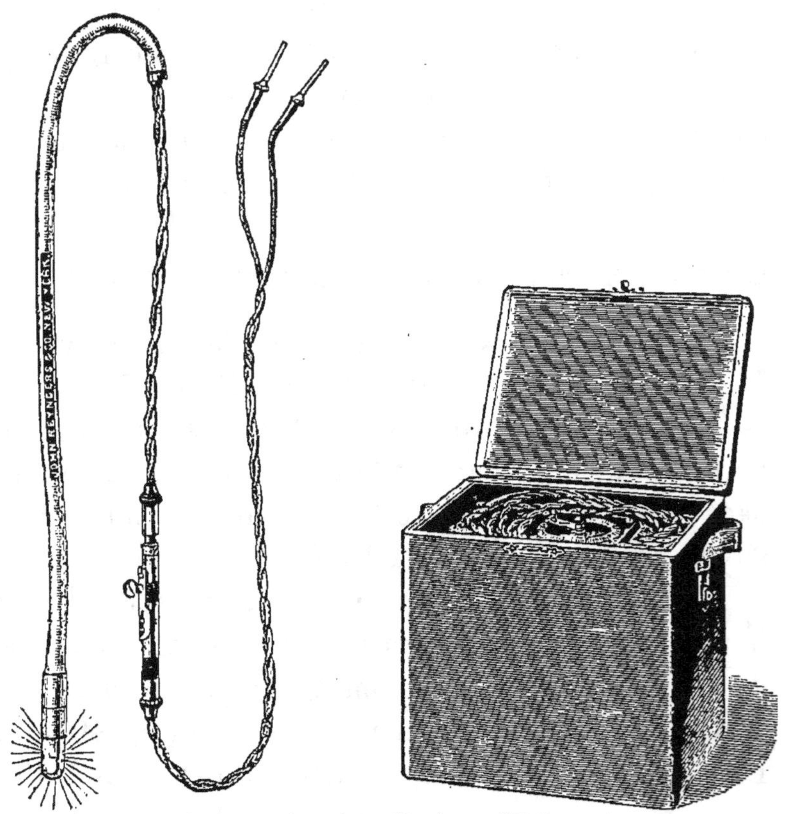

Fig. 5. — Le gastrodiaphane (Einhorn.)

sur la paroi antérieure de l'organe ; ces derniers interceptent la lumière. Pendant ces temps derniers, beaucoup d'auteurs se sont occupés de cette méthode d'examen : Heryng et Reichmann (1) Renvers (2), Pariser (3),

(1) HERYNG et REICHMANN, *Thérap. Monatshrifle*, 1892.
(2) RENVERS, *Ver f. innere Medicin*, April 4 th. 1892.
(3) PARISER, *Berl. Klin. Wochenschr*, 1892, n° 32.

Stewart, Evald, Kuttner et Jacobson (1), Martius et
Meltzing (2), Stockson, Friedenwald (3), M. Manges (4)
et beaucoup d'autres, tous ont abouti aux mêmes conclusions que moi. Meltzing qui s'est occupé spécialement
de la question, a écrit sur la gastrodiaphanie un mé-

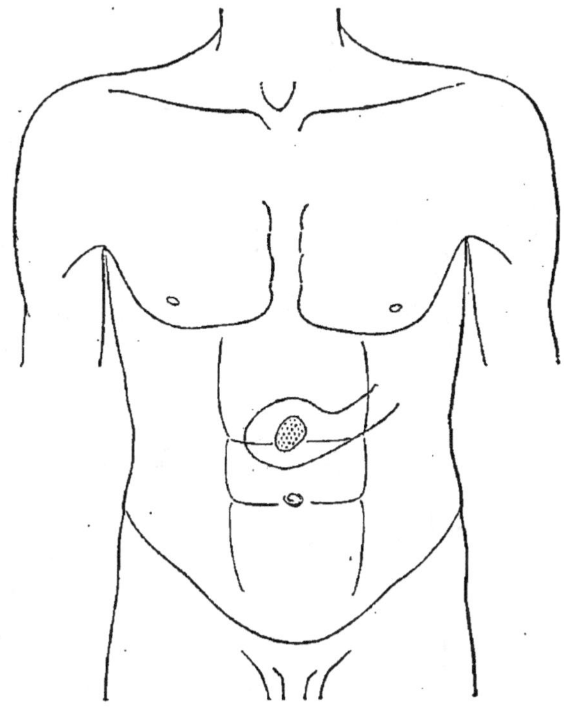

Fig. 6. — Zone transilluminée dans l'estomac normal (M. S.). La surface pointillée au centre représente l'endroit le plus lumineux, étant
le plus proche de la lampe.

moire long et détaillé ; il a essayé de déterminer par ce
procédé quelle est la position normale de l'estomac.

(1) Kuttner and Jacobson, *Berlin. Klin. Wochenschr.*, 1893, n° 39.
(2) Meltzing, *Zeitschr. f. Klin. Medicin.* 1895.
(3) J. Friedenwald, Elec. Illumination of the stomach, *Maryland,
Med. Journ. Jan.* 20 th. 1894.
(4) M. Manges, The value of the modern Diagnos. Methods in Diseases
of the stomach, *Med. Record*, 2 février 1895.

Méthode d'examen. — Le malade, debout, absorbe un ou deux verres d'eau ; on introduit ensuite dans son estomac l'appareil préalablement lubréfié avec de la glycérine ou simplement trempé dans l'eau et on le relie à une pile. On pratique l'examen dans une pièce

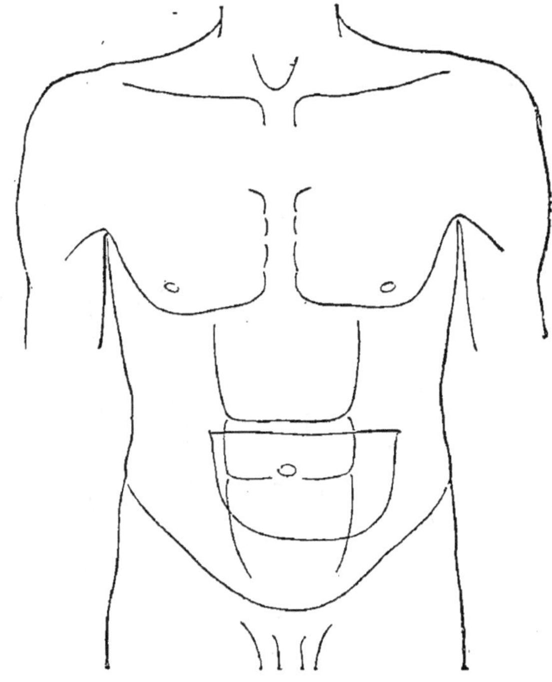

Fig. 7. — Zone transilluminée dans la dilatation de l'estomac
(Malade Wm. U.).

complètement obscure, le malade étant debout ou couché. La lumière électrique passe à travers la paroi abdominale, et on voit apparaître à l'endroit de l'estomac une zone lumineuse de teinte rouge.

Losqu'une tumeur occupe la paroi antérieure de l'estomac elle ne se laisse pas traverser par la lumière et on la reconnaît à une tache obscure dans la zone lumineuse.

Les figures qui suivent représentent des malades sur lesquels on a pratiqué la transillumination de l'estomac

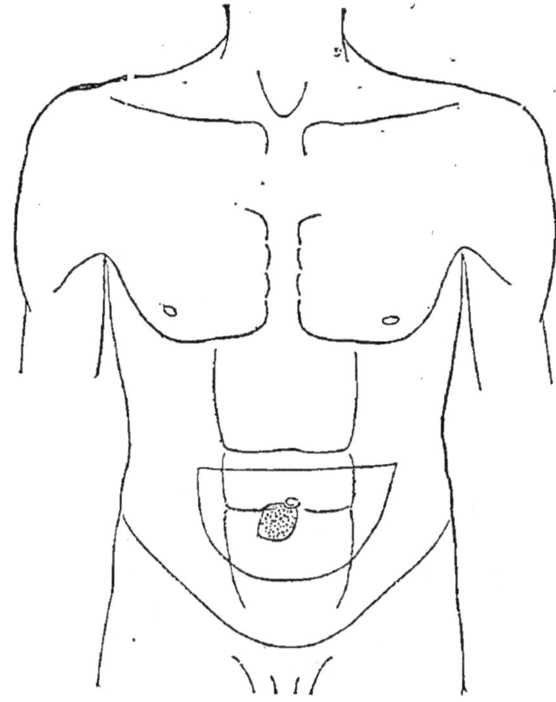

Fig. 8. — Zone transilluminée; dilatation de l'estomac (Malade H. O.). La surface pointillée représente l'endroit le plus lumineux, étant plus près de la lampe.

par la gastrodiaphanie pour des cas différents ; on les comprendra sans peine.

RAYONS RŒNTGEN

Jusqu'à présent, il est difficile de dire si les rayons Rœntgen seront d'une grande utilité dans l'examen stomacal. Comme nous l'avons justement démontré, la gastrodiaphanie nous permet de reconnaître la forme et la situation de l'organe et quelquefois les tumeurs lorsqu'elles sont situées dans un endroit favorable au procédé que nous employons. Des recherches futures

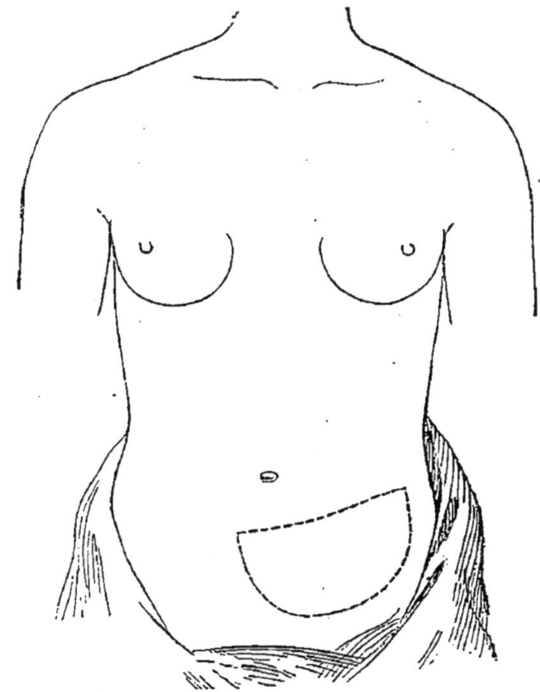

Fig. 9. — Zone transilluminée de l'estomac dans la gastroptose
(Mme P. F.).

sauront nous démontrer si les rayons X peuvent donner de meilleurs résultats.

EXAMEN DES FONCTIONS DE L'ESTOMAC

SÉCRÉTION.

Ewald et Boas (1) ont étudié la sécrétion gastrique normale chez l'homme. D'après leurs observations, dès que les aliments pénètrent dans l'estomac, cet organe

(1) Ewald et Boas. *Virchow's Archiv*, vol. CI, p. 325.

commence à sécréter son suc propre et cette sécrétion
se continue jusqu'à ce que les aliments soient passés
dans l'intestin. A partir de ce moment, cependant, la
sécrétion continue mais elle est moins abondante. C'est

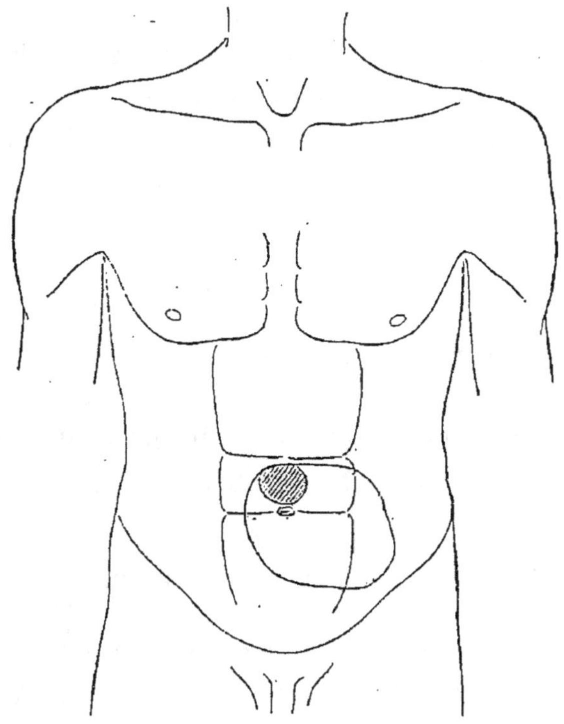

Fig. 10. — Résultat de la gastrodiaphanie chez un malade avec carcinome de l'estomac. La surface noire représente la situation de la
tumeur.

ce qui explique les résultats différents auxquels on est
arrivé sur le contenu de l'estomac suivant que
l'examen était pratiqué plus ou moins longtemps après
l'ingestion des aliments. Pour savoir exactement si la
sécrétion gastrique est normale ou non, nous devons
toujours pratiquer notre examen dans des conditions
semblables, c'est-à-dire après un repas déterminé. On
a proposé dans ce but plusieurs repas d'épreuve.

1.° DINER D'ÉPREUVE DE LEUBE-RIEGEL

Le plus ancien repas d'épreuve est celui de Leube et Riegel. Il se compose d'une grande assiette de soupe (400 c c. environ), d'un gros morceau de viande (bifteck ou autre), de quelques pommes de terre et d'un petit pain. On pratique l'examen environ trois ou quatre heures après l'ingestion de ce repas.

2° DÉJEUNER D'ÉPREUVE D'EWALD ET BOAS.

Ce dernier est pris le matin à jeun et se compose d'un ou deux petits pains (35-70 gr.), et d'une tasse de thé ou d'eau (300 à 400 cc.). On pratique l'examen environ une heure après ce repas.

3° REPAS D'ÉPREUVE DE GERMAIN SÉE.

Celui-ci se compose de 60 à 80 grammes de viande rapée et de 100 à 150 grammes de pain blanc. L'examen a lieu deux heures après

4° REPAS D'ÉPREUVE DE KLEMPERER.

Il se compose d'un demi-litre de lait environ et de deux petits pains ; l'examen a lieu deux heures après.

Les deux repas d'épreuve les plus usités sont le dîner d'épreuve de Leube-Riegel et le déjeuner d'Ewald-Boas. En 1888 (1), je comparai les résultats obtenus

(1) MAX EINHORN, Probemittagbrod oder Probefruhstück, *Berl. Klin. Wochenschr.*, 1888, n° 32.

trois ou quatre heures après le dîner d'épreuve et ceux donnés dans les mêmes cas pathologiques une heure après le déjeuner d'épreuve d'Ewald. Chez quelques sujets, j'ai pu constater la présence d'acide chlorhydrique libre après le déjeuner d'épreuve, mais non après le dîner. De plus, le degré d'acidité était plus constant chez le même individu après le déjeuner qu'après le dîner. En outre, on retrouve plus facilement après le déjeuner les résidus provenant des aliments ingérés les jours précédents qu'après le dîner d'épreuve. Puisque le déjeuner d'épreuve se compose simplement d'eau et de pain, la présence dans l'estomac de substances alimentaires d'une autre nature, de parcelles de viande ou d'asperges, par exemple, nous prouve que ces dernières substances proviennent du repas précédent. Le dîner d'épreuve étant un repas très complexe, il ne nous permet pas de faire l'examen aussi clairement et il est nécessaire de le recommencer à jeun chez les malades que l'on suppose atteints d'atonie stomacale. Ces avantages ont été remarqués par d'autres auteurs et la plupart aujourd'hui sont d'accord pour préférer le déjeuner aux autres repas d'épreuve.

Voici les méthodes employées pour recueillir les contenus de l'estomac que l'on veut examiner.

PROCÉDÉ DU TUBE DE CAOUTCHOUC SOUPLE PAR
ASPIRATION OU EXPRESSION.

Il est bon que ce tube soit percé à son extrémité de plusieurs ouvertures et d'adapter à son extrémité supérieure un tube de verre de huit à douze centimètres environ (fig. 11). On plonge tout d'abord ce

tube dans un récipient d'eau chaude. On préserve le
malade avec une serviette que l'on attache autour du
cou ; il est assis et tient de sa main gauche, près de la
poitrine, un récipient à large ouverture ; l'opérateur

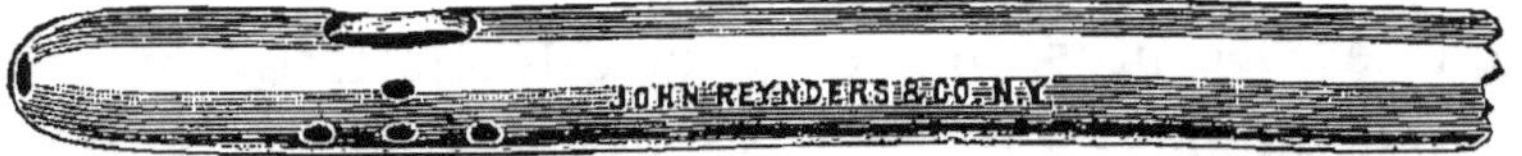

Fig. 11. — Tube stomacal d'Ewald.

enlève le tube de l'eau, place la partie terminale en
verre dans le récipient et, priant le malade d'ouvrir la
bouche, il enfonce le tube jusqu'au pharynx. (On n'est
pas obligé d'introduire le doigt dans la bouche.) Le
malade fait ensuite deux ou trois mouvements de déglutition et l'on pousse le tube rapidement avec la main

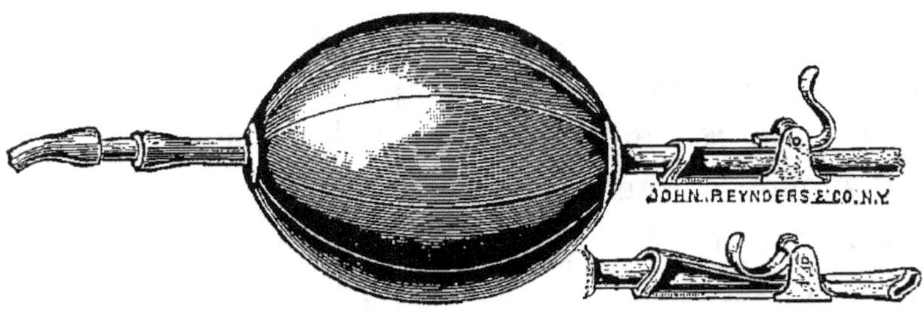

Fig. 12. — Aspirateur de Boas.

droite jusque dans l'intérieur de l'estomac (c'est-à-dire
à 44 ou 45 cc.).

Avec le procédé de l'aspiration, on peut adapter au
tube de verre (Ewald) soit une poire Politzer soit l'aspirateur de Boas ; ce dernier se compose d'une poire de
caoutchouc munie à ses deux extrémités d'un tube en
caoutchouc portant une pince. On presse la poire, qui
en revenant sur elle-même aspire le contenu de
l'estomac

MÉTHODE PAR EXPRESSION D'EWALD-BOAS.

Dans cette méthode le malade exerce sur son estomac une certaine pression par l'intermédiaire des muscles abdominaux ; pour y arriver, le malade doit faire une large inspiration, puis comprimer lui-même sa paroi abdominale comme s'il voulait aller à la selle. Cette compression exercée sur les matières contenues dans l'estomac les repousse à travers le tube dans le récipient. C'est cette méthode que l'on emploie partout aujourd'hui presque exclusivement. C'est le procédé le meilleur et le plus commode pour recueillir le contenu de l'estomac.

Avant de retirer le tube, il faut fermer avec un doigt de la main droite l'orifice du tube et retirer rapidement l'instrument de l'estomac. (En fermant ainsi l'ouverture on évite le retour dans l'œsophage ou dans le pharynx de la partie du liquide qui est contenue dans le tube ; on vide alors directement dans la bouteille le contenu du tube). Les matières recueillies par le procédé que nous venons de décrire, une heure ou une heure et demie après le déjeuner d'épreuve, sont ensuite filtrées et le liquide est examiné aux divers points de vue suivants : 1° *Réaction* ; 2° *Acide chlorhydrique* ; 3° *Acide lactique* ; 4° *Acidité* ; 5° *Propeptone* ; 6° *Peptone* ; 7° *Pepsine* ; 8° *Ferments de présure* ; 9° *Dextrine* ; 10° *Erythodextrine* ; 11° *Acrodextrine* ; 12° *Maltose*.

EXAMEN DES INGESTA

1° RÉACTION.

Elle est déterminée au moyen du papier de tournesol (bleu et rouge).

Si le liquide filtré est acide, il rougit le papier bleu de tournesol.

2° ACIDE CHLORHYDRIQUE.

Plusieurs matières colorantes subissent quelques changements lorsqu'elles sont en présence d'une solution d'acide chlorhydrique, même faible. Le violet de méthyle (solution à 10 p. 100 devient bleu ; la fuschine est légèrement décolorée ; la tropéoline (en solution saturée) passe du jaune au rouge brun ; la benzopurpurine passe du rouge intense au rouge clair; le rouge Congo (solution au centième) ou le papier Congo passent du rouge au bleu sombre. Je crois que le rouge Congo est le meilleur réactif. Comme les acides organiques, lorsqu'ils sont en grande quantité, peuvent aussi produire ces changements de couleur, il est nécessaire de se servir pour l'acide chlorhydrique d'une réaction que ne donnent pas les acides organiques.

RÉACTIF A LA PHLOROGLUCINE VANILINE DE GÜNZBURG. — C'est Günsburg (1) le premier qui nous a donné un réactif constitué par la phloroglucine vaniline en solution. Cette solution contient deux parties de phloroglucine, une partie de vaniline et trente parties d'alcool. La réaction se fait de la façon suivante : on place une goutte du liquide filtré sur un disque de porcelaine; on y ajoute une goutte de la solution phloroglucine vaniline et l'on mélange avec une baguette de verre. On chauffe ensuite le disque de porcelaine sur une lampe à alcool de façon à ce que le liquide s'évapore lentement.

(1) GÜNZBURG, Neue methode zum Nachweiss freier Salzsaüre im Mageninhalt (*Centralblatt. f. Klin. Medicin.*, 1887, n° 40).

La présence d'une quantité même très petite d'acide chlorhydrique donne naissance à une belle couleur rouge cerise ; s'il n'y a que des traces d'acide chlorhydrique libre les bords seuls deviennent rouge cerise.

Réactif de boas (1) a la résorcine sucrée. — Cette solution se compose de 5 parties de résorcine, 3 parties de sucre blanc dissoutes dans 100 parties d'alcool. La réaction se fait exactement de la même façon qu'avec la solution de phloroglucine vaniline.

On reconnaît la présence de l'acide chlorhydrique à la couleur rouge cerise que prend le réactif de Boas. Cette réaction est aussi très bonne, mais, comme je l'a démontré (2), elle est moins sensible que la réaction de Günzburg.

3° ACIDE LACTIQUE.

Réactif d'Uffelmann. — Le meilleur réactif pour l'acide lactique est la solution d'Uffelmann (3) ; on la prépare au moment de s'en servir. Elle se compose d'une solution à 2 p. 100 d'acide carbonique à laquelle on ajoute une goutte de sesqui-chlorure de fer ; elle a une couleur bleu d'améthyste. On met dans un tube à essai environ 2 centimètres cubes de ce réactif d'Uffelmann et on ajoute quelques gouttes du liquide filtré.

La présence de l'acide lactique donne naissance à une couleur jaune serin ; la présence d'acides gras donne une couleur gris cendré, tandis que les acides inorganiques décolorent le réactif bleu de d'Uffelmann.

---

(1) J. Boas, Ein neues Reagens für den Nachweiss freier Salzsäure im Mageninhalt (*Centralblt f. Klin. Medicin*, 1888, n° 45).

(2) Max Einhorn, Eie neueren Methoden ser Magenuntersuchung, (*New Yorker medicinische Monatschrift*, März, 1889).

(3) Uffelmann, *Deutsches Archiv. f. Klin. Med.* vol. XXVI, p. 431.

Plusieurs phosphates peuvent donner avec le réactif
d'Uffelmann la même réaction que l'acide lactique, et
comme ces sels se rencontrent souvent dans les ingesta
le meilleur moyen de reconnaître la présence de l'acide
lactique est le suivant : on mélange dans un tube de
5 à 10 centimètres cubes du liquide filtré avec une
quantité double d'éther et on agite pendant un certain
temps; puis on laisse le tube debout pendant quelques
minutes jusqu'à ce que l'éther se sépare de la solution.
On décante l'éther dans un autre tube que l'on plonge
dans de l'eau chaude de façon à laisser évaporer son
contenu; dès que l'évaporation a eu lieu il ne reste
plus dans le tube que quelques gouttes de liquide. On
ajoute alors 1 ou 2 centimètres cubes d'eau distillée
et l'on fait la réaction de l'acide lactique par le procédé d'Uffelmann. Si l'on voit apparaître une couleur
jaune serin, c'est qu'il y a vraiment de l'acide lactique
dans les ingesta.

Au lieu d'évaporer l'éther, Fleischer (1) recommande
de mêler directement la solution éthérée à la solution
d'Uffelmann; la présence de l'acide lactique se décèle
par la production de la coloration jaune serin.

Procédé de boas pour la détermination qualitative de
l'acide lactique. — Le principe de cette méthode repose
dans le fait suivant: lorsqu'on traite les solutions d'acide
lactique par la chaleur en présence de substances oxy-
dables, il se fait un dédoublement de ces dernières en
acétaldéhyde et acide formique selon la formule suivante:

$$CH_3 - CH(OH) - COOH = CH_3 - CHO - CHOOH$$

Acide lactique　　　Acétaldéhyde　　　Acide formique.

(1) Fleischer, Milchsäurenachweis im directen Aether, cité par
Penzoldt, *Deutsch. Archiv. f. Klin. Medicin.*, Bd, li, p. 544.

On opère de la façon suivante : on prend 10 à 20 centimètres cubes du liquide filtré et évaporé dans une capsule de porcelaine baignant dans de l'eau chaude, jusqu'à consistance sirupeuse. (S'il y avait de l'acide chlorhydrique, il faudrait ajouter du carbonate de baryte pendant l'évaporation.) On ajoute quelques gouttes d'acide phosphorique, on chasse l'acide carbonique en portant à l'ébullition, puis on laisse refroidir et on traite à plusieurs reprises par l'éther (deux ou trois fois, 50 centimètres cubes chaque fois). Après avoir agité le tout pendant une demi-heure on décante, on évapore, et le résidu est repris avec 45 centimètres cubes d'eau ; on agite et on filtre. On ajoute au liquide filtré 5 centimètres cubes d'acide sulfurique concentré (densité 1,89) et une pincée de manganèse. On distille ensuite le mélange et l'on fait passer les vapeurs dans un tube contenant soit 5 ou 10 centimètres cubes d'une solution iodée alcaline (parties égales d'une solution iodée décinormale et d'une solution normale d'hydrate de potassium) ou d'une quantité égale du réactif de Nessler. S'il y a de l'acide lactique, l'aldéhyde s'échappe avec les vapeurs et donne naissance à de l'iodoforme (réaction de Lieben avec précipité et odeur d'iodoforme) ou (avec le réactif de Nessler) à de l'aldéhyde de mercure rouge jaunâtre que l'on reconnaît à sa couleur jaune.

Suivant le même principe Boas imagina aussi une méthode quantitative pour doser l'acide lactique. Cette réaction a certainement une valeur scientifique, mais elle est restée sans emploi pratique. Elle est très compliquée et donne difficilement des résultats plus exacts que ne le sont ceux que l'on obtient avec le réactif ordinaire d'Uffelmann, cité plus haut.

4° ACIDITÉ.

On recherche le degré d'acidité de la façon suivante : on mélange une goutte d'une solution alcoolique de phénolphtaléine à 1 p. 100 à 10 centimètres cubes de liquide filtré, et on ajoute quelques centimètres cubes d'une solution ordinaire d'hydrate de sodium décinormale, jusqu'à ce que l'on obtienne une légère couleur rouge. On multiplie par six le nombre de centimètres cubes de la solution d'hydrate de sodium employée à cet effet. Le degré d'acidité est exprimé par le nombre de centimètres cubes d'une solution décinormale d'hydrate de sodium nécessaires pour saturer ou rendre légèrement alcalins 100 centimètres cubes du liquide filtré.

Ainsi, si nous trouvons qu'il faut pour 10 centimètres cubes du liquide filtré, 6 centimètres cubes de la solution normale d'hydrate de sodium pour obtenir la couleur rouge après addition de phénolphtaléine, nous pouvons dire que le degré d'acidité est 60. Le chiffre du degré d'acidité multipliée par 0,00365 donne le pourcentage de l'acide chlorhydrique. Si, par exemple, le degré d'acidité est égal à 60, le pourcentage de l'acide chlorhydrique sera $60 \times 0,00365 = 0,219$ p. 100.

Nous décrirons plus loin quels sont les différents éléments qui composent l'acidité et comment se fait leur détermination quantitative.

5° PROPEPTONE.

De l'action digestive de l'estomac résulte la transformation des albuminoïdes en propeptones et peptones.

Le meilleur procédé pour reconnaître les propeptones consiste à ajouter à une petite quantité du liquide filtré une quantité égale d'une solution saturée de chlorure de sodium.

S'il y a des propeptones, elles sont précipitées et la solution devient d'autant plus trouble qu'il y a plus de propeptones.

S'il n'y a pas de précipité on ajoute une ou deux gouttes d'acide acétique et la solution devient trouble s'il y a des propeptones. En chauffant, la solution redevient claire, et si on laisse refroidir les propeptones se précipitent de nouveau et la solution redevient trouble.

6° PEPTONE.

On prend quelques centimètres cubes du liquide filtré (de préférence après avoir précipité la propeptone et après avoir filtré), que l'on rend fortement alcalins en y ajoutant une solution d'hydrate de sodium et quelques gouttes d'une solution faible de sulfate de cuivre (à 1 p. 100). La peptone donne naissance à un précipité rouge pourpre ou rouge violet (réaction du biuret).

7° PEPSINE.

Un mince disque (1 centimètre de diamètre sur 1 millimètre d'épaisseur) de blanc d'œuf cuit est placé dans un tube à essai contenant 5 centimètres cubes de liquide filtré; le tout est porté à la température du sang.

S'il n'y a pas d'acide chlorhydrique dans le liquide filtré on ajoutera deux gouttes d'acide chlorhydrique dilué. La pepsine dissout à peu près complètement le disque de blanc d'œuf dans l'espace de deux à six heures.

8° PRÉSURE.

On met dans un tube à essai environ 5 centimètres cubes de lait et on ajoute trois à quatre gouttes du liquide filtré ; on mélange avec soin et on place l'éprouvette dans un récipient d'eau chaude. Le lait se coagule au bout de dix à quinze minutes. Si la coagulation n'a pas eu lieu au bout d'une heure ou deux, c'est qu'il n'y a pas de ferment de présure, mais il peut y avoir tout de même du ferment zymogène. Pour reconnaître ce dernier, il faut ajouter à la solution précédente quelques gouttes d'une solution de chlorure de calcium (à 1 p. 100) et on laisse reposer pendant quelques minutes. Si le lait ne se coagule pas encore, c'est qu'il n'y a pas de ferment zymogène, sans quoi la coagulation aurait eu lieu.

9-12° PRODUIT DE LA DIGESTION DES AMYLACÉES.

Les produits dérivés des matières amylacées provenant de l'action de la ptyaline, action commencée dès la bouche et continuée dans l'estomac, consistent en érythrodextrine, acrodextrine et maltose.

On ajoute à une petite quantité de liquide filtré quelques gouttes de la solution de Lugol (iode 0,1, iodure de potassium 0,2, eau distillée 200,0). La présence de la dextrine (9) colore le liquide en bleu ; l'érythrodextrine (10) en rouge. L'acrodextrine (11) décolore la solution jaune de Lugol, tandis que la maltose (12) n'en change pas la couleur. Pour la maltose ou le sucre on peut encore se servir du réactif de Trommer. A l'état normal, l'analyse du contenu de l'estomac faite une ou une heure et demie après le déjeuner d'épreuve donne les résultats suivants : réaction, acide ; présence d'acide chlorhydrique libre ; pas d'acide lactique ; l'acidité totale varie entre 40 et 60 (0,015 à 0,21 p. 100 d'acide chlorhydrique) ; une petite quantité de pro-peptones ; peptone abondante ; pepsine et ferment de présure ; sucre ; acrodextrine ; pas de dextrine ; érythro-dextrine en petite quantité ou même pas du tout.

Ces conditions normales varient considérablement chez l'individu malade et nous aurons plus tard à rechercher la marche du processus chimique de la digestion dans les diverses affections de cet organe.

Quoique les réactions précédentes suffisent dans la majorité des cas, nous croyons nécessaire d'ajouter quelques méthodes qui ne sont pas compliquées et qui serviront à déterminer avec plus d'exactitude plusieurs éléments de l'analyse du contenu stomacal. L'acidité du contenu de l'estomac est due en général à des sels acides, à des dérivés acides de l'albumine, à des acides libres (chlorhydrique et lactique et quelquefois acides organiques divers). Il est parfois important de rechercher la présence et la quantité respective de chacun de ces éléments séparés.

ACIDES VOLATILS

Pour reconnaître la présence d'acides gras ou volatils on fait bouillir dans un tube quelques centimètres cubes du liquide filtré ; on présente aux vapeurs qui s'échappent du tube une bande humide de papier bleu de tournesol qui devient rouge sous leur influence. On peut déterminer la quantité de ces acides gras en faisant bouillir pendant une demi-heure environ 10 centimètres cubes du liquide filtré, en ajoutant au résidu une quantité d'eau distillée suffisante pour ramener la quantité totale à 10 centimètres cubes ; on détermine ensuite le degré d'acidité de cette solution au moyen de la phénolphtaléine et la soude. Le chiffre obtenu soustrait du chiffre de l'acidité totale donnera la quantité totale des acides gras.

ACIDE ACÉTIQUE

On reconnaît facilement l'acide acétique à son odeur caractéristique, s'il existe en grande quantité ; s'il n'existe qu'en petite quantité on détermine sa présence en neutralisant le résidu aqueux de l'extrait éthéré avec du carbonate de soude et une solution neutre de chlorure de fer ; on obtient par ce procédé une belle couleur rouge.

DOSAGE DE L'ACIDE LACTIQUE

L'analyse quantitative de l'acide lactique peut se faire de la façon suivante : on mélange avec soin 10 centimètres cubes du liquide filtré avec une grande quantité d'éther ; on sépare ensuite l'éther de la solution aqueuse et on y détermine alors l'acidité. En retranchant le chiffre ainsi obtenu de l'acidité totale et en multipliant par 0,09 on a le pourcentage de l'acide lactique. On doit opérer en l'absence des acides gras; s'ils existent on les enlève par l'ébullition. On termine ensuite la détermination de la quantité de l'acide lactique par le procédé indiqué.

DOSAGE DE L'ACIDE CHLORHYDRIQUE LIBRE

On peut doser l'acide chlorhydrique par l'un des procédés suivants :

1° MÉTHODE DE MINTZ (1). — A 10 centimètres cubes de liquide filtré on ajoute assez d'une solution décinormale de soude pour qu'une goutte du mélange ne soit plus sensible au *réactif phloroglucine vaniline de Gunzburg*.

La quantité de la solution décinormale de soude employée multipliée par 10 donnera la quantité d'acide chlorhydrique libre. Avec ce chiffre on peut obtenir le pourcentage de l'acide chlorhydrique libre de la même façon que nous l'avons indiqué pour l'acidité totale, en multipliant ce chiffre par 0,00365.

2° MÉTHODE DE MOERNER (2) ET BOAS (3). — On se sert avec cette méthode soit du papier Congo, soit d'une solution à 1 p. 100 de Congo rouge pour déterminer le degré d'acidité de l'acide chlorhydrique ; le Congo devient bleu en présence de l'acide. On ajoute ensuite de la solution décinormale de soude pour que le liquide bleu passe de nouveau au rouge. Boas emploie 5 centimètres cubes de la solution de Congo rouge

(1) S. MINTZ, Eine einfache Methode zur quantitativen Bestimung der freien Salzaüre im Mageninhalt (*Wiener Klin. Wochenschr.*, 1889, n° 20).

(2) MOERNER, *Maly's Jahrbuch f. Thierchemie*, vol. XIX, p. 253.

(3) BOAR, *Centralbl. f. Klin. Medicin*, 1891, n° 2.

(à 1 p. 100) pour 5 centimètres cubes de liquide filtré. Moi-même je n'ajoute qu'une ou deux gouttes de cette solution au liquide filtré. — On obtient la quantité de la même façon que précédemment.

3° MÉTHODE DE TOEPFER (1). — Toepfer se sert pour déterminer et doser l'acide chlorhydrique libre de diméthylamido-azobenzol dans une solution d'alcool à 1/2 p. 100. Avec ce réactif l'acide chlorhydrique donne naissance, même s'il est en petites quantités, à une couleur rouge. — On ajoute ensuite de la solution décinormale de soude, jusqu'à ce que cette couleur rouge disparaisse ; on voit alors apparaître une faible couleur jaune. Cette méthode a été bien étudiée et mise en honneur chez nous par J. Friedenwald (2).

Pour ma part, je la recommande pour la détermination quantitative de l'acide chlorhydrique libre lorsqu'on a reconnu sa présence par le réactif de Gunzburg ; quant à l'acide lactique, s'il est abondant, on peut aussi le déterminer au moyen du réactif de Toepfer.

Dans une note (3) récente que j'ai publiée à ce sujet, il est facile de voir que l'acide lactique s'il existe seul est sensible au réactif de Toepfer, même s'il n'existe qu'en petite quantité (de 0,1 p. 100). — Dans le suc gastrique, il est encore sensible à la dose de 0,2 p. 100.

DOSAGE DE L'ACIDE CHLORHYDRIQUE COMBINÉ

L'acide chlorhydrique combiné peut se déterminer, suivant Toepfer, en le titrant avec l'alizarine jusqu'à

---

(1) G. TOEPFER, *Zeitschr. f. physiolog. Chemie*, Bd. 19 *Heft i*, 1894.
(2) J. FRIEDENWALD. *Medical Record*, 6 avril 1895.
(3) MAX EINHOEN, The Dimethylamido-azobenzol or Toepfre's Test for free Hydrochloric acid. (*New York Medical Journal*, 9 mai 1896).

ce qu'on voie apparaître une couleur violette et en déduisant l'acidité trouvée de l'acidité totale avec la phénolphtaléine. Toepfer prétend que l'alizarine est sensible à tous les réactifs acides, excepté à l'acide chlorhydrique combiné.

Dans les cas où il n'y a pas d'acide chlorhydrique libre, et où il serait important de savoir s'il n'existe pas d'acide chlorhydrique combiné, on peut employer la méthode suivante due à Sjoequist (1) et modifiée par Ewald (2) : on mélange dans une capsule de platine 10 centimètres cubes de liquide filtré avec environ 0,50 centigrammes de carbonate de baryte ; on laisse ensuite évaporer à siccité, et on calcine ; après refroidissement, on dissout le résidu dans de l'eau chaude et on filtre ; puis on ajoute quelques gouttes d'une solution concentrée de soude.

Si le liquide reste clair c'est qu'il n'y a pas de trace d'acide chlorhydrique. S'il se forme un précipité lorsqu'on ajoute la solution de soude ce dernier nous permettra de juger, approximativement, de la quantité d'acide chlorhydrique combiné.

DOSAGES DES SELS ACIDES

Méthode de Léo. — Avec la méthode de Léo (3) on peut aussi bien déterminer la présence des sels acides qu'en déterminer leur quantité.

---

(1) Sjoequist, *Zeitschr. f. physiolog. Chemie*, 1887, vol. XIII Heft 1-2, p. 1.

(2) Ewald C. A., *Deseases of the stomach*, p. 39.

(3) Léo, Eine neue Methode zur Saürebestimmung im Mageninhalt. (*Centralbl. f. die Med. Wissenschaft*, 1889, n° 26.)

On met dans un verre de montre quelques gouttes du liquide filtré avec un peu de poudre de carbonate de calcium chimiquement pure, on mélange avec une baguette de verre et on fait la réaction du papier bleu de tournesol ; si ce dernier passe au rouge, c'est qu'on est en présence de sels acides, car le carbonate de calcium se combine seulement avec les acides libres mais non avec les sels acides. Cette méthode de Léo pour déterminer la quantité des acides libres et combinés est basée sur ce principe : que le carbonate de calcium neutralise l'acide chlorhydrique libre et combiné, mais non les sels acides à la température ordinaire.

Comme le degré d'acidité des phosphates acides est plus grand en présence du chlorure de calcium, et vu que ce sel apparaît toujours en petite quantité lorsqu'on a ajouté du carbonate de calcium, Léo détermine le degré d'acidité avant et après l'action du carbonate, et après avoir ajouté dans les deux cas du chlorure de calcium. On procède de la façon suivante :

Après avoir séparé le liquide filtré de tous les acides organiques, on en prend 10 centimètres cubes (première portion), avec 5 centimètres cubes d'une solution concentrée de chlorure de calcium, et on détermine le degré d'acidité avec la phénolphtaléine et une solution décinormale d'hydrate de sodium. On prend ensuite 15 centimètres cubes de liquide filtré (deuxième portion) que l'on mélange avec du carbonate de calcium pulvérisé et chimiquement pur, puis on filtre. On prend 10 centimètres cubes de ce liquide filtré que l'on introduit dans un flacon muni d'un bouchon de caoutchouc auquel sont adaptés deux tubes de verre,

un court et l'autre descendant jusqu'au fond du flacon.
A la partie supérieure de ce long tube de verre on
adapte un tube en caoutchouc terminé par une poire
au moyen de laquelle on peut introduire de l'air dans
ce flacon. Après avoir fait passer de l'air pendant un
certain temps afin d'entraîner l'acide carbonique qui
s'est dégagé on détermine l'acidité de la solution avec
la phénolphtaléine et la solution d'hydrate de sodium
décinormale. — En retranchant le chiffre obtenu pour
l'acidité de la seconde portion de celui obtenu pour la
première on a l'évaluation de l'acidité correspondante
à l'acide chlorhydrique libre et combiné.

S'il n'y a pas d'acides organiques dans le liquide
filtré, le dernier chiffre obtenu retranché de l'acidité
totale donnera la quantité des sels acides.

AUTRES MÉTHODES PLUS COMPLIQUÉES POUR DÉTERMINER LA QUANTITÉ D'ACIDE CHLORHYQUE

MÉTHODE DE HEHNER ET SEEMANN (1). — On prend
10 centimètres cubes de liquide filtré que l'on neutralise
avec la solution décinormale d'hydrate de soude. On
évapore sur bain d'eau chaude et on calcine à la flamme ;
le résidu se compose alors de sels neutres et de carbonate de soude ; ce dernier se reconnaît de la façon
suivante : on traite par l'eau chaude jusqu'à ce que le
liquide filtré ne donne plus de réaction alcaline. Ce
liquide filtré est alors titré avec une solution d'acide
sulfurique décinormale jusqu'à ce qu'apparaisse une
légère réaction acide.

(1) SEEMAN, *Zeitschr. f. Klin. Medicin*, vol. V, p. 272.

La quantité d'acide sulfurique employée correspond à la quantité d'acide inorganique. La différence entre ce chiffre et celui de l'acidité totale donne la quantité d'acide chlorhydrique libre et combiné.

MÉTHODE D'HAYEM ET WINTER (1). — Le principe de cette méthode repose sur la recherche, premièrement, de la quantité totale des chlorures ; deuxièmement, des chlorures fixes (chlorures salins) ; et, troisièmement, de la quantité des chlorures combinés aux acides. On procède de la façon suivante : dans chacune des trois capsules de porcelaine (*a*, *b*, *c*) on met 5 centimètres cubes de liquide filtré.

Dans la capsule *a* on ajoute un excès de carbonate de soude; on fait ensuite évaporer les trois prises de liquide jusqu'à dessiccation complète au bain-marie. On ajoute ensuite un excès d'une solution de carbonate de soude au résidu *b* et l'on fait de nouveau évaporer les contenus jusqu'à la dessiccation. Puis on calcine à la flamme Bunzen le contenu des trois capsules, et l'on arrête la calcination lorsqu'il n'y a plus aucun point en ignition. On ajoute aux résidus *a* et *b* un léger excès d'acide nitrique pur et une petite quantité d'eau distillée. — Après avoir fait bouillir le contenu de ces deux récipients (*a* et *b*) on le filtre. On traite ensuite le résidu *c* par l'eau bouillante simplement et l'on filtre. On recherche alors la quantité des chlorures contenus dans chacune des trois capsules à l'aide d'une solution décinormale de nitrate d'argent, en présence du chromate jaune de potasse. Le liquide *a* donne la quantité totale des chlorures (T = le chlore total),

(1) HAYEM et WINTER, *Du chimisme stomacal*, Paris, 1891, p. 72.

b = les chlorures fixes et combinés, et c = F = le chlore fixe ; b — c correspond à la quantité d'acide chlorhydrique combiné = C = chlore combiné ; a — b correspond à la quantité d'acide chlorhydrique libre = H = acide chlorhydrique libre. L'acidité totale s'obtient au moyen d'une solution d'hydrate de soude décinormale et du phénolphtaléine, comme nous l'avons indiqué plus haut.

DÉTERMINATION DE L'HYPOCHLORHYDRIE

Honigmann (1) et Von Noorden conseillent dans les cas où il y a manque d'acide libre, de déterminer l'acide chlorhydrique combiné par la quantité de la solution d'acide chlorhydrique nécessaire pour donner une réaction nette de l'acide chlorhydrique libre ; en un mot, ils déterminent la quantité réelle d'acide chlorhydrique qui manque au liquide filtré pour se combiner avec les matières protéiques. — Plus il faudra employer de la solution d'acide chlorhydrique décinormale pour obtenir une réaction nette d'acide libre moins il y a d'acide chlorhydrique combiné dans le liquide. Je ne crois pas ce procédé très important, car dans ces cas le degré d'acidité nous fournit une indication suffisante. Et de plus la quantité et l'état des peptones et propeptones trouvées dans les ingesta nous indiquent s'il y a trop ou pas assez d'acide chlorhydrique combiné. S'il n'y a pas d'acide chlorhydrique combiné on n'obtiendra pas la réaction du biuret.

Durant les six ou sept dernières années qui viennent

(1) HONIGMANN, und VON NOORDEN, *Zeitschrift. f. Klin. Medicin*, Bd, XIII.

de s'écouler on a proposé une foule de méthodes pour rechercher par l'analyse soit l'acide chlorhydrique libre ou combiné, soit les chlorures. Nous mentionnerons simplement celles de Sjoequist (1), de Martius et Luettke (2), et les procédés, décrits plus haut, de Hehner-Seemann (3) et d'Hayem-Winter (4). Beaucoup de ces méthodes sont très compliquées et loin d'être exactes. On a trouvé qu'il y avait dans le contenu de l'estomac beaucoup d'ammoniaque (AzH^3) sous forme de chlorure d'ammonium (AzH_4Cl). Tous ces procédés reposent sur les résultats obtenus au moyen de la chaleur qui cependant laisse échapper de l'ammoniaque et donne lieu à la formation d'acide chlorhydrique libre ; mais l'écart qui en résulte ne dépasse pas 10 p. 100 (Rosenheim (5), H. Strauss (6) et autres).

Mais, en dehors de ces erreurs d'analyses, les plus éminents auteurs ont reconnu que pour le diagnostic et le traitement nous ne devions pas plus tenir compte de ces résultats que de ceux obtenus par la simple méthode du dosage de l'acide chlorhydrique libre (Honigmann (7), Von Noorden (8), H. Strauss, Rosenheim). C'est pour cela que je ne crois pas nécessaire de donner une description détaillée de toutes les méthodes d'analyses. On trouvera plus loin et suffisamment indiqués les moyens de trouver l'acidité totale (A = acidité)

(1) Sjoequist, *loc. cit.*

(2) Martius et Luettke, Die Magensaüre des Menschen (*Stuttgart*, 1892).

(3) Seemann, *Zeitschr. f. Klin. Medicin*, vol. V, p. 272.

(4) Hayem et Winter, Du chimisme stomacal (*Paris*, 1891, p. 72).

(5) Th. Rosenheim, *Centralbl. f. Klin. Medicin*, 1892, n° 39.

(6) H. Strauss, *Berl. Klin. Wochenschr.*, 1893, n° 17.

(7) Honigmann, *Berl. Klin. Wochenschr.*, 1893, n°s 15 et 16.

(8) Von Noorden, *Berl. Klin. Wochenschr.*, 1893, n° 18.

ou l'acide chlorhydrique libre (L = acide chlorhydrique libre) et la détermination qualitative de l'acide lactique. Dans beaucoup de cas on peut employer aussi la méthode de Léo qui permet de reconnaître la quantité de l'acide chlorhydrique combiné (C = l'acide chlorhydrique combiné) et celle des sels acides.

CAS DANS LESQUELS L'USAGE DU TUBE STOMACAL EST CONTRE-INDIQUÉ

On ne doit pas se servir du tube stomacal dans les cas d'hémorragies récentes, qu'elles proviennent de l'estomac ou des poumons, dans tous les cas d'ulcère de l'estomac, d'anévrisme de l'aorte et chez les personnes manifestement débiles et cachectiques. Dans les cas où l'on ne soupçonne que la présence d'un ulcère, quelques auteurs emploient le tube en caoutchouc, d'autres s'opposent à son application.

AUTRES MÉTHODES POUR ANALYSER LA SÉCRÉTION GASTRIQUE

Malgré l'importance des résultats que l'on obtient par l'analyse chimique du contenu stomacal en se servant du tube en caoutchouc, cette méthode n'a pas été jusqu'à présent généralement adoptée, car un tel examen déplaît souvent aux malades. De plus, beaucoup d'entre eux refusent absolument de se soumettre à cet examen. Pour obvier à ces difficultés on a imaginé plusieurs autres procédés.

1. Méthode de Günzburg (1). — Le malade avale 2 centigrammes d'iodure de potassium renfermés dans une

(1) Günsburg, *Deutsche Med. Wochenschr.*, 1889, n° 41.

capsule en caoutchouc dont les parties sont fixées par des fils de fibrine. La fibrine digérée, la capsule s'ouvre et l'iodure de potassium mis en liberté est absorbé. Dès que l'iode apparaît dans la salive on peut être certain que la fibrine a été digérée, et Günzburg en concluait qu'il y avait présence d'acide chlorhydrique dans l'estomac. Cette méthode, quoique ingénieuse, n'est pas entrée dans la pratique, d'abord parce qu'elle nécessite l'examen de la salive trop de temps après l'ingestion du médicament (une ou deux heures), ensuite parce que l'apparition de l'iode dans la salive ne prouve pas d'une façon indubitable que la fibrine a été digérée dans l'estomac lui-même. La capsule peut être passée dans l'intestin ; la fibrine peut s'y dissoudre et l'iodure de potassium y être absorbé. Cette méthode donc ne peut nous fournir aucun renseignement décisif sur la sécrétion gastrique.

Les mêmes remarques peuvent s'appliquer à la méthode de Sahli qui ressemble beaucoup à celle que nous venons de décrire.

2. MÉTHODE DE SPALLANZANI ET EDINGER ; PROCÉDÉ DE L'ÉPONGE. — Edinger (1) attachait une petite éponge à un fil de soie et la faisait avaler par le malade. — Au bout de quelques minutes il la retirait, la pressait et examinait l'acide chlorhydrique qu'elle contenait. Ce procédé, qui avait déjà été employé par Spallanzani, est défectueux pour les raisons suivantes : 1° l'éponge est en partie comprimée durant son passage à travers les parties étroites, le cardia et l'entrée de l'œsophage ; elle perd ainsi beaucoup du contenu stomacal qu'elle avait

(1) EDINGER, Zur Physiologie und Pathologie des Magens (*Deutsch. Arch. f. Klin. Medicin*, vol. XXVIII, 1881).

absorbé ; 2° elle absorbe une partie des mucosités sécrétées par le pharynx et l'œsophage. De cette façon les quelques gouttes du contenu gastrique qui restent dans l'intérieur de l'éponge sont impures (elles sont mélangées à d'autres liquides) et quelquefois leur contenu chimique peut être altéré.

3. Auge stomacale (Einhorn) (1). — Cet appareil se

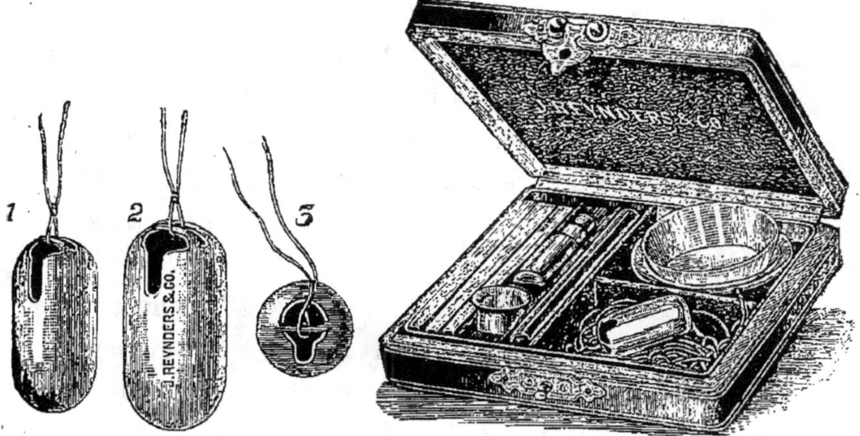

Fig. 13. — Auge stomacale (Einhorn). — 1, petite; 2, grande; 3, vue de la partie supérieure.

Fig. 14. — Boîte à auge stomacale complète (Galante fils, Paris).

compose d'un petit récipient en argent (1 3/4 de centimètre de long, 3/4 de centimètre de large) ; à son extrémité supérieure se trouve une large ouverture surmontée d'un anneau auquel est adapté un fil de soie ; ce dernier est muni d'un nœud à 40 centimètres environ de l'auge.

Méthode. — Pour obtenir une certaine quantité du contenu stomacal on procède de la façon suivante : on trempe l'auge dans de l'eau tiède ; on la remplit et on la vide (de façon à humecter l'intérieur et à le rendre

(1) Max Einhorn, A new method of obtaining small quantities of gastric contents for diagnostic purposes (*Medical Record*, juillet 1890).

plus apte à recueillir le contenu stomacal). Le malade ouvre la bouche et l'on place l'auge à la base de la langue (presque dans le pharynx) ; puis il fait un ou deux efforts de déglutition.

Le petit récipient au bout de quelques instants (une ou deux minutes) pénètre dans l'estomac. Dès que le nœud est à la hauteur des lèvres, l'auge est dans l'estomac, car la distance qui s'étend des dents au cardia est d'environ 30 centimètres. On laisse ainsi le récipient pendant cinq minutes environ, puis on le retire ; durant cette opération on éprouve parfois une résistance à l'entrée de l'œsophage ; pour l'éviter on prie le malade de déglutir au moment où l'instrument traverse cet étroit passage.

Par l'acte de la déglutition le larynx se déplaçant de bas en haut, le passage devient libre et l'auge peut le franchir aisément. Si l'estomac contient des matières, le petit récipient remonte plein et son contenu est suffisant pour faire une foule de recherches variées. Chez les malades atteints d'une hypersécrétion des muqueuses le récipient peut se remplir de mucus avant de pénétrer dans l'estomac, et on ne trouve alors en le vidant qu'un liquide clair en place de chyme. Dans ces cas, il faut recommencer l'opération en fermant l'ouverture de l'auge avec une mince membrane de gélatine qui empêche l'entrée du mucus dans le récipient pendant qu'il chemine vers l'estomac ; là, la membrane de gélatine est dissoute et le contenu de l'estomac peut alors pénétrer dans l'appareil ; en remontant, l'auge étant pleine, le mucus n'y pénètre pas. — Le meilleur moment pour recueillir du liquide stomacal est une heure après le déjeuner d'épreuve d'Ewald.

Cette opération ne cause aucun trouble ni aucun
effort au malade ; même dans les cas d'ulcère de
l'estomac on n'a pas avec lui à redouter une hémorragie.
C'est pour cette raison que ce procédé semble spécialement indiqué dans les cas où l'on redoute un ulcère
de l'estomac et lorsque l'on veut éviter l'usage du tube ;
il convient de même à la majorité des praticiens qui
n'ont pas l'intention de procéder à une analyse exacte
du contenu stomacal, mais qui désirent simplement
reconnaître s'il existe de l'acide chlorhydrique libre
ou non. — On examine directement et sans être filtré
le contenu stomacal recueilli à l'aide de cet appareil,
de la manière suivante :

1° Au moyen du papier bleu de tournesol on recherche
si le contenu est acide ; dans ce cas le papier bleu passe
au rouge.

2° Avec le papier Congo on recherche s'il y a des
acides libres ou seulement des sels acides. La présence
des acides libres rend bleu le papier Congo qui ne change
pas de couleur dans les autres cas.

3° S'il y a des acides libres, il faut rechercher s'il y a
de l'acide chlorhydrique ou non ; pour cela, on prend
une goutte du contenu stomacal et une goutte de la
solution de Günzburg que l'on mélange avec soin dans
une capsule en porcelaine blanche. On chauffe ensuite
la capsule sur une lampe à alcool ; lorsque le liquide
est évaporé, il laisse un résidu rouge cerise, dans le cas
où il y a de l'acide chlorhydrique libre, même en très
petite quantité.

4° On détermine approximativement la quantité
d'acide chlorhydrique, ou l'acidité, en diluant une
goutte du contenu stomacal dans de l'eau jusqu'à ce

qu'on n'obtienne plus avec ce liquide la réaction de Günzburg. Normalement, on peut ajouter au contenu de l'estomac de huit à dix fois son volume d'eau et obtenir encore la réaction de Günzburg. Aussi dans les cas où l'on n'a besoin d'ajouter que cinq parties ou même moins il y aura *hypoacidité* et dans les cas où il faudra ajouter plus de douze parties d'eau il y aura *hyperacidité*. Dans les cas où l'on ne trouve pas du tout d'acidité, il y a *anacidité*.

5° La pepsine et le ferment de présure, les deux ferments de l'estomac, coexistent généralement, et de la présence de l'un on peut conclure à la présence de l'autre. On reconnaît leur présence en faisant la réaction suivante pour le ferment de présure : on mélange deux gouttes du contenu stomacal et environ 2 centimètres cubes de lait et l'on place le tube qui contient ce mélange dans de l'eau chaude.

Le ferment de présure coagule le lait au bout de dix à vingt minutes.

Le Dr Dickinson (1), d'Eric, Pa., s'est livré à des études comparatives faites sur les résultats fournis avec le procédé du tube par une analyse minutieuse des ingesta filtrés, et ceux fournis avec le procédé de l'auge, par l'analyse rapide que nous venons de décrire. Il a examiné treize malades en se servant des deux méthodes et il a trouvé que les résultats étaient presque semblables. Le degré d'acidité correspondait presque exactement au chiffre fourni par la dilution. — Le procédé du tube est naturellement préférable à celui

____

(1) DICKINSON, A comparative study between the results obtained by examination of the stomach contents bymeans of a stomach tube and Einhorn's stomach bucket (*Medical Record*, 15 septembre 1894).

de l'auge, car la quantité du contenu stomacal qu'il fournit est plus grande et permet des examens plus détaillés. Cependant partout où l'usage du tube est contre-indiqué, et dans les cas où le malade refuse son introduction, l'examen pratiqué au moyen de l'auge pourra remplacer le tube et nous fournir des renseignements très précis sur la sécrétion stomacale.

DÉTERMINATION EXACTE DE LA QUANTITÉ DE CHYME CONTENUE DANS L'ESTOMAC

On peut déterminer la quantité de chyme en général en vidant le contenu de l'estomac au moyen du tube par la méthode de compression. On peut ainsi en mesurer la quantité et en avoir le chiffre exact, pourvu que l'on soit certain que l'estomac est complètement vidé. Pour s'en assurer on insuffle de l'air à travers le même tube qui a servi à l'extraction du contenu stomacal ; si l'on n'entend pas le bruit de glou-glou, mais simplement le bruit produit par le choc de l'air avec les parois stomacales, on peut être certain que l'organe est à l'état de vacuité. Quelquefois, cependant, il est très difficile de retirer tout le contenu stomacal (spécialement lorsqu'il y a de la dilatation avec sténose du pylore). Dans ces cas, on emploie le procédé imaginé par Mathieu et Rémond (1). Quelques instants après le repas on retire une partie du contenu de l'estomac par la méthode ordinaire, par aspiration ; puis pendant que le tube est encore dans l'estomac, on y adapte l'entonnoir (ordinairement employé pour les lavages) et on verse une certaine quantité d'eau (200 centimètres cubes). En

(1) Mathieu et Rémond, Soc. de Biologie, 8 nov. 1890.

élevant et en abaissant l'entonnoir plusieurs fois et en secouant fortement l'abdomen du malade, il se forme bientôt un mélange entre le contenu de l'estomac et l'eau que l'on a introduite. On obtient ainsi une nouvelle quantité du contenu stomacal mélangé à l'eau employée.

En déterminant le degré d'acidité de l'une et l'autre partie ainsi recueillies séparément, on pourra aisément trouver la quantité totale d'après le calcul suivant: si b représente la partie non diluée, a, son acidité, a', l'acidité de la partie diluée, q, la quantité d'eau introduite dans l'estomac, — l'acidité étant évidemment la même dans les deux parties, — on obtient l'équation suivante:

$$ax = a'q + a'x$$

ce qui donne :

$$x = \frac{a'q}{a - a'},$$

La quantité du liquide contenu primitivement dans l'estomac est représentée par la formule :

$$y = b + \frac{a'q}{a - a'},$$

La quantité totale du contenu de l'estomac est donc égale à la somme de la quantité extraite par la première opération et du quotient par la différence des deux degrés d'acidité, du produit de la quantité exprimée en centimètres cubes de l'eau ajoutée et du degré d'acidité du liquide de la seconde prise.

PRODUITS ANORMAUX DU CONTENU STOMACAL

On trouve souvent dans le contenu de l'estomac des substances anormales qui peuvent présenter quelque

importance au point de vue du diagnostic. Ces substances sont : du mucus, de la bile, du suc intestinal,
du sang et du pus.

Le *mucus*, s'il existe en grande quantité, se reconnaît
facilement. Il occupe ordinairement la partie supérieure
du liquide, il est plus transparent, et on peut aisément
le recueillir en se servant d'une baguette de verre,
grâce à sa nature visqueuse. S'il n'existe qu'en petite
quantité, on décèle vite sa présence en ajoutant au
liquide filtré quelques gouttes d'acide acétique dilué ;
il se forme alors un précipité caractéristique qui tombe
au fond du récipient.

Bile et suc intestinal. — On rencontre souvent dans
l'estomac quelque peu de bile et de suc intestinal,
même à l'état normal chez des personnes à jeun.

Le tube doit sans doute provoquer une faible régurgitation du contenu duodénal dans l'estomac. La présence
dans l'estomac, constatée à plusieurs reprises, d'une
grande quantité de bile et de suc intestinal, est toujours
due à un état anormal, soit à un relâchement du pylore
ou à une sténose du duodénum située au-dessous de
l'ouverture du conduit biliaire. On reconnaît facilement
la présence de la bile soit à sa couleur jaune d'or ou à
son aspect verdâtre, si elle se trouve mélangée au suc
gastrique. Si sa présence n'était que soupçonnée, on se
servirait pour la rechercher du réactif qu'on emploie
ordinairement pour la rechercher dans les urines.

Le suc intestinal se reconnaît à ses ferments caractéristiques, amylopsine, steapsine, trypsine.

1° On mélange du liquide filtré avec une solution à
1 p. 100 de carbonate de soude, jusqu'à ce qu'on
obtienne une réaction nettement alcaline. On ajoute au

liquide un fragment de fibrine et l'on place le tout à l'étuve pendant quelques instants; la fibrine est bientôt dissoute par l'action de la trypsine.

2° L'amylopsine transforme l'amidon en maltose.

3° On prend une petite quantité de lait auquel on ajoute une goutte de teinture bleue de tournesol et quelques centimètres cubes du liquide filtré et l'on porte à la température du sang. La steapsine transforme bientôt la couleur bleue et le lait devient rougeâtre (c'est la transformation des graisses en acides gras par la steapsine).

SANG. — S'il est abondant on le reconnaît sans peine. Le sang frais, même en petites quantités, se confond difficilement avec tout autre liquide coloré.

Le contenu de l'estomac, lorsqu'il est mélangé à du sang, se présente avec une couleur rouge, ou (si le sang n'est pas frais) avec une couleur légèrement brunâtre, *marc de café*. Exceptionnellement, si le sang est en grande quantité, le contenu stomacal apparaît complètement noir. Lorsque le sang ne se montre sous aucun des aspects que nous venons d'énumérer, on décèle sa présence de la façon suivante :

1° On examine dans le microscope une goutte de liquide pour voir si elle ne contient pas des globules rouges du sang.

2° AU MOYEN DU SPECTROSCOPE. — Si l'on croit être en présence de sang frais on examine directement au spectroscope. Le sang, s'il existe, donnera les deux bandes noires de l'oxyhémoglobine. S'il n'est pas frais, ou s'il est mélangé à une trop grande quantité d'acide chlorhydrique, dans ce cas, selon Weber (1) et

____

(1) WEBER, *Berliner Klin. Wochenschr.*, 1893, n° 19.

Boas (1), l'examen ordinaire au spectroscope ne décé-lera pas sa présence, car l'hématine n'est pas soluble dans le liquide filtré. C'est pour cela que H. Weber a imaginé le procédé suivant :

3° On ajoute au liquide filtré quelques centimètres cubes d'acide acétique concentré, et l'on agite avec de l'éther sulfurique ; s'il y a présence d'hémoglobine ou d'hématine, le liquide prend une couleur de vin de Tokay.

4° Réactif de Heller. — On mélange dans une éprouvette une petite quantité du liquide filtré avec une quantité égale d'urine normale et l'on ajoute une solution d'hydrate de sodium jusqu'à ce qu'on obtienne une réaction nettement alcaline. On chauffe ensuite sur la lampe à alcool jusqu'à l'ébullition.

L'apparition d'un dépôt rouge sombre dénote la présence du sang (il s'est formé de l'hématine qui s'est combinée à son tour avec les phosphates précipités).

5° Réaction de Schönbein-Almen. — On met dans une éprouvette au-dessus du liquide filtré un mélange, à parties égales et fraîchement préparé, de teinture de gaïac et d'huile de térébenthine ozonisée (huile de térébenthine qui a été exposée à l'air).

Il se forme un disque blanc au point où les deux liquides sont en contact, et ce disque prend une coloration blanc de Prusse s'il y a de l'hémoglobine. On peut à la place de l'huile de térébenthine ozonisée, se servir de la solution suivante proposée par Hühnerfeld.

Acide acétique glacial	2
Eau distillée	1
Térébenthine et alcool rectifié	ãã 100

(1) J. Boas, Diagnostik und Therapie der Magenkrankheiten, *Theil* i *3te Auflage*, p. 206.

6° Réaction de Teichmann pour l'hémine. — On fait évaporer dans une capsule de porcelaine sur la lampe à alcool une petite quantité du contenu stomacal.

Une petite partie du résidu est placée sur une lame de verre. On y dissout un peu de chlorure de sodium pulvérisé, on y ajoute une goutte d'acide acétique glacial et on recouvre le tout d'une lamelle ; on chauffe avec précaution jusqu'à ce qu'apparaissent quelques légères bulles. On ajoute alors une nouvelle goutte d'acide acétique et l'on examine au microscope.

Si l'on voit apparaître des cristaux d'hémine (rhomboïdes et d'un beau rouge) c'est qu'il y avait du sang.

7° Réaction de Korczynski et de Jaworski (1) pour la recherche du sang. — On met dans une capsule de porcelaine une petite quantité du résidu filtré, on y ajoute une parcelle de chorate de potasse et une goutte d'acide chlorhydrique concentré, puis on chauffe lentement au-dessus de la lampe à alcool. Dès que tout le chlore s'est dégagé, on ajoute une ou deux gouttes d'une solution diluée de ferrocyanure de potassium ; s'il y a du sang on voit apparaître une teinte bleue (bleu de Berlin).

Pus. — On trouve rarement du pus dans le contenu stomacal ; on le reconnaît sous le microscope à ses caractères particuliers.

EXAMEN MICROSCOPIQUE DU CONTENU STOMACAL

a. Suc gastrique. — En regardant au microscope la sécrétion gastrique recueillie chez une personne à jeun on trouve normalement quelques cellules épithéliales,

_____

(1) Korczynski und Jaworski, *Deutsche med. Wochenschr.*, 1887, n°s 47-49, p. 35.

des noyaux, des corpuscules muqueux, des matières amorphes et quelques microorganismes (fig. 15). La présence de cellules *en forme de colimaçon*, dans les cas d'hyperchlorhydrie, a été signalée pour la première fois par Jaworski (1) qui les considérait comme fort rares. Boas (2), au contraire, prétend qu'elles se voient très fréquemment. Cet auteur les attribue à la réaction du

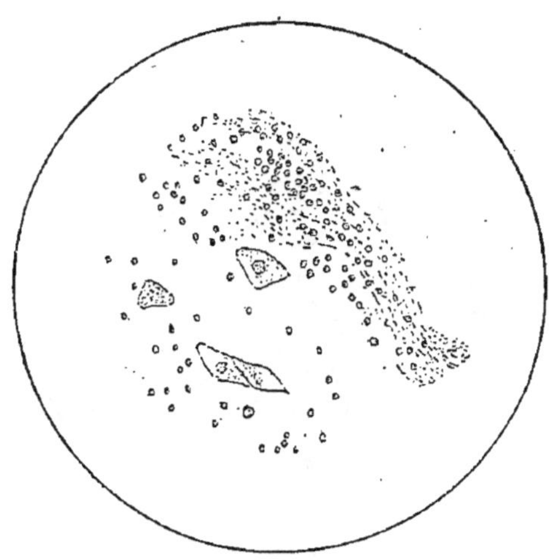

Fig. 15. — Mucus du suc gastrique chez un malade à jeun. Corpuscules muqueux, matières amorphes et quelques cellules épithéliales.

suc gastrique sur le mucus. Je suis d'accord avec Boas sur ce point, à savoir qu'on trouve fréquemment ces sortes de cellules ; et j'ajouterai même qu'on peut les rencontrer chez des malades qui ne sont pas atteints d'hyperchlorhydrie.

Je les ai trouvées une fois chez un malade qui avait une sécrétion normale et une autre fois chez un malade atteint d'un cancer du cardia. Les cellules en coli-

(1) JAWORSKI, *Munchener med. Wochenschr.*, 1887, n° 32.
(2) J. BOAS, Diagnostik und Therap. der Magenkrankheiten, *Theil* i., *3te Auflage*, p. 212.

maçon se présentent groupées ou séparées (V. fig. 16).

b. Contenu gastrique. — L'examen microscopique du contenu stomacal à la fin de la digestion (soit une demi-heure après le déjeuner d'épreuve, soit trois à quatre heures après le dîner d'épreuve), permettra de nous rendre compte jusqu'à un certain degré de la façon dont s'est effectuée la digestion. Normalement on ne trouve

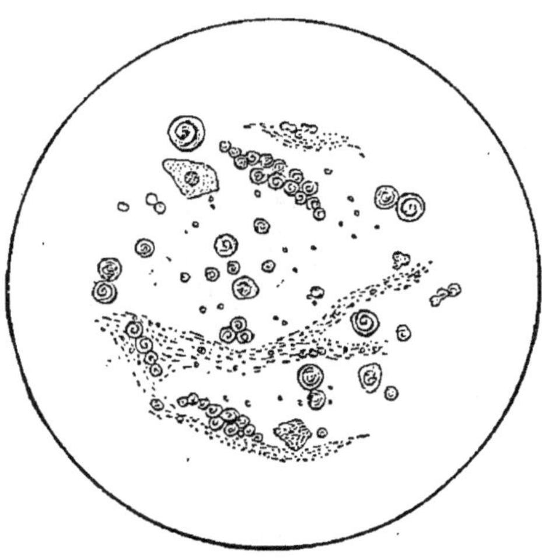

Fig. 16. — Mucus du suc gastrique chez un malade à jeun. Cellules en colimaçon seules et en groupe ; matières amorphes et quelques cellules épithéliales.

que quelques grains d'amidon dont beaucoup ont déjà perdu leur caractère, c'est-à-dire leur forme de spirale. Les fibres musculaires ont aussi subi de profonds changements et ne laissent plus voir leurs stries transversales. On trouve encore en grand nombre des cellules végétales, des globules de graisse et plusieurs espèces de microorganismes. La présence d'une grande quantité de grains d'amidon intacts se rencontre fréquemment dans les cas d'hyperchlorhydrie ; tandis que la présence de fibres musculaires intactes montrant nettement leurs stries transversales, se rencontre dans les cas de diminution de la sécrétion gastrique.

Les différentes variétés de microorganismes que l'on rencontre dans l'estomac, ont été étudiées avec soin par de Bary (1), Miller (2), Macfadyen (3), Nencki (4), Abelous (5), Boas (6) et autres. Dans ces derniers temps encore, on croyait que les microorganismes ne pouvaient se développer dans un estomac contenant de l'acide chlorhydrique libre ; il a été démontré dernièrement par plusieurs auteurs, que les microorganismes peuvent se développer dans cet organe alors même qu'il contient une grande quantité d'acide chlorhydrique ; en d'autres termes, l'acide chlorhydrique (du suc gastrique) n'empêche pas la fermentation dans l'estomac. Ainsi Kaufmann (7), de New-York, cite un cas d'hyperchlorhydrie dans lequel la fonction motrice de l'estomac n'était pas notablement troublée, mais qui donnait cependant au microscope tous les symptômes d'un processus de fermentation. Le contenu stomacal laissait voir toujours des types variés de bactéries vivantes. Le docteur Kaufmann réussit à isoler au moyen de culture les huit spécimens de microorganismes suivants, recueillis dans un examen du contenu de l'estomac : 1° La *sarcine jaune;* 2° la *levure blanche ;* 3° le *micrococcus aurantiacus* (Cohen); 4° le *staphylococcus cereus albus* (Passet); 5° le *bacillus subtilis;*

(1) DE BARY, *Arch. f. exper. Path. und Therap.* Bd. XXIII, p. 243.

(2) MILLER, Die Mikro-organismen der Mundhöle (*Leipzig*, 1892).

(3) MACFADYEN, *Journal of. Anat. and Physiol.*, vol, XXI, 1887.

(4) MACFADYEN, Nencki, und Sieber (*Arch. f. exper. Pathol.*, Bd. 28).

(5) ABELOUS, *Thèse de Montpellier*, 1888.

(6) BOAS, *Deutsche med. Wochenschr.*, 1892.

(7) J. KAUFMANN, *Berl. Klin. Wochenschr.*, 1895, n° 6.

6° le *bacillus ramosus;* 7° un *long bacille épais;* 8° un *bacille court analogue au bacillus coli communis.*

Boas a observé plusieurs cas dans lesquels, malgré de l'hyperchlorhydrie, il y avait une décomposition des albuminoïdes, résultant d'un développement d'hydro-

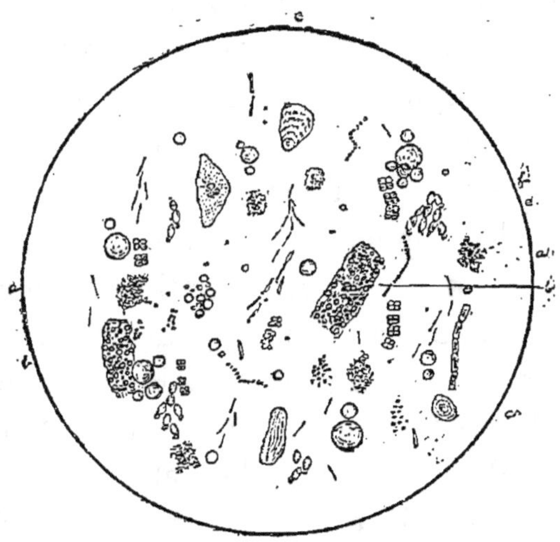

Fig. 17. — Contenu de l'estomac à jeun chez le malade K. avec carcinome de l'estomac. — *a* et *b*, fibres musculaires en partie digérées; *c*, granules d'amidon; *d*, globules de graisse; *e*, cellules de levure; *f*, sarcines.

gène sulfuré. J'ai naguère observé moi-même deux cas de cette nature.

Lorsqu'il y a une fermentation anormale dans l'estomac, on rencontre ordinairement les mêmes espèces de microorganismes que dans l'estomac normal, mais en plus grand nombre (Minkowski) (1). On rencontre des cellules de levure et des sarcines dans beaucoup de cas où l'on a affaire à un trouble moteur évident, spécialement dans l'*ischochymie.*

Les *sarcines ventriculi* décrites pour la première fois,

(1) Minkowski, Mittheilungen aus der. med. (*Klinik zu Königsberg,* 1888).

par Goodsir (1), en 1842, se présentent sous forme de
cubes ou de tétraèdres (fig. 17 et 18), mais elles n'ont
de valeur pathognomonique réelle que si elles sont en
grand nombre.

c. FRAGMENTS DE LA MUQUEUSE GASTRIQUE. — Dans le

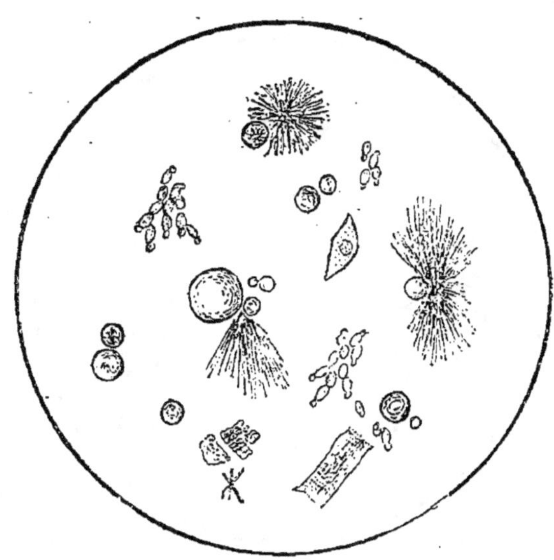

Fig. 18. — Contenu de l'estomac chez un malade avec ischochymie. Sarcines, cellules de levure, globules de graisse et cristaux de graisse.

lavage de l'estomac (surtout lorsqu'on pratique cette
opération à jeun), on peut quelquefois trouver dans
l'eau qui a servi à cette opération des petits débris de
muqueuse gastrique. On peut aussi rencontrer des
débris semblables, en faisant l'examen du malade après
un déjeuner d'épreuve ou après un dîner.

Boas (2), le premier, examina ces débris au microscope. Il croyait que cet examen permettait de juger la
lésion anatomique du cas qu'il avait en présence.

(1) GOODSIR, cité par EWALD, Deseases of the stomach (*New York*,
1892, p. 138).
(2) BOAS, *loc. cit.*, p. 225.

Quelque temps après je remarquai que la présence
de fragments de la muqueuse gastrique dans l'eau
provenant du lavage de l'estomac est un phénomène
constant. Le nombre de ces débris de muqueuse varie
de un à quatre (Voir : *Érosions stomacales*). Durant les

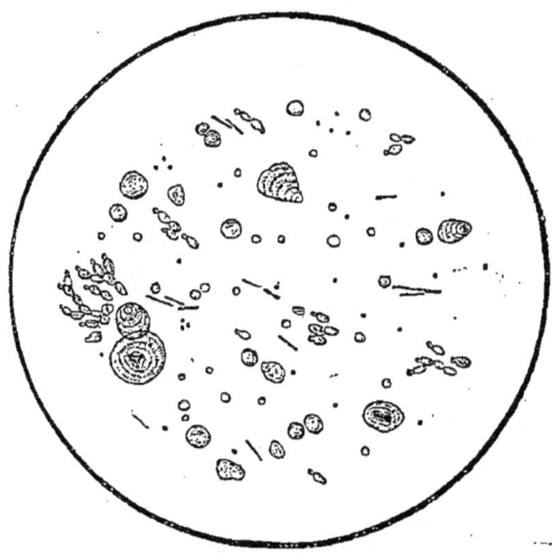

Fig. 19. — Contenu de l'estomac une heure après le déjeuner d'épreuve
(malade avec hyperchlorhydrie). Beaucoup de granules d'amidon
intacts, cellules de levure, et un grand nombre de microorganismes.

cinq années qui viennent de s'écouler, j'ai eu l'occasion d'examiner un grand nombre de ces fragments de
muqueuse ; une grande partie provenait d'érosions stomacales, le reste provenait d'autres affections. Ces débris
de muqueuse ont un aspect rouge ; leur épaisseur varie
d'un demi-millimètre à un millimètre ; et leur dimension varie de la taille d'une tête d'épingle à celle d'un
haricot. Parfois ils sont inclus dans le mucus. Quoiqu'on puisse constater dans ces fragments à l'état frais,
avec le microscope, la présence de glandes, on ne peut
cependant en faire un examen complet qu'après une

préparation suffisante (fixage à l'alcool, inclusion dans
la celloïdine et coloration à l'éosine, hématoxyline,
picro-carmin, bleu de méthylène et thionine). En examinant les préparations de ces différents spécimens,
on peut facilement distinguer les groupes suivants :

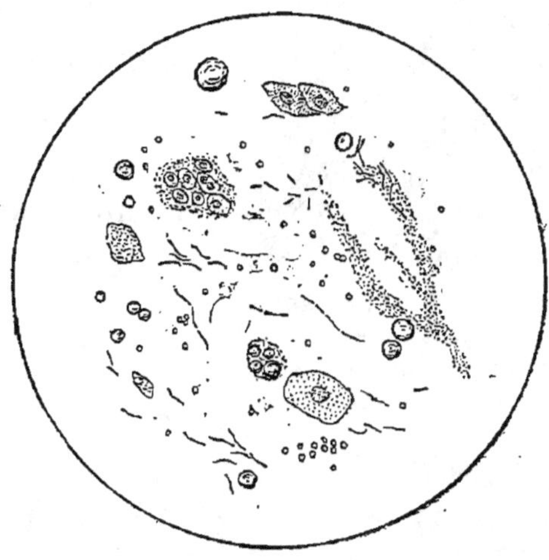

Fig. 20. — Mucus de l'œsophage (malade avec carcinome du cardia, J.
C. W.). Mucus, bactéries, cellules épithéliales et graisseuses, quelques-
unes des premières groupées ensemble.

1°N. *Normal :* les glandes et le tissu inter-glandulaire
existent en proportions normales ;

2° C. *Tissu connectif :* il y a une proportion normale
entre les glandes et le tissu inter-glandulaire, mais prolifération notable de tissu conjonctif autour des glandes ;

3° P. *Prolifération :* il y a prolifération évidente des
glandes ; elles sont plus rapprochées les unes des autres
et parfois elles ont une forme allongée et incurvée ;

4° B. *Commencement d'atrophie :* les glandes existent
en moins grande quantité et leur dimension est plus
petite ; les espaces inter-glandulaires, plus étendus,
sont remplis, en partie, par des infiltrations de petites

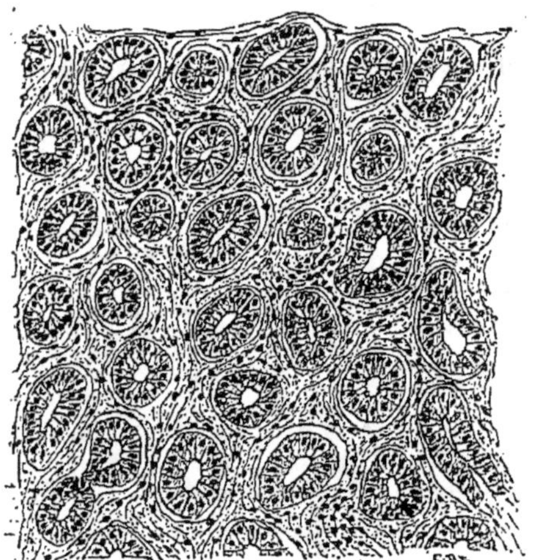

Fig. 21. — Groupe N (normal). Fragment
de la muqueuse gastrique (malade
Mme H.). Section transversale des
glandes avec aspect *normal*. × 80.

cellules, en partie par
du tissu conjonctif en
formation ;

5° A. *Atrophie :* atro-
phie complète ; plus
de glandes visibles ;
simplement la trace
marquée de l'endroit
qu'elles occupaient
primitivement, infil-
tration de cellules
rondes ;

6° V. *Vacuolisation :*
dans l'intérieur des

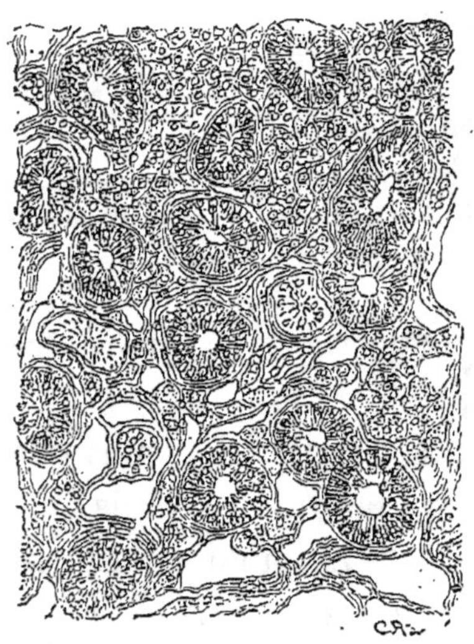

Fig. 22. — Groupe C (formation
de tissu connectif). Fragment de
la muqueuse gastrique (malade
Mme K. A.). Commencement
d'atrophie des glandes (petites
surfaces pâles dans les glandes)
et *prolifération du tissu connectif*. × 120.

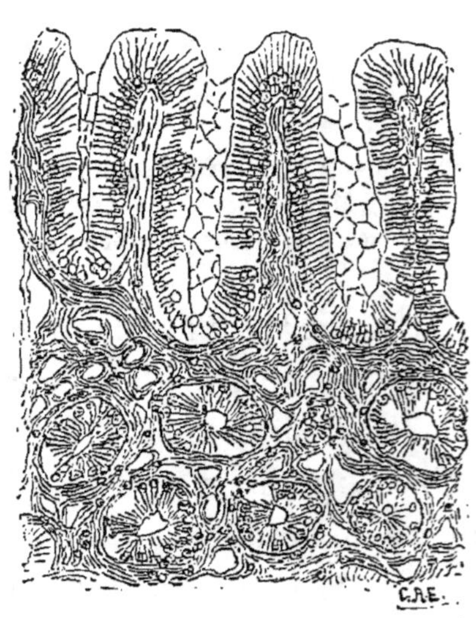

Fig. 23. — Groupe C (formation de
tissu connectif). Fragment de la
muqueuse gastrique (malade H. R.
D.). Orifice des glandes. Les endroits
pâles représentent un commencement d'atrophie des glandes. La
prolifération du tissu connectif se
voit mieux à la partie inférieure
de la préparation. × 120.

glandes existent des vacuoles de forme différente, résultant d'une dégénérescence muqueuse de quelques cellules glandulaires.

Souvent une seule préparation présente les caractères particuliers à deux des groupes mentionnés.

Je dois la parfaite exécution de ces dessins au

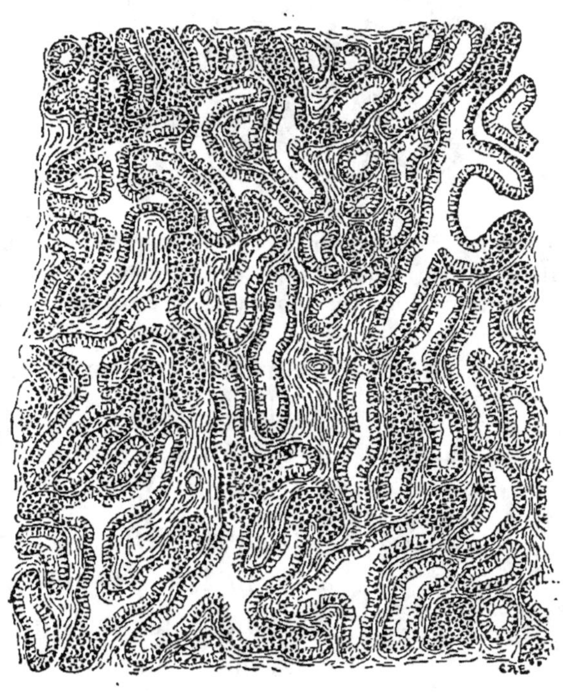

Fig. 24. — Groupe P (prolifération des glandes). Fragment de la muqueuse gastrique (malade C. C.) représentant la prolifération des glandes. × 80.

Dr A. Elsberg, qui les fit d'après mes préparations (Voy. fig. 21 à 27). Je crois que l'examen microscopique de ces débris de muqueuse est d'un grand intérêt et peut faciliter souvent le diagnostic ; je ne pense pas cependant qu'il puisse nous renseigner exactement sur la nature de l'affection stomacale ; car dans plusieurs cas j'avais constaté dans la préparation la pré-

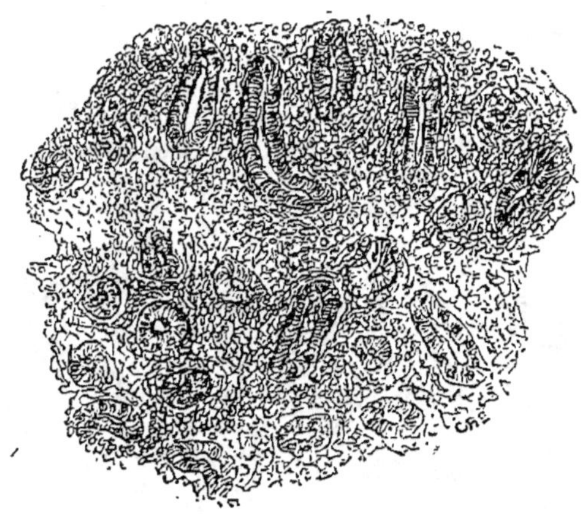

Fig. 25. — Groupe B (commencement d'atrophie). Fragment de la muqueuse gastrique (malade B. E. avec carcinome du cardia). Destruction des glandes par prolifération du tissu connectif. × 60.

sence de glandes rares et grêles, le champ tout entier semblait atrophié et cependant la sécrétion gastrique était tout à fait normale.

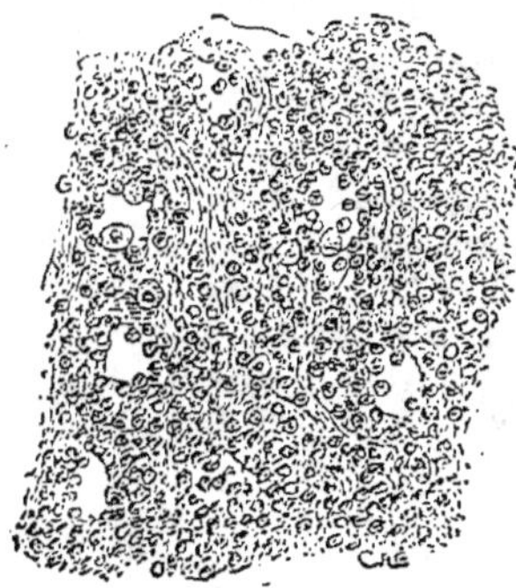

Fig. 26. — Groupe A (atrophie). Fragment de la muqueuse gastrique (malade R. H. D.). Pas de glandes visibles, seulement quelques espaces vides où les glandes avaient existé primitivement × 80.

D'autre part, j'ai eu affaire à un malade (1) qui présentait nettement les symptômes d'un catarrhe chronique, avec diminution de la sécrétion et les débris de muqueuse recueillis pendant les lavages, avaient un aspect tout à fait normal (fig. 21).

d. Débris de tumeurs. — Dans le contenu stomacal re-

(1) Pour plus de détails, voir Max Einhorn. The State of the gastric mucosa in secretory disorders of the stomach (*Medical Record*, 27 juin 1896).

cueilli après les repas d'épreuve, dans les matières vomies, dans l'eau provenant du lavage stomacal, ou dans le tube qui a servi à un examen explorateur, on peut trouver des petites parcelles de tissu.

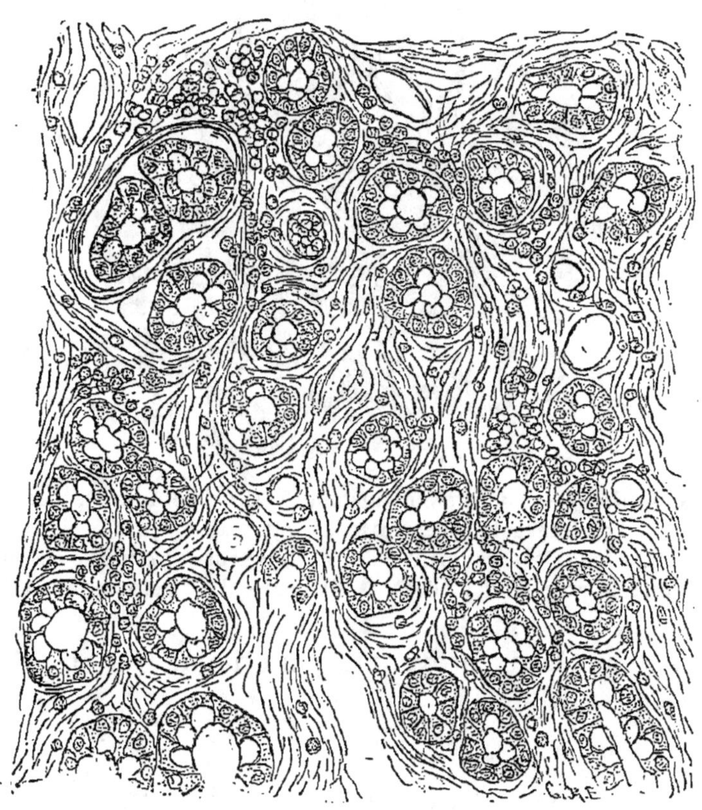

Fig. 27. — Groupe V (vacuolisation). Fragments de la muqueuse gastrique (malade J.) avec carcinome du pylore. Dégénérescence muqueuse des glandes avec vacuolisation; un peu de prolifération du tissu connectif × 140.

Ces débris examinés au microscope peuvent révéler parfois la présence d'une tumeur, cancéreuse ou non.

L'examen est important si l'on y découvre le type d'une tumeur maligne. On obtient souvent des

débris de ce genre dans les cas de cancer du cardia.
Je joins ici un dessin obtenu d'après une préparation

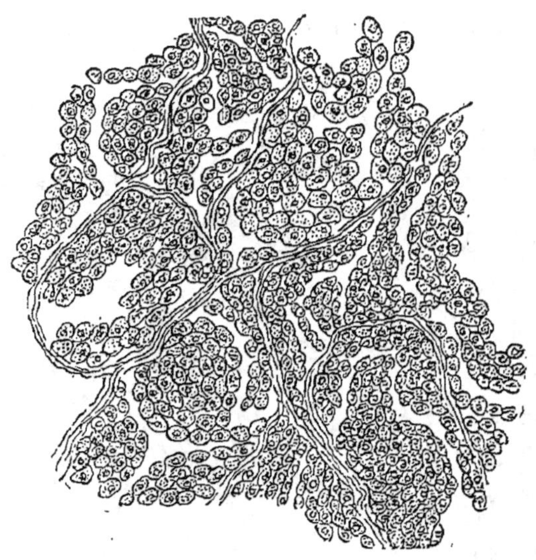

Fig. 28. — Fragment de tumeur (malade B. E.) obtenu après ,l'examen
avec le tube stomacal. A l'état frais, il était blanc, plus épais et plus
consistant que les fragments de la muqueuse gastrique Section
transversale représentant l'aspect alvéolaire du carcinome. × 140.

de tissu cancéreux provenant d'un malade atteint d'un
cancer du cardia (fig. 28).

AUTRES FONCTIONS DE L'ESTOMAC

1° ABSORPTION. — On peut se rendre compte de
l'absorption stomacale par la méthode de Penzoldt et
Faber (1). On fait prendre au malade de un à deux décigrammes d'iodure de potassium, dans une capsule de
gélatine et on examine ensuite sa salive chaque minute

(1) PENZOLDT und FABER, Ueber die Resorptions fähigkeit der menschlichen Magenschleinhant und ihre diagnostische Verwerthung (*Berl.
Klin. Wochenschr.*, 1882).

ou deux jusqu'à ce qu'on voie apparaître l'iode. On procède de la façon suivante : on prend des bandes de papier d'amidon (papier-filtre trempé dans une solution saturée d'amidon et séché), on les mouille avec la salive du malade, puis on verse dessus une goutte d'acide nitrique fumant.

En présence de l'iode, le papier d'amidon prend une légère couleur violette ou blanc. A l'état normal il faut attendre de huit à quinze minutes pour que la salive donne cette réaction.

Herschell (1) a décrit une autre méthode destinée à étudier le pouvoir absorbant de l'estomac au moyen d'une capsule contenant 2 décigrammes de poudre de rhubarbe. Si l'estomac est normal, la rhubarbe apparaît dans les urines au bout de quinze minutes et donne avec une solution de potasse un précipité rouge.

Selon moi, lorsqu'on recherche le pouvoir absorbant de l'estomac on devrait toujours opérer dans les mêmes conditions, car les résultats différeront notablement suivant que l'examen sera fait à jeun ou après un repas. Il me semble que dans beaucoup de cas beaucoup d'auteurs n'ont pas attaché une assez grande importance à ce détail et ont abouti ainsi à des conclusions erronées.

2° FONCTION MOTRICE DE L'ESTOMAC. — On comprend sous la dénomination de fonction motrice de l'estomac les mouvements péristaltiques, le mouvement des ingesta dans cet organe par leurs déplacements qu'ils produisent, ainsi que le passage des aliments de l'estomac dans l'intestin. Je préfère, cependant, séparer

(1) HERSCHELL, Indigestion, London, 1895, p. 115.

cette dernière fonction qui a pour but de chasser le contenu stomacal (*prochorésis*) (1), des mouvements purement mécaniques auxquels sont soumis les aliments dans l'intérieur de l'organe (*anakésis*) (2). Cette dernière fonction sera décrite plus loin sous le titre de fonction mécanique.

1° MÉTHODE DE LEUBE. — C'est à Leube (3) que nous devons la méthode la plus ancienne pour constater l'état de la fonction motrice de l'estomac. Elle consiste à pratiquer le lavage de l'organe six ou sept heures après un repas copieux. Normalement, l'estomac est vide à ce moment, c'est-à-dire que les aliments ont presque tous disparu. Lorsque l'on trouve encore une grande quantité de nourriture, c'est que la fonction motrice est ralentie. Le lavage de l'estomac pratiqué deux ou trois heures après un léger repas, le déjeuner d'épreuve d'Ewald par exemple, peut remplir le même but, car l'estomac doit être vidé normalement au bout de ce laps de temps.

2° MÉTHODE D'EWALD ET SIEVERS (4). — Ewald et Sievers ont imaginé un autre procédé, clinique pour ainsi dire, qui permet de constater l'état de la fonction motrice de l'estomac. Le principe de cette méthode repose sur ce fait à savoir que le salol, qui est un composé de phénol et d'acide salicylique, a la propriété de ne pas se décomposer en présence d'une solution acide. Dans les liquides relativement peu alcalins le salol se dédouble

(1) Ἡ προχώρησις, l'acte d'avancer.
(2) Ἡ κναάινησις, l'acte de secouer.
(3) LEUBE, Frankheiten des Magens und Darms. Ziemssen's Handbuch der spec. Path. und Therap.. Bd, 17 2 te Hälfte.
(4) EWALD und SIEVERS, Zur Pathologie und Therapie der Magenectasien, *Therap. Monalshefte*, août 1887.

en acide salicylique et en phénol et peut ainsi être absorbé. Le contenu stomacal étant toujours acide, le salol ne doit y subir aucune décomposition. Lorsqu'il a quitté l'estomac et qu'il se trouve au contact du suc intestinal qui est alcalin il se dédouble rapidement en ses deux composants. L'acide salicylique est alors absorbé par le sang et éliminé par les urines sous forme d'acide salicylurique. On reconnaît facilement sa présence à la couleur violette que prend l'urine lorsqu'on y ajoute une solution neutre de perchlorure de fer.

La réaction au moyen du salol se pratique comme suit: le malade absorbe 1 gramme de salol en deux cachets une demi-heure après un léger repas. Avant d'absorber ses cachets il vide sa vessie, et urine ensuite toutes les demi-heures pendant deux heures. On examine les différents spécimens d'urine au moyen de la solution de perchlorure de fer et l'on note à quel moment commence à apparaître la couleur violette. Normalement, il faut attendre environ une heure avant de constater la présence de l'acide salicylurique dans les urines.

Lorsque la fonction motrice de l'estomac est ralentie la réaction ne se produit qu'au bout de deux heures et quelquefois plus. Pour découvrir les premières traces d'acide salicylurique, Ewald, tout d'abord, essaya de traiter l'urine par l'éther et de faire la réaction dans l'extrait éthéré. Plus tard Ewald et moi (1) avons imaginé une méthode plus simple.

---

(1) Ewald und Einhorn, Verhandlung. des Vereins f. innerer Medicin, 1888, p. 58, Max Einhorn, Die neueren Methoden der Magenuntersuchung, *New Yoker medic. Monatschr.*, März, 1889.

Elle consiste à imbiber d'urine une bande de papier sur laquelle on dépose une goutte de perchlorure de fer au moyen d'une baguette de verre. Les bords de la goutte se colorent en violet s'il y a dans l'urine la moindre trace d'acide salicylurique. On fait sécher ces bandes de papier et de cette façon on peut aisément comparer les différentes réactions de l'urine du même malade à différents intervalles de temps.

MODIFICATION APPORTÉE PAR HUBER. — Quoique normalement l'acide salicylurique apparaisse dans l'urine environ une heure après l'ingestion du salol, il y a cependant des exceptions dans lesquelles, chez des sujets bien portants, on voit la réaction très retardée. C'est pour cela qu'Huber (1) a imaginé de mesurer le temps nécessaire à la disparition complète de la réaction dans les urines. On comprend sans peine que plus l'absorption du salol et son élimination par les urines auront demandé de temps, plus il aura séjourné dans l'estomac.

Lorsque l'urine ne donne plus la moindre réaction, elle prouve que tout le salol a depuis longtemps quitté l'estomac et a été éliminé par l'organisme. Lorsque la fonction motrice de l'estomac est retardée, une partie du salol demeure dans l'estomac et ne l'abandonne qu'au bout d'un très long espace de temps. Dans ces cas la réaction de l'acide salicylurique ne se montrera qu'après un temps prolongé. Huber a trouvé que normalement l'excrétion de 1 gramme de salol durait vingt heures ; chez les malades atteints d'un affaiblissement de la fonction motrice de l'estomac,

(1) HUBER, Die Methoden zur Bestimmung der motorischen Thatigkeit des Magens *Correspondenzbl. f. Schweiz. Aerzte*, 1890).

elle dure quarante-huit heures ou même davantage.

Cette réaction au moyen du salol, telle que l'a imaginée Ewald, ou celle modifiée par Huber, nous donnent de précieux renseignements sur la fonction motrice de l'estomac et elles ont une valeur clinique bien que ni l'une ni l'autre ne reposent sur des faits, bien certains, précis.

Réaction de Klemperer au moyen de l'huile. — L'huile n'est pas absorbée par la muqueuse stomacale. Si l'on introduit donc une certaine quantité de ce liquide dans l'estomac et qu'on vide ensuite l'organe au bout d'un certain temps, on pourra juger par la quantité d'huile recueillie de l'état de la fonction motrice de l'estomac ; car plus il reste d'huile dans l'estomac, moins grand est le pouvoir moteur de cet organe. Klemperer (1), procède de la façon suivante : il lave l'estomac, puis il y introduit environ 100 centimètres cubes d'huile d'olive pure ; deux heures après, il retire par l'aspiration et aussi complètement que possible l'huile qui reste.

La quantité introduite et la quantité retirée, donnent quelques indications sur le pouvoir moteur de l'estomac. Suivant Klemperer, à ce moment, à l'état normal on ne doit plus trouver dans l'estomac que de 20 à 40 centimètres cubes d'huile. Cette méthode est assez compliquée et prête à quelques objections ; et comme les résultats qu'elle fournit ne sont pas plus concluants que ceux de la méthode de Leube, elle n'est pas entrée dans la pratique.

4° Examen de l'estomac a jeun. — Le procédé le

____

(1) Klemperer, Ueber die motorische Thatigkeit des menschlichen Magens (*Deutsche med. Wochenschr.*, 1888, n° 47).

meilleur et le plus simple pour s'assurer de l'état de la fonction motrice de l'estomac est d'examiner cet organe au moyen du tube et du lavage, le matin à jeun ; le malade ayant pris la veille au soir un souper substantiel. Normalement, l'estomac doit être vide ; s'il contient encore des aliments, le pouvoir moteur est diminué. Presque tous les auteurs emploient cette méthode dans la pratique.

FONCTION MÉCANIQUE

Sous le nom de fonction mécanique de l'estomac, nous comprenons les modifications physiques que subissent les aliments et qui sont produites par les mouvements de l'organe.

Ces mouvements sont de deux sortes :

1° Les *mouvements actifs* ou *péristaltiques* ;

2° Les *mouvements passifs* (dus à la respiration, aux battements du cœur).

Ces deux sortes de mouvements brassent le contenu de l'estomac et mettent chaque parcelle alimentaire en contact direct avec la muqueuse gastrique.

Gastrographe. — Jusqu'à ces derniers temps on ne connaissait pas le moyen de se rendre compte de cette fonction mécanique de l'estomac chez le vivant. Toutes les expériences faites à ce sujet ont été pratiquées sur des animaux laparotomisés ; elles ont permis cependant d'arriver avec peine à quelques conclusions, par exemple, à connaître la façon dont s'exécutent normalement les mouvements péristaltiques ; les animaux soumis à ces expériences (après avoir été endormis au chloroforme ou à l'éther), n'étaient plus certainement dans des conditions normales.

Comme l'action mécanique se manifeste par le mouvement du contenu stomacal et que connaissant l'un, c'est-à-dire le contenu, il est facile de connaître l'autre, c'est-à-dire le mouvement auquel il est soumis, j'ai construit un appareil qui enregistre tous les mouvements qui lui sont communiqués ; il se compose : 1° d'une boule (partie principale) ; 2° de quelques éléments de pile ; 3° d'un enregistreur. La boule (fig. 29) se com-

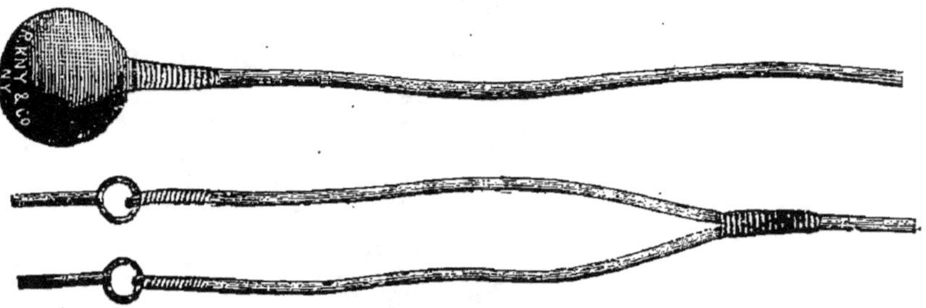

Fig. 29. — Appareil à boule du gastrographe (Einhorn). Grandeur naturelle (Galante fils. Paris).

pose de deux hémisphères creux, métalliques (*a*) vissés l'un à l'autre ; à l'intérieur se trouve une seconde boule métallique hérissée de pointes isolées de la première (*b*) ; une seconde boule de platine, beaucoup plus petite (*c*), se trouve incluse dans l'appareil et peut se mouvoir librement entre les pointes (fig. 30).

Deux fils isolés, reliés, l'un à la sphère creuse, l'autre à la boule munie de pointes, sont inclus dans un tube isolant et souple ; leurs extrémités libres peuvent être reliées au reste de l'appareil. On fait avaler la boule au malade et on constitue avec elle, l'appareil enregistreur et les éléments de pile, un circuit électrique. Dès que la bille de platine est en contact à la fois avec

l'enveloppe extérieure de l'appareil et l'une des tiges
métalliques qui hérissent la boule intérieure, elle ferme
le circuit et le courant passe ; mais si cette bille vient à
abandonner le contact de l'une de ces tiges le courant
cesse de passer. Sous l'influence des mouvements de

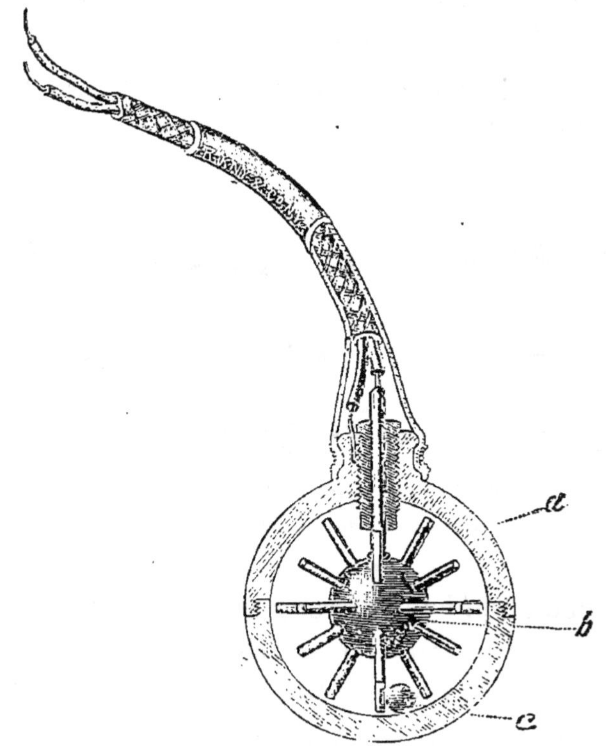

Fig. 30. — Section transversale de la boule représentant sa construction
intérieure. Agrandie trois fois et demie. — a, les deux hémisphères;
b, boules à pointes; c, la bille de platine (Galante fils, Paris).

l'estomac, la petite bille de platine roule entre les tiges
métalliques et ouvre et ferme alternativement le circuit. Ces alternatives de rupture et de passage du
courant seront d'autant plus fréquentes que les mouvements seront plus intenses ; elles sont enregistrées par
l'appareil enregistreur.

J'ai appelé cet appareil *gastrokinésographe* ou plus simplement *gastrographe*.

Des nombreux résultats que j'ai obtenus, il ressort clairement que le gastrographe fonctionne d'une manière précise, c'est-à-dire qu'il indique tous les mouvements de la sphère et peut de cette façon servir à contrôler les mouvements de l'estomac ou l'action mécanique de cet organe.

Mode d'emploi. — On trempe la boule dans de l'eau tiède et on l'introduit dans le pharynx du malade qui l'avale et absorbe quelques gorgées d'eau. Au bout d'une minute (ou une minute et demie), la boule pénètre dans l'estomac; on la laisse pénétrer assez avant; la longueur de la tige qui sépare la boule des lèvres doit être d'environ 50 centimètres ; on relie la tige à une pile et à l'enregistreur que l'on fait manœuvrer pendant trois minutes (fig. 31).

Pendant ce temps, le malade est confortablement assis sur une chaise; au bout de trois minutes on arrête l'enregistreur : les connections de la pile à l'appareil sont défaites et on retire ce dernier de l'estomac. A l'entrée de l'œsophage, si c'est nécessaire, comme pour l'auge (1) ou l'électrode stomacale, on fait faire au malade un mouvement de déglutition et on choisit le moment où l'œsophage remonte en avant et en haut pour retirer la boule sans le moindre effort.

On retire le papier enregistreur et on lit les marques qu'il porte. Les lignes noires indiquent le passage du courant, les espaces vides, les interruptions. Ci-contre,

____

(1) Max Einhorn, *Médical Record*, 19 juillet 1890.

quelques spécimens de gastrogrammes (réduits dix fois)
(fig. 32).

a. *A l'état normal.* — J'ai fait un certain nombre

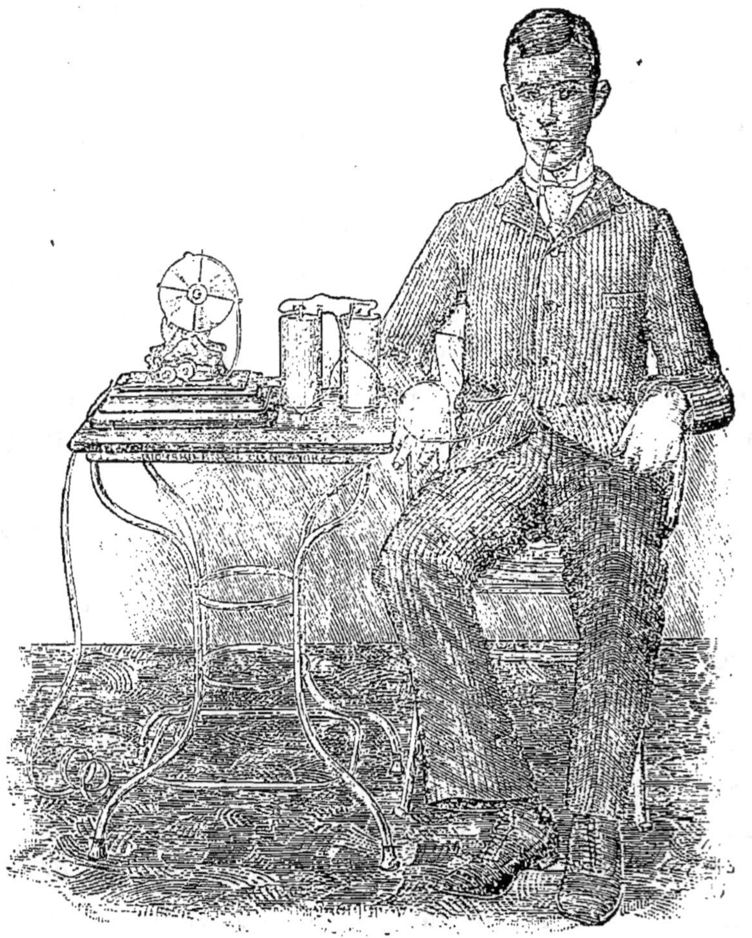

Fig. 31. — Malade subissant l'examen avec le gastrographe.

de recherches avec le gastrographe chez des sujets
sains.

Le résultat des expériences prouve que l'estomac
n'est pas aussi inactif que le pensaient certains auteurs ; il imprime à son contenu des mouvements

presque incessants ; il n'y a que de légers repos périodiques.

Le nombre des mouvements varie de quatre à quarante et un par trois minutes.

A jeun la fonction mécanique de l'estomac semble bien moins active qu'après les repas.

b. *A l'état pathologique.* — Beaucoup de malades ont été examinés à l'aide du gastrographe soit à jeun, soit une heure ou une heure et demie après un déjeuner d'épreuve ; ils absorbaient un demi-verre d'eau pour faciliter l'introduction de la boule ; beaucoup ont été examinés dans les deux conditions précédentes et à différents jours. Plusieurs d'entre eux ont été soumis à un grand nombre d'examens afin de s'assurer si les résultats étaient constants. Soixante-quatre expériences ont été faites sur vingt-sept malades. En examinant les gastrogrammes de mes malades et en les comparant à ceux obtenus avec des sujets sains, j'ai pu les diviser en trois catégories. Les premiers correspondent à un fonctionnement normal, les seconds à une action mécanique trop intense, le nombre des interruptions du courant étant accru dans de grandes proportions ; enfin dans les troisièmes on constate une paresse remarquable de cette fonction mécanique, le nombre de ses interruptions tombant à trois, quatre et même zéro.

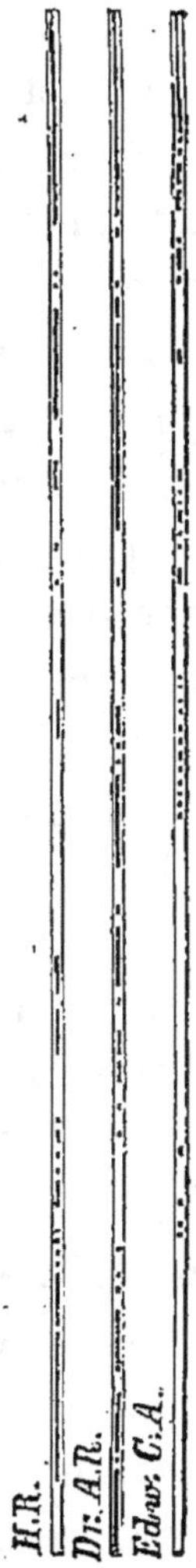

Fig. 32. — Trois gastrogrammes provenant des malades H. R., Dr. A. R. et Edw. C. A.

Méthode d'Hemmeter-Moritz. — On ne peut avec le gastrographe établir de distinction entre les mouvements actifs et passifs de l'estomac ; aussi le Dr J.-C. Hemmeter (1), de Baltimore, a-t-il récemment imaginé une autre méthode qui permet de se rendre compte des mouvements péristaltiques. La partie essentielle de l'instrument qu'il emploie dans ce but se compose d'un sac en caoutchouc très mince, et ayant la forme de l'estomac ; à ce sac est adapté un tube œsophagien ; ce sac ne prend la forme de l'organe que lorsqu'il est rempli d'air. Replié sur lui-même il n'occupe que très peu de place et peut facilement être introduit dans l'estomac des malades. Le tube œsophagien est de petite dimension, à peu près la moitié de celui qu'on emploie pour les lavages. Dès que le sac a atteint l'estomac, ce que l'on constate par une marque faite préalablement sur le tube, on le remplit d'air et on le relie soit à un manomètre à eau ou à un tambour du kymographe de Ludwig. La moindre contraction des fibres lisses de la tunique musculeuse de l'estomac comprime le sac élastique et distend le tambour ; à ce dernier est adaptée une plume imbibée d'encre qui enregistre les mouvements péristaltiques qui lui sont ainsi communiqués, pendant qu'un mouvement d'horlogerie déroule le papier sur lequel elle porte. A la partie supérieure de ce papier, une autre plume reliée à un chronomètre marque les secondes par de petits points noirs, et de cette façon on peut noter l'apparition et la durée des mouvements péristaltiques. Comme l'estomac se meut sensiblement à chaque inspiration et expiration on applique

____

(1) J. C. Hemmeter, *New York Medical Journal*, 22 juin 1895.

sur l'abdomen du malade un pneumographe qui enregistre chaque mouvement respiratoire sur le kymographe. On remarque sur le tracé que beaucoup de mouvements enregistrés par la plume reliée avec le sac intra-stomacal sont des mouvements passifs dus à la respiration; mais on note aussi beaucoup d'autres oscillations très hautes et très longues qui sont indépendantes des mouvements enregistrés par le pneumographe, ou qui apparaissent pendant un arrêt de la respiration; ce sont là les contractions musculaires propres de l'estomac. Moritz (de Munich) a décrit et employé de son côté une méthode semblable. Hemmeter dit dans son travail : « Nous n'avons pris dans nos recherches sur la motilité gastrique avec le kymographe que les sujets qui avaient pu s'accoutumer à l'introduction du tube stomacal; les nausées et les vomissements qui accompagnent la première application de l'appareil nous empêchent d'arriver à des données exactes. »

Cette phrase prouve que l'appareil ne peut s'employer sans difficulté et pour cette raison il ne paraît pas pratique. Quoique le gastrographe n'établisse pas une distinction bien nette entre les mouvements actifs et passifs, il fournit cependant des renseignements exacts sur l'état de l'action mécanique, car les mouvements passifs participent, eux aussi, à cette action et c'est pour cela qu'il mérite d'être connu. Je crois donc le gastrographe préférable à l'appareil d'Hemmeter, car il est moins compliqué et d'une application facile.

CHAPITRE III

DIÈTE

La diététique comprend l'étude de la nutrition chez l'homme sain et chez l'homme malade ainsi que des substances qui constituent le régime. Tout organisme vivant emprunte ses aliments au règne végétal, soit directement, soit indirectement en les prenant des animaux qui, à leur tour, vivent d'un régime végétal. Les aliments sont des substances nécessaires à la nutrition et à la conservation du corps ; ils compensent les déchets et les pertes.

En étudiant la nutrition normale chez l'homme, on remarque qu'il y a une grande différence dans l'alimentation des personnes saines tant dans la quantité que dans la variété des substances alimentaires. Cependant, toutes contiennent les trois groupes d'aliments : albumine, substances hydrocarbonées et graisses. Les végétariens, par exemple, vivent principalement de végétaux, et s'en trouvent bien ; les Esquimaux, au contraire, ont un régime presque exclusivement animal. L'idéal, cependant, serait un juste milieu, et tous les auteurs (Voit, Pettenkofer, Hoffmann, Forster et Gruber) recommandent un régime mixte composé d'aliments végétaux et d'aliments d'origine animale.

R. Virchow est de la même opinion et s'exprime

ainsi sur la question : « Quoique les Kirghez et les Esquimaux nous démontrent que la vie et la santé peuvent exister pendant bien des générations avec une diète exclusivement azotée, — d'autres tribus (Hindous) vivent principalement d'aliments non azotés ; — néanmoins, l'histoire nous apprend que les plus grands progrès de la race humaine émanent des peuples qui ont vécu et vivent d'un régime mixte. » Une nourriture mixte empruntée partiellement au règne végétal et partiellement au règne animal est celle qui convient le mieux. La plus grande partie des substances hydrocarbonées s'obtiennent du règne végétal, tandis que le règne animal fournit la plus grande quantité d'albumine. La proportion qui existe entre l'albumine d'origine animale et celle d'origine végétale, selon Munk et Uffelmann (1) ne doit pas être moindre que de trois à sept. Quant à la quantité d'aliments, selon les mêmes auteurs, un adulte fournissant une quantité moyenne de travail a besoin journellement de 118 grammes d'albumine, 56 grammes de graisse, et de 500 grammes de substances hydrocarbonées.

Une petite quantité des aliments seulement a pour but de reconstituer les pertes des tissus ; la plus grande partie, cependant, est employée à régénérer la chaleur nécessaire à la conservation de la vie. Pour cette raison on a l'habitude de parler de la somme nécessaire d'unités de chaleur pendant les vingt-quatre heures au lieu de la quantité d'aliments. Par « unité de chaleur », on comprend, comme on sait, la quantité de chaleur nécessaire pour élever de 1°C la tempéra-

---

(1) Munk et Uffelmann, Die Ernährung des gesunden und kranken Menschen. Vienne, 1887.

ture de 1 gramme d'eau. « Une grande unité de chaleur » signifie la somme de chaleur requise pour chauffer de 1°C, 1000 grammes d'eau. Chaque espèce d'aliments est ultérieurement oxydée dans le corps et transformée en produits définitifs dont la plus grande partie est éliminée sous forme d'acide carbonique; plus un aliment contient d'atomes de carbone, plus il fournit d'unités de chaleur. En parlant de la valeur en chaleur d'un aliment, on emploie les grandes unités de chaleur, mais on omet le terme « grand ». Ainsi, 1 gramme d'albumine produit 4.1, 1 gramme de graisse 9.3, et 1 gramme d'hydrocarbone 4.1 d'unités de chaleur. En connaissant la quantité d'aliments pris, on détermine facilement la somme d'unités de chaleur fournies en multipliant les différentes espèces d'aliments par les chiffres donnés ci-dessus. On estime approximativement à deux mille cinq cents unités de chaleur (1) la somme de chaleur fournie journellement par le corps, ou nécessaire à sa conservation. La valeur en chaleur d'aliments pris par une personne fournissant un travail moyen est, selon von Noorden (2), d'environ quarante unités de chaleur pendant le travail et de trente-quatre environ pendant le repos, par kilogramme par jour.

Le tableau suivant donnant la composition des différents aliments et la somme d'unités de chaleur qu'ils produisent servira à voir facilement si une certaine quantité connue d'aliments pris est suffisante à maintenir l'équilibre du corps ou non.

(1) Koenig, Die menschlichen Nahrungs-und Genussmittel. Berlin. 1883, p. 53.
(2) Von Noorden, *Berliner Klinik*, Heft 55.

Composition des substances alimentaires les plus communes.

I. — Produits de laiterie.

	ALBUMINE p. 100.	GRAISSE p. 100.	SUB-STANCES hydro-carbonées p. 100.	CALORIES p. 100.
Lait de vache	4,0 à 4,3	3,0 à 3,8	3,7	64,00
Crème..................	3,61	26,75	3,52	276,01
Beurre.................	0,5	90,0	0,5	837,00
Lait caillé..	0,5	0,3	3,6	»
Petit lait....	3,0	1,3	3,0	3,67
Kumyss (de lait de vache)..	3,35	2,07	0,7 Acide lactique. 1,9 Alcool. 0,8 Acide carbonique.	» » »
Fromage (de crème).......	25,0	30,0	3,0	394,00
Fromage.........	33,0	9,0	5,0	240,00
Œufs.............	12,5	12,0	0,5	165,00

II. — Viandes et gibier.

	ALBUMINE p. 100.	GRAISSE p. 100.	SUB-STANCES hydro-carbonées p. 100.	CALORIES p. 100.
Bœuf (gras)	17,19	26,38	»	315,81
Bœuf (maigre)............	20,78	1,50	»	99,15
Veau (gras)..............	18,88	7,41	0,07	146,61
Veau (maigre)............	19,84	0,82	»	86,97
Mouton (très gras)........	14,80	36,39	0,05	399,31
Mouton (moins gras)	17,11	5,77	»	123,81
Porc (gras)............. ..	14,54	37,34	»	406,88
Porc (maigre)............	20,25	6,81	»	146,36
Jambon (de Westphalie)...	23,97	36,48	1,50	453,69
Ris de veau..............	22,0	0,4	»	93,92
Viande pulvérisée.........	64,5	5,24	2,28	322,53
Volaille..................	22,0	1,0	»	100,00
Poulets de grain	18,49	9,34	1,20	167,59
Canard (sauvage)..........	22,65	3,11	2,33	131,36
Jeune pigeon.............	22,14	1,00	0,76	100,07
Gibier...................	23,0	1,00	»	103,60
Lièvre...................	23,34	1,13	0,19	107,08
Venaison.................	19,77	1,92	1,42	105,44

MALADIES DE L'ESTOMAC.

III. — POISSONS.

	ALBUMINE p. 100.	GRAISSE p. 100.	SUB-STANCES hydro-carbonées p. 100.	CALORIES p. 100.
Brochet	18,15	0,5	0,75	83,57
Carpe	20,61	1,09	»	94,64
Crustacés	17,09	9,34	»	156,93
Saumon	15,01	6,42	2,85	132,93
Sardines	22,30	2,21	0,45	113,83
Huîtres	4,95	0,37	»	24,00
Hareng salé	19,5	17,0	0,5	»
Caviar	28,04	16,26	7,82	»

IV. — CÉRÉALES ET LÉGUMES.

	ALBUMINE p. 100.	GRAISSE p. 100.	SUB-STANCES hydro-carbonées p. 100.	CALORIES p. 100.
Sagou	0,5	traces.	86,5	356,70
Farine de blé	8,5	1,25	73,0	345,78
Farine de seigle	10,0	2,0	69,0	342,50
Pain de froment	6,0	0,75	52,0	245,00
Pain de seigle	4,5	1,0	46,0	216,00
Petit pain	6,82	0,77	43,72	213,87
Zwieback	9,5	1,0	75,0	356,00
Chou-fleur	2,0 à 5,0	0,4	4,0	35,00
Carottes	1,04	0,21	6,74	33,85
Asperges	2,0	0,3	2,5	21,00
Riz	5,5	1,5	76,0	348,10
Haricots	19,5	2,0	52,0	311,75
Pois	19,5	2,0	54,0	319,95
Pommes de terre	1,5	»	20,0	88,00
Farine d'avoine	12,5	5,26	66,77	338,80
Farine d'orge	8,31	0,81	75,19	323,00
Epinards	3,49	0,58	4,44	38,00
Conserves au vinaigre	1,02	0,09	0,95	»

	ALBUMINE p. 100.	GRAISSE p. 100.	SUB-STANCES hydro-carbonées p. 100.	CALORIES p. 100.
Soupe au lait avec farine de blé	5,0	3,25	15,0	112,00
Bouillon (ordinaire)	0,4	0,6	»	»
Jus de viande (pressée)	6,0 à 7,0	0,5	»	»
Bouillon de bœuf	0,5	0,5	»	»
Solution de viande de Leube.	9,0 à 11,0 d'albumine. +1,79 à 6,5 de peptone.	» »	» »	» »
Extrait de malt	8,0 à 10,0	»	55,0	258,30
Soupe d'orge	1,5	1,0	11,0	60,96
Bouillie de riz au lait	8,8	3,5	28,6	182,61
Café	3,12	5,18	»	»
Thé	12,38	»	»	»
Bière	0,5	5,25	0,3	»
Porter	0,7	6,0	0,3	60,00

	ACIDE LIBRE p. 100.	ALBUMINE p. 100.	GRAISSE p. 100.	SUB-STANCES hydro-carbonées p. 100.
Pommes	0,82	0,36	»	7,22
Poires	0,20	0,36	»	8,54
Prunes	1,50	0,40	»	4,68
Pêches	0,92	0,65	»	7,17
Raisins	0,79	0,59	»	1,96
Fraises	0,93	0,54	0,45	1,01
Châtaignes	»	5,48	1,37	38,34
Canne à sucre	»	»	»	3,40
Miel	»	1,20	»	5,28

D'après K. Vierordt (1) un adulte absorbe journellement sous forme de nourriture une moyenne de

(1) K. VIERORDT, Grundriss der Physiologie des Menschen, 1887, 3 Auflage, p. 288-289.

120 grammes d'albumine, 90 grammes de graisse, 330 grammes de substances hydrocarbonées (la proportion des substances alimentaires azotées à celles non azotées étant de 1 à 4), et 2818 grammes d'eau. Les chiffres ci-dessus varient avec ceux donnés par F. Hirschfeld (1). Cet auteur considère 80 grammes d'albumine comme la plus petite quantité d'albumine que puisse contenir un régime suffisant. J'ai fait (2) moi-même quelques expériences pour déterminer la quantité d'aliments que j'ai prise pendant l'été; et elles m'ont donné des chiffres qui se rapprochent de ceux d'Hirschfeld. La quantité d'albumine était de 79,39, de graisse 54,3, de substances hydrocarbonées 263,9; le total des calories était 1912,5. La somme des calories par kilogramme par jour était de 32,2. Les vivres sont en grande partie composés des trois groupes d'aliments (albumine, substances hydrocarbonées, graisse) et d'eau, et contiennent en petite quantité les sels inorganiques trouvés dans le corps.

Nous parlons souvent d'aliments faciles ou difficiles à digérer. Le terme facile ou difficile à digérer ne peut cependant pas se comprendre sans y ajouter un qualificatif. Beaucoup d'auteurs jugent de la digestibilité des aliments par le temps que met l'estomac à les digérer. Penzoldt (3) a fait récemment des expériences sur le séjour des aliments dans l'estomac de l'homme sain. Il insiste surtout sur la distinction entre la digestibilité

(1) F. HIRSCHFELD, *Berliner klin. Wochenschr.*, 1893, n° 14.

(2) MAX EINHORN, Dietetics in Diseases of the stomach (*Medical Record*, 24 juin 1893).

(3) PENZOLDT et STINZING, Handbuch der speciellen therapie innerer Krankheinten. Iéna, 1895.

gastrique et la digestibilité intestinale, la première se reconnaissant par la durée du séjour des aliments dans l'estomac, la seconde se jugeant par la plus ou moins complète utilisation ou assimilation, c'est-à-dire, par la quantité de résidu excrété dans les fèces. En donnant une liste de la digestibilité des différents aliments j'entre dans les vues de Penzoldt.

A. — ALIMENTS D'ORIGINE ANIMALE.

Ils comprennent, outre la chair (muscles) des différents mammifères, des oiseaux et des poissons, plusieurs autres parties de leur corps, comme par exemple, les différentes glandes, le cerveau, le poumon, le foie, etc. Les huîtres et les homards appartiennent à ce groupe. La plupart du temps la digestibilité de cette espèce d'aliments correspond à leur richesse en graisse. Moins ils contiennent de graisse, plus ils sont digestibles. Nous avons ainsi la liste suivante des aliments d'origine animale classés selon leur digestibilité :

	Graisse p. 100.
Ris de veau, veau, morue, brochet, huîtres.	0,4 à 1
Bœuf, lièvre, poulet de grain, pigeon, perdreau, carpe	1 à 1 1/2
Mouton, porc	5 à 7
Oie, caviar, hareng, saumon, anguille	Plus de 8

La digestibilité des aliments dépend surtout de leur qualité et de leur préparation. Les jeunes animaux ont une chair délicate et tendre, tandis que celle des vieux animaux est coriace. La digestibilité des différentes portions du corps varie aussi fréquemment. Le temps écoulé depuis la mort de l'animal a aussi son importance. La viande fraîche qui est encore à l'état rigide est coriace et par conséquent très indigeste. En préparant les viandes on doit enlever avec soin les parties indigestes (aponévroses, tendons, cartilages). En battant la viande on déchire le tissu connectif qui entoure les fibres musculaires. En hachant, râpant ou broyant la viande, on augmente sa digestibilité. Toutes les autres méthodes pour préparer la viande ont pour but d'améliorer son goût; car, d'après Penzoldt, la viande crue est plus facile à digérer que la viande bouillie, grillée ou frite. La cuisson diminue aussi le danger d'infection, car elle détruit beaucoup de microorganismes.

Les *œufs* sont particulièrement riches en albumine et graisse. D'après Penzoldt, les œufs à la coque (3 minutes dans l'eau bouillante) sont les plus faciles à digérer. Viennent ensuite les œufs crus et les œufs brouillés, tandis que les œufs durs et l'omelette soufflée sont difficiles à digérer. (Les œufs à la coque demeurent dans l'estomac de un à trois quarts d'heure, les œufs durs trois heures).

Le *lait* est la seule nourriture des jeunes animaux et comme tel il contient tous les éléments d'un régime typique : 1° des substances albumineuses sous forme de caséine et de séro-albumine; 2° des graisses dans la crème; 3° des substances hydrocarbonées sous forme de lactose ou sucre de lait; 4° des sels, surtout du phosphate de calcium; et 5° de l'eau. Le lait ne demeure pas dans l'estomac plus longtemps que de l'eau simple: on doit donc le considérer comme très digestible.

On fabrique avec le lait plusieurs espèces d'aliments:

a) Du fromage, qui est la caséine précipitée avec plus ou moins de graisse, selon que le fromage est fait avec du lait écrémé (fromage écrémé) ou avec du lait frais et sa crème (le Cheddard et le Cheshire), ou avec du lait frais en ajoutant de la crème (le Stilton et le Double Gloucester). On laisse mûrir la caséine précipitée, et par ce procédé l'albumine se divise avec formation de graisse.

b) De la crème qui consiste en globules graisseux, encaissés dans la caséine ; elle vient à la surface à cause de sa densité qui est la moindre.

c) Du beurre ou de la substance graisseuse dépourvue de son enveloppe de caséine par le procédé de la baratte.

d) Du petit lait provenant de la crème après la formation du beurre. Il est donc très riche en azote.

e) Du lait caillé, le liquide qui reste après la précipitation de la caséine. Il contient du sucre, du sel et une petite quantité d'albumine.

B. — Aliments d'origine végétale.

Tous ceux-ci contiennent plus ou moins de substances hydrocarbonées, et c'est d'eux que notre régime obtient la plus grande quantité de ces substances.

1° *Aliments riches en protéides.* — Les aliments légumineux (pois, haricots, lentilles, etc.), contiennent une substance azotée appelée légumine, qui est alliée à l'albumine dans la proportion de 25 p. 100. Ils sont la principale source d'azote dans l'alimentation des végétariens.

2° *Aliments riches en substances hydrocarbonées :*

a) Céréales. Le pain fait avec le grain moulu des différentes céréales, comme le blé, le seigle, le maïs, l'orge, le riz, l'avoine, etc., est la forme directe sous laquelle la substance hydrocarbonée est représentée dans un régime ordinaire. Outre l'amidon, il contient du gluten, corps azoté, et une petite quantité de graisse. Le pain blanc est plus facile à digérer que le pain bis. La farine sert à fabriquer plusieurs aliments : le sagou, le macaroni, les biscuits secs.

b) Végétaux (riz, pommes de terre). Ils contiennent surtout de l'amidon et du sucre.

c) Légumes (choux-fleurs, asperges, navets, choux, carottes, épinards, haricots verts). Ils sont surtout riches en sels.

Presque tous les végétaux ne se mangent qu'après avoir été cuits. La cuisson les amollit de sorte qu'ils peuvent être facilement mâchés ; elle fait aussi gonfler et crever les grains d'amidon, ce qui aide les liquides digestifs à pénétrer dans leur substance. La matière albumineuse se coagule, et les matières gommeuses, saccharineuses et salines sont séparées. La transformation de la farine en pâte s'effectue en la mélangeant avec de l'eau et en ajoutant un peu de sel et une certaine quantité de levure. C'est par le développement de la levure qui vit du sucre produit par l'amidon de la farine que se forment l'alcool et l'acide carbonique ; ce dernier fait lever la pâte. Par l'action de la chaleur pendant la cuisson, la pâte continue à lever, et le gluten se coagulant, le pain prend sa forme vésiculaire permanente.

d) Fruits (poires, pommes, etc.). Tous contiennent du sucre et des acides organiques tels que : acide tartrique, malique, citrique et autres.

C. — Aliments liquides.

L'eau se prend seule ou avec certaines substances, le thé, le café, etc., que l'on ajoute pour lui donner du goût.

Le thé pris en modération est un stimulant et contient une huile aromatique à laquelle il doit son arome particulier, un astringent de la nature du tanin, et un alcaloïde, la théine. La composition du café se rapproche beaucoup de celle du thé. Le cacao, outre des substances similaires à celles du thé et du café, contient des graisses, de la matière albumineuse, de l'amidon et doit être considéré plutôt comme un aliment.

La bière dans ses diverses formes est une infusion de malt (orge germée dont l'amidon est converti en grande partie en sucre) bouilli avec du houblon que l'on laisse fermenter. Elle contient de 1 à 8 p. 100 d'alcool.

Le cidre est le jus fermenté des pommes ; le vin, le jus fermenté des raisins, contient de 6 ou 7 (vin du Rhin et vin blanc et rouge de Bordeaux) à 24 p. 100 (Oporto et Xérès) d'alcool. Les esprits obtenus par la distillation des liqueurs fermentées contiennent plus de 40 à 70 p. 100 d'alcool absolu.

UTILISATION DES ALIMENTS.

La proportion des aliments utilisés par les voies digestives a été étudiée par Rubner et, d'après ses expériences, les résidus des différents aliments, c'est-à-dire les matières indigestes, sont moindres avec un régime animal et plus considérables avec un régime végétal. Il donne la gradation suivante : viande, œufs, macaroni, pain blanc, lait, riz, maïs, carottes, choux, pommes de terre, pain bis.

RÉGIME DE L'HOMME SAIN.

Dans l'état sain, le régime ne doit pas se composer uniquement des substances les plus faciles à digérer ;

car, dans ce cas, nous affaiblirions nos organes digestifs. Quoiqu'il ne faille pas toujours choisir les substances difficiles à digérer, il n'est certainement pas nécessaire de les éviter. L'alimentation doit consister en substances mixtes (faciles et difficiles à digérer) et doit toujours être variée. Quant à la distribution des repas et à la prédominance des différents aliments du régime, il est impossible de tracer la même règle pour tous. Un bon usage et une bonne habitude sont les plus importants et les meilleurs guides.

DIÉTÉTIQUE DANS LES MALADIES DE L'ESTOMAC.

Pendant ces cinq dernières années, on a découvert des faits importants qui ont la plus grande valeur dans les maladies de l'estomac, et dont l'influence se fait sentir d'une manière frappante dans le chapitre de la diététique. Von Noorden (1) et d'autres auteurs ont démontré que l'émaciation dans les maladies chroniques de l'estomac est causée dans la grande majorité des cas — sinon dans tous — non pas par un poison particulier circulant dans l'organisme, mais parce que les malades ne prennent qu'une petite quantité d'aliments. D'un autre côté, si l'on juge d'après la loi universelle qui existe dans le règne animal et le règne végétal et d'après laquelle, quand un organe ne peut fournir son travail, il est remplacé par l'organe similaire, on peut s'attendre à ce que les intestins fassent le travail au lieu et place de l'estomac dont les fonctions digestives sont gravement troublées. Ceci a été

(1) Von Noorden, *Berliner Klinik*, Heft 55.

prouvé expérimentalement et en clinique d'une façon irréfutable. Plusieurs auteurs (Leube, Ewald, von Noorden) ont observé que, dans les cas d'atrophie de la membrane muqueuse de l'estomac où la sécrétion gastrique a complètement cessé, les malades conservent leur poids habituel. Dans mon article « Achylie gastrique » (1) il est clairement démontré que les malades peuvent se bien porter sans la sécrétion gastrique ; avec un régime approprié, ils peuvent même gagner du poids et vivre longtemps sans la moindre gêne. Cela veut dire que, même après la disparition de toute action chimique de l'estomac, l'intestin est parfaitement apte à remplacer les fonctions de cet organe.

Ces deux faits : 1° que l'émaciation dans les maladies chroniques de l'estomac est causée par une trop petite quantité d'aliments ; 2° que même dans les troubles graves des fonctions gastriques, l'intestin paraît se substituer complètement pour accomplir le travail digestif — sont d'une importance capitale pour la diététique ; car on voit de suite que la première chose à faire pour nourrir les malades consiste à leur donner une quantité suffisante d'aliments.

Comme les malades de l'estomac n'ont pas à compenser pour leur existence moins de pertes que dans les conditions physiologiques, ils auront donc besoin : 1° juste de la même quantité d'aliments ; 2° de la même espèce prescrite à l'état normal.

La seule différence possible se rapportera au choix des divers aliments, à leur forme et mode de préparation spéciale.

(1) MAX EINHORN, *Medical Record*, 1892.

Ainsi la question se pose, quelles sont les qualités que doivent posséder les aliments pour les malades de l'estomac?

Dans le traitement d'un organe malade, on peut souvent faire usage de deux méthodes. L'une consiste à ménager l'organe malade et lui faire prendre un repos complet, l'autre consiste à le fortifier par une méthode appropriée pour l'adapter à un travail plus pratique. Ces deux principes sont par le fait réalisés dans le traitement des maladies de l'estomac. On emploie ordinairement la première méthode dans les maladies aiguës, mais très rarement (et seulement pour peu de temps) dans les affections chroniques de l'estomac. Dans ces dernières c'est la règle d'employer la seconde méthode. On peut ménager l'estomac, premièrement, en n'y introduisant pas du tout d'aliments (le meilleur ménagement ou repos) ; secondement, en donnant des aliments qui, pendant leur séjour dans l'estomac, ne lui imposent pas trop de travail et ne l'irritent pas trop. Ici le principal but est de donner au malade des aliments qui se digèrent facilement. Pour passer de la méthode de ménagement de l'organe à celle qui le fortifie, il est tout naturel de changer le régime, pas subitement, mais graduellement, en celui qui demande plus de travail de la part de l'estomac pour la digestion. Il est donc absolument nécessaire d'avoir un tableau exact de la digestibilité des différents aliments. En prescrivant ou en changeant le régime il faut agir en conséquence. Ce tableau a été fait par différents auteurs. On juge du principal degré de digestibilité comme nous l'avons dit plus haut par le temps que mettent les différents aliments à passer de l'estomac dans les intestins. Beaumont, après beaucoup d'expériences sur son malade à la fistule gastrique, a déterminé le temps pendant lequel les différents aliments demeurent dans l'estomac et a fait un tableau d'après les chiffres qu'il a obtenus.

Selon le même principe, Leube a donné un tableau plus approximatif et d'une plus grande valeur, fait d'après les résultats obtenus en vidant l'estomac des malades au moyen d'un tube, après leur avoir fait prendre différentes espèces d'aliments.

Nous croyons utile de donner ici le tableau de Leube :

1er *Régime*. — Bouillon, solution de viande de Leube-Rosenthal, lait, œufs à la coque, zwieback, biscuits anglais (ne contenant pas de sucre) eau, eaux naturellement acidulées (Apollinaris, Kronthaler, Seltzer, etc.).

2e *Régime*. — Cervelle de veau bouillie, ris de veau bouillis, poulet bouilli (jeune sans la peau), pigeon bouilli, pieds de veau bouillis, bouillie de tapioca au lait, blancs d'œufs battus.

3e *Régime*. — Bœuf cru (haché menu), jambon cru (haché menu), bifteck (légèrement frit dans du beurre très frais), filet de bœuf finement râpé, purée de pommes de terre, pain blanc (rassis), café au lait, thé au lait.

4e *Régime*. — Poulet frit, jeune pigeon frit, rôti de venaison, pintade, bœuf rôti (froid), veau rôti (gigot, selle), brochet bouilli, macaroni, bouillie au riz, épinards finement hachés, asperges, compote de pommes.

Ce tableau a été vérifié par les recherches de Penzoldt que nous avons citées plus haut. Toutes ces expériences, cependant, ne servent qu'à démontrer quels sont les aliments qui demeurent le moins longtemps dans l'estomac. On déduit de là avec raison quels sont les aliments faciles à digérer en ce qui concerne l'estomac, mais non ce qui est facile à digérer en général, c'est-à-dire ce qui est utilisé dans l'économie avec le moins de travail possible. La digestibilité des substances alimentaires dépend premièrement de leur forme et de leur qualité ; secondement, de leur proportion en matières convertissables.

Corpora non agunt nisi fluida est un vieil axiome bien connu. En suivant cette loi, on peut arranger le tableau de digestibilité suivant ce qui a été fait selon les différents états des aliments :

1. *Aliments liquides :* (*a*) — Liquides à la température ordinaire — lait, jus de viande, bouillon de bœuf, bouillon, peptone ou sarcopeptone dissoute dans l'eau, eau panée (1), eau passée d'orge, de farine d'avoine, de riz, soupe d'huîtres passée, eau albumineuse ; (*b*) liquides à la température du corps — gelées, gelée de fruits, gelée de pieds de veau, glaces, sorbets.

2. *Forme de pulpe.* — Les aliments sont transformés mécaniquement en parcelles très fines et bien mélangées à un liquide — bouillies (orge, farine d'avoine, farine, riz, sagou) œuf en bouillon ; solution de viande de Leube, viande pulvérisée, biscuits pulvérisés dans de l'eau, du lait ou du bouillon ; petit lait, koumyss, crème, beurre.

3. *Aliments qui, légèrement triturés dans un liquide, se séparent en petites parcelles.* — Pain blanc dans du lait ou de l'eau ; pointes d'asperges bien bouillies ; ca-

---

(1) Eau panée. On coupe du pain bis en tranches et on le met dans l'eau à la température de la chambre, on laisse tremper deux ou trois heures, puis on passe l'eau.

rottes, purée de pommes de terre, pommes de terre cuites au four ; le jaune d'œufs durs ; huîtres (crues).

4. *Aliments solides.* — Pain blanc, pain de seigle, viande, œufs durs, poisson, fromage.

5. *Aliments difficiles à digérer.* — Viande avec des fibres coriaces ; homard ; saucisson et fromage de Gruyère, à cause de leur dureté ; toutes les substances qui contiennent beaucoup de cellulose, surtout quand on les mange crues ; choux crus ; toutes les salades, concombres, conserves au vinaigre ; fruits crus, pommes, poires, ananas ; fruits contenant beaucoup d'acide, par conséquent tous les fruits non mûrs, fraises ; substances contenant beaucoup de soufre et qui forment des gaz dans l'intestin : toutes sortes de choux, surtout les choux blancs ; haricots.

Ce tableau, théoriquement fait de la digestibilité des aliments est, en même temps, dans ses principaux points, semblable à celui que l'empirisme a longtemps donné et celui dont je me sers ordinairement dans ma pratique.

DIÉTÉTIQUE DANS LES MALADIES AIGUËS
DE L'ESTOMAC.

Catarrhe gastrique aigu. — La méthode du repos occupe ici la première place. Dans le catarrhe gastrique aigu, pendant les deux ou trois premiers jours, pendant lesquels, généralement, il y a perte totale de l'appétit, on ne doit prendre que très peu de nourriture et sous la forme liquide, contenant principalement des amylacés, de la soupe d'orge ou de farine d'avoine, du bouillon, du thé faible, de l'eau. Comme règle, on ne doit pas forcer les malades à prendre des aliments pendant le premier ni même pendant le second jour de la maladie. L'anorexie dans cet état est une sage disposition prise par la nature pour donner du repos à l'estomac. S'il y a soif, on peut permettre des boissons en petite quantité, mais elles ne doivent être ni trop froides ni trop chaudes. Aussitôt que l'appétit reparaît on peut donner du pain grillé ou du zwieback, du lait, des œufs à la coque ou des huîtres ; on permet après un certain temps une petite quantité de pain et de viande, puis on passe peu à peu au régime ordinaire.

Ulcère de l'estomac. — Pendant la cure de repos de Ziemssen-Leube, prescrivez un régime liquide, consistant principalement en lait, pendant deux ou trois jours. Comme l'on sait, Cruveilhier (1) a été le premier à recommander le lait dans ce but, et même maintenant il y a quelques médecins qui ne prescrivent que du lait. Cependant, d'une façon générale il vaut mieux permettre, outre le lait, du lait associé à de l'eau d'orge, de farine d'avoine ou de riz. De plus, les différentes préparations de peptone trouvent ici leur emploi. Je prescris la sarcopeptone de Rudisch, fabriquée à New-York, parce qu'elle est agréable au goût et très nourrissante. (La sarcopeptone de Rudisch contient 40 p. 100 de substances azotées y compris 20 p. 100 de peptones).

On peut donner très avantageusement toutes les trois heures une ou deux tasses de lait en plus des décoctions déjà nommées (quatre fois par jour) et de sarcopeptone

____

(1) Anatomie pathol., 1829-35.

(deux fois par jour). Le malade ne doit pas boire ces liquides, mais les prendre à la cuillère.

En cas d'hémorragie de l'estomac, pendant les trois ou quatre premiers jours on ne doit pas alimenter du tout le malade par la bouche ; il doit être nourri par le rectum. Ewald a prouvé que le gros intestin peut digérer et absorber des albuminates sans même qu'ils aient subi une préparation spéciale; voici donc des lavements nutritifs que l'on peut très bien administrer :

I. On mélange de trois à cinq œufs dans 150 centimètres cubes d'eau sucrée (30 grammes de sucre de raisin dissous dans 150 centimètres cubes d'eau), on y met un peu de sel, et on bat le tout avec soin ; on peut y ajouter aussi une petite quantité d'une solution d'amidon ou de gomme.

II. Un quart de litre de lait avec deux œufs et 50 grammes de sucre de raisin.

III. Une cuillerée et demie (à soupe) de sarcopeptone de Rudisch dissoute dans une tasse d'eau.

On doit administrer les lavements nutritifs trois ou quatre fois par jour. Il faut que le liquide soit à la température du sang, et qu'il soit injecté au moyen d'un sac en caoutchouc à long tube avec une canule rectale en caoutchouc souple. Chaque fois que l'on doit administrer un lavement nourrissant, il faut d'abord nettoyer le gros intestin pour le rendre propre à l'absorption par un lavement ordinaire que l'on donne avec 250 centimètres cubes d'eau tiède. Pour faciliter la rétention du lavement nourrissant, W. Gilman Thompson (1) conseille le procédé suivant : en retirant la ca-

____

(1) W. Gilman Thompson, Practical dietetics, with special reference to diet in disease. New-York, 1895.

nule, si l'on craint que l'injection ne soit pas gardée, on applique une compresse ou une serviette pliée que l'on maintient pressée contre l'anus pendant vingt minutes ou une demi-heure. Si le malade a soif, on lui permet de mettre de temps en temps à la bouche des petits morceaux de glace. La faim et la soif, d'ailleurs, peuvent être entièrement apaisées par les lavements nourrissants seuls. « Dans un cas rebelle d'hémorragie de l'estomac dans lequel rien absolument, pas même de l'eau, ne fut donné par la bouche pendant plus d'une semaine », dit W. Gilman Thompson (1), « je questionnai la malade sur ses sensations de faim et de soif, et elle me répondit qu'elles furent apaisées entièrement après les lavements nourrissants qu'elle avait pris dans les premières vingt-quatre heures. La bouche et la langue n'étaient point sèches et elle n'avait point perdu de son poids pendant ce temps ». Trois jours après cessation de toute hémorragie on commence peu à peu et avec précaution le régime liquide.

DIÉTÉTIQUE DANS LES AFFECTIONS CHRONIQUES DE L'ESTOMAC.

Tandis que dans les maladies aiguës de l'estomac nous recommandons surtout de faire reposer l'organe — car ici même une nourriture insuffisante et la perte de plusieurs livres du poids du corps sont de peu d'importance; l'organisme se remet bien vite et compense avec de petites quantités d'aliments augmentées peu à peu les pertes causées par la maladie — dans les affections

(1) W. Gilman Thompson, *loc. cit.*

chroniques il est d'une importance capitale de faire prendre une quantité suffisante de nourriture.

Le plus grand nombre de malades souffrant de l'estomac qui consultent le médecin, après que la maladie a fait un certain progrès, ont perdu plus ou moins de leur poids. La principale raison en est que l'organisme n'a pas reçu assez de nourriture pour réparer les pertes.

L'appétit ordinairement insuffisant, la sensation de satisfaction se montrant vite, la douleur qui apparaît souvent après les repas, et moins fréquemment les vomissements, sont les principales causes d'une nutrition insuffisante.

Il faut ici diviser les malades de l'estomac en deux grandes catégories :

I. Ceux qui ont une lésion organique de l'estomac.

II. Ceux qui ont des troubles fonctionnels.

La première catégorie comprend (*a*) les maladies malignes de l'estomac lui-même ou de ses orifices (carcinome du ventricule, du cardia, du pylore) ; (*b*) rétrécissement cicatriciel du cardia ou du pylore ; (*c*) absence du travail de sécrétion de l'estomac : achylie gastrique.

Dans toute cette première catégorie, sauf dans le groupe *c*, qui se trouve, pour ainsi dire, entre la première et la seconde catégorie, nous ne pouvons pas faire grand'chose par le traitement médical ou la diététique. Dans les rétrécissements du cardia ou du pylore il faut avoir recours à la chirurgie. Dans le cancer des parois de l'estomac il faut conseiller la résection de la partie malade toutes les fois que l'opération sera possible. Je ne puis m'empêcher ici d'appeler l'attention sur les splendides résultats

obtenus en chirurgie stomacale dont on a fait dernièrement un fréquent usage aux États-Unis (F. Lange,
N. Senn, R. Abbe, Willy Meyer, Mc. Burney, Weir,
Bull, Gerster, Roswell Park, Murphy, et autres). Dans
les rétrécissements carcinomateux on peut établir un
nouveau passage pour faire pénétrer les aliments dans
l'estomac, soit au moyen d'une fistule gastrique, soit
par la gastro-entérostomie, pour les faire passer dans
les intestins. De cette façon nous réussissons au moins
à soulager temporairement les malheureux malades et
à améliorer leur condition de nutrition. Dans les
rétrécissements cicatriciels nous pouvons promettre
aujourd'hui aux malades un parfait rétablissement par
l'opération chirurgicale. Dans les rétrécissements du
cardia la méthode de dilatation progressive avec des
bougies peut aussi quelquefois suffire. L'opération pyloroplastique (de Heincke-Mikulicz) et la cardiotomie ou
cardio-fissure (Abbe) sont les opérations les plus belles
et les plus avantageuses que l'on ait pratiquées jusqu'à
présent. Après l'opération les malades peuvent manger
de tout, et vivre sans le moindre malaise, c'est-à-dire
qu'ils sont parfaitement guéris.

Avant d'opérer, ou si l'opération ne peut se faire,
on doit donner des aliments légers, très peu irritants,
et tâcher toujours de faire prendre aux malades une
quantité de nourriture plus grande. S'il y a des vomissements qui persistent d'une façon constante, il faut
recourir aux lavements nutritifs.

La discussion du groupe c, dans ses rapports avec
le régime, trouve avantageusement sa place dans la
seconde catégorie.

La seconde catégorie des troubles fonctionnels

comprend le plus grand nombre de tous les dyspeptiques. Ici viennent en première ligne le catarrhe chronique de l'estomac, l'atonie de l'estomac, la dilatation de l'estomac, la gastroptose, l'hyperacidité avec ou sans hypersécrétion, la gastralgie nerveuse, la dyspepsie nerveuse, et, comme intermédiaire entre la première et la seconde catégorie, l'achylie gastrique.

Il vaut mieux d'abord discuter la première catégorie d'une manière générale, et donner ensuite des règles spéciales pour les différents groupes. Les aliments liquides ou les substances partiellement prédigérées (comme toutes les préparations de peptone) ne trouvent pas ici leur application. En faisant trop peu travailler l'estomac, l'état faible de cet organe se maintient et s'aggrave avec le temps. Nous devons toujours nous rappeler qu'il faut fortifier l'organe au moyen d'un travail approprié.

Un clinicien bien connu s'exprime ainsi, dit-on, dans ses leçons sur la diététique du dyspeptique :

« Quand un dyspeptique vous demande : « Que « dois-je manger? » répondez : « Mangez ce que vous « voudrez. » S'il vous demande : « Quelle quantité « dois-je manger? » dites-lui : « Mangez ce que votre « appétit vous demande ». S'il demande encore : « Quand « dois-je manger? » répondez : « Mangez quand vous « avez faim. »

Quoique je ne sois pas en faveur des règles de diététique strictes et sévères, je crois cependant que les remarques ci-dessus vont un peu trop loin. Au contraire de l'état normal de santé dans lequel l'instinct nous indique la mesure voulue, ni trop ni trop peu,

les malades de l'estomac en ont souvent perdu l'appré-
ciation naturelle, et généralement prennent trop peu
d'aliments. (Seulement dans quelques cas de boulimie
il peut y avoir désir exagéré de nourriture, et àlors la
quantité d'aliments prise peut être quelquefois trop
grande). Il est donc nécessaire de donner des instructions aux malades pour les faire manger davantage ou
de leur prescrire la quantité exacte d'aliments à
prendre. Comme cela varie avec chaque individu il est
plus pratique de faire peser le malade une fois par
semaine pour voir si son poids se maintient. Si le
malade ne maigrit pas, c'est le meilleur signe qu'il se
nourrit suffisamment. Comme exemples d'une bonne
quantité d'aliments que peut contenir un régime
nous donnons ici les menus proposés par C. von
Noorden (1) :

1. — *Régime composé principalement de lait, avec substances hydrocarbonées sous forme liquide.*

	ALBUMINE p. 100.	GRAISSE p. 100.	SUB- STANCES hydro- carbonées p. 100.	CALORIES p, 100.
Lait, 1 700 c. c	70,2	66,3	69,7	1295
Soupe de farine de tapioca, 40 gr. et 10 gr. d'albumi- nose (2).	10,0	»	30,0	164
Soupe de 40 gr. de farine de blé, un peu de lait. 10 gr. de sucre et un œuf.	7,0	5,5	40,0	244
Total.	87,2	71,8	130,7	1703

(1) C. Von Noorden, *Berl. Klinik*, 1838, J. 55.
(2) 90 c. c. de peptone de Denayer, ou 22 de celle de Kemmerich, ou
30 de celle de Koch contiennent 10 grammes d'albuminose.

II. — *Régime principalement composé de lait, avec substances hydro-carbonées et graisse sous forme de bouillies et de soupes.*

	ALBUMINE p. 100.	GRAISSE p. 100.	SUB-STANCES hydro-carbonées p. 100.	CALORIES p. 100.
Lait, 1 500 c. c............	62	58,5	63	1056
Soupe de 15 gr. de sagou, 10 gr. de beurre, un œuf, 10 gr. d'albuminose.....	17	13,5	15	257
Bouillie de 80 gr. de farine de maïs, un œuf, 10 gr. de sucre (deux repas)....	7	5	90	398
Total..............	86	77,5	168	1711

III. — *Diète lactée, avec pâtisserie légère et bouillons.*

	ALBUMINE p. 100.	GRAISSE p. 100.	SUB-STANCES hydro-carbonées p. 100.	CALORIES p. 100.
Lait, 1 250 c. c............	51	49	52	878
Bouillon de viande avec un œuf, 10 gr. de beurre, 50 gr. de pain de blé bien rôti..	10	14	30	294
Biscuits secs 70 gr., beurre 15 gr................	5	12	50	337
Soupe de 30 gr. de farine de tapioca, un œuf, 10 gr. de beurre................	7	14	30	282
Total..............	73	89	162	1791

IV. — *Lait, avec viandes tendres, pâtisserie, beurre et soupes.*

	ALBUMINE p. 100.	GRAISSE p. 100.	SUB- STANCES hydro- carbonées p. 100.	CALORIES p. 100.
Poulet de grain, 100 gr....	19,6	2,8	»	106,4
Purée de pomme de terre, 100 gr	2,0	4,0	20	127,4
Deux œufs.............	14,1	11,0	»	160,1
Pain de blé rôti, 100 gr....	7,0	0,5	55	258,8
Beurre, 30 gr.............	»	23,0	»	213,9
Truite, 100 gr	19,3	2,1	»	106,4
Lait, 1 250 c. c	51,0	49,0	52	878,0
Total...............	113,0	92,4	127	1851,0

V. — *Régime substantiel, pas irritant.*

	ALBUMINE p. 100.	GRAISSE p. 100.	SUB- STANCES hydro- carbonées p. 100.	CALORIES p. 100.
Viande tendre (1), 250 gr ..	49	7,0	»	266
Cacao, 20 gr	4	6,0	8	105
Trois œufs................	21	16,0	»	235
100 gr. de Zwieback......	8	1,0	75	259
100 gr. de pain de blé.....	7	0,5	55	»
50 gr. de biscuits secs...	4	2,3	36	187
50 gr. de beurre...........	»	44,0	»	407
40 gr. de farine de tapioca.	»	»	40	164
40 gr. de farine de maïs..	»	»	40	164
20 gr. de sucre	»	»	20	82
1250 c. c. de lait..........	51	49,0	52	878
Total..............	144	125,8	326	2747

Outre l'importance d'un régime suffisant, nous
devons conseiller aux malades de mener une vie régulière, de manger lentement (combien y en a-t-il, sur-

(1) Viande de plusieurs espèces, finement hachée, crue ou frite au
beurre, froide ou chaude, prise aux deux repas.

tout aux États-Unis, qui transgressent cette loi !) de bien mâcher et triturer les aliments. On doit interdire absolument les repas copieux et compliqués.

J'ai pris pour règle de ne rien défendre, excepté ce qui me semble contre-indiqué le cas échéant. Comme cela les malades peuvent varier leur alimentation et courent moins le risque de se nourrir insuffisamment. De même il n'y a pas besoin de changer le nombre des repas ni les heures habituelles à moins qu'il n'y ait une indication spéciale à le faire.

On a des préjugés, souvent les médecins eux-mêmes en ont, contre certaines espèces d'aliments. Ainsi, par exemple, jusqu'à récemment on avait l'habitude de défendre toute espèce de graisses, même le beurre, dans toutes les dyspepsies. Cependant, les graisses appartiennent au groupe d'aliments qui possèdent le plus grand nombre de calories, et en outre, ne sont pas une nourriture lourde (beurre). Les graisses passent intactes de l'estomac, sans l'affecter, dans l'intestin grêle où elles sont digérées. Il n'y a donc pas de raison pour prohiber le beurre, que l'on doit au contraire recommander fortement. De crainte qu'il ne se produise de la fermentation, on doit souvent limiter la consommation de pain ou d'autres aliments riches en substances hydrocarbonées, et même les prohiber tout à fait. Quoique à la vérité ces substances subissent facilement la fermentation, les cas où il se produit une fermentation considérable dans l'estomac sont relativement rares, et généralement ce sont ceux où les aliments ont subi une longue stagnation dans l'estomac. Dans ces cas un régime, consistant principalement en albumine animale (viande) pour peu de temps, convient très à propos. Au moyen du lavage de l'estomac et d'un traitement approprié on arrive vite à faire cesser toute fermentation, et on peut alors donner des substances hydrocarbonées.

Un adulte, selon Kœnig (1), consomme par jour de un tiers à un quart de kilog. de pain ; il prend sous forme de pain de 50 à 60 p. 100 du total des aliments, et de 50 à 75 p. 100 des substances hydrocarbonées. Ceci démontre clairement l'importance que prend le pain dans l'alimentation. Son usage est donc judicieux. On dit ordinairement que la croûte du pain rassis et le zwieback sont plus faciles à digérer parce que l'amidon qu'ils contiennent se transforme en grande partie en dextrose. Quoique mon opinion soit qu'on doit éviter le pain trop frais, je n'ai cependant pas trouvé une grande différence dans la digestibilité de la croûte ou des autres parties de bon pain blanc, bien cuit, selon mon jugement, d'après mon expérience sur mes malades.

On peut permettre généralement l'usage d'articles de luxe (vin, bière, café, thé). Il faut cependant ne les donner qu'en petites quantités et sous forme appropriée. On doit éviter les liqueurs ainsi que les épices fortes.

Les stimulants de l'appétit, comme un peu de caviar, de sardines ou d'anchois sur une petite tranche de pain ou biscuit sec, pris un quart d'heure avant le repas, sont non seulement permis mais fréquemment recommandés.

Quant aux règles spéciales pour les différentes maladies de la seconde catégorie, il faut quelquefois réduire la quantité de viande dans tous les cas s'accom-

____

(1) Koenig, Die menschlichen Nahrungs-und Genussmittel. Berlin, 1883, p. 430.

pagnant d'une diminution de la sécrétion d'acide chlorhydrique (gastrite chronique glandulaire, atonie, acidité modérée) ; d'un autre côté, on doit augmenter la quantité de végétaux alimentaires riches en substances hydrocarbonées. Le koumyss, le matzoon, le lait avec du cognac (de 7 à 10 c. c. de cognac pour 200 à 250 c. c. de lait) peuvent être pris avec des biscuits secs, soit pendant ou entre les repas.

Dans tous les cas d'acidité excessive on doit augmenter la quantité d'aliments albumineux ; ici on peut donner beaucoup de viande (y inclus la venaison). Dans l'acidité excessive avec hypersécrétion, de fréquents et petits repas avec des aliments consistants sont les plus appropriés. S'il existe une sensation de faim entre les repas, on peut prendre le blanc d'œufs durs (comme l'on sait, l'albumine se combine avec l'acide et le rend, pour ainsi dire, inerte). On doit limiter beaucoup la quantité de boissons ; dans ce cas de petites quantités d'eau de Vichy sont le plus convenable. Dans la dilatation de l'estomac et dans la gastroptose il est aussi indiqué de prescrire de petits repas fréquents et de restreindre la quantité de liquides à prendre. Généralement la bière et le lait ne conviennent pas dans ces cas. On peut permettre un peu de vin ou un peu de bière brune importée ou porter.

Dans la dyspepsie nerveuse et la gastralgie le but principal doit être d'augmenter systématiquement la quantité d'aliments — ici le lait et ses dérivés (koumyss, matzoon, lait caillé, petit lait, crème) pris entre les repas jouent un grand rôle (traitement de Weir-Mitchell).

Dans l'achylie gastrique il est de la plus grande importance de donner des aliments liquides ou très bien triturés (pulvérisés). Car ici l'action chimique de l'estomac a entièrement cessé ; les végétaux (à cause de la membrane albumineuse qui entoure les granules d'amidon) et les aliments d'origine animale quittent l'estomac sans changement et sans être transformés en petites parcelles pour passer dans les intestins qu'ils irritent, à moins qu'il ne se soit fait depuis longtemps une adaption suffisante à de pareilles conditions. Les légumes, parce qu'ils contiennent surtout des substances hydrocarbonées, constituent le régime prédominant de cette affection. Ainsi l'achylie gastrique, quant au régime, occupe le milieu entre la première et la seconde catégorie. Elle se rapproche de la première en ce qu'elle nécessite un régime liquide ou composé d'aliments mécaniquement et minutieusement triturés ou pulvérisés, et de la seconde catégorie parce qu'on peut permettre un régime riche en substances hydrocarbonées.

Quelques lecteurs pourraient remarquer l'absence de menus pour les affections chroniques de l'estomac. On les a omis, car il est toujours nécessaire d'individualiser, surtout quand il s'agit de régime. Nous devons nous guider plutôt d'après les malades que d'après des conclusions théoriques. Le principal but est de s'assurer qu'il y a nutrition suffisante. On ne doit observer que les principales règles sur le régime que nous avons données plus haut, quoiqu'il faille quelquefois même les modifier. A ce sujet, Hippocrate (1) a dit : *Dandum aliquid tempori, regioni, ætati et consuetudini.*

Aujourd'hui, avec nos connaissances plus exactes, nous pouvons apprécier d'autant mieux cette conclusion.

______

(1) Cité par Munk et Uffelmann, *loc. cit.*, p. 430.

CHAPITRE IV

TRAITEMENT LOCAL DE L'ESTOMAC

I. — LAVAGE.

Le lavage de l'estomac, que l'on emploie aujourd'hui si fréquemment dans le traitement des maladies de cet organe, a été appliqué pour la première fois en 1867 par Kussmaul (1) qui se servait dans ce but de la pompe stomacale. Avant cette époque ce procédé avait été appliqué par Bush, Arnott, Sommerville et Blutin (2), mais c'est à Kussmaul que l'on doit de l'avoir employé d'une façon rationnelle et scientifique. La figure 33 donne une idée du mécanisme et de l'instrument dont se servait ce dernier observateur, et qui n'a plus aujourd'hui qu'un intérêt historique, depuis qu'il a été remplacé par des appareils plus simples basés sur le principe du siphon.

a) *Appareil à entonnoir.* — Celui dont on se sert le plus communément se compose d'un entonnoir en verre qui s'attache à un tube en caoutchouc souple, long d'un yard (91 centimètres) environ; celui-ci s'adapte au bout supérieur (la connexion se fait à l'aide d'un tube

---

(1) KUSSMAUL, Ueber die Behandlung der Magenerweiterung durch eine neue methode mittelst der Magenpumpe (*Deutsches Archiv. f. Klin. Med.*, vol. VI, p. 455).

(2) EWALD, The diseases of the stomach, New-York, 1892, p. 5.

en verre) du tube stomacal. En remplissant l'entonnoir
d'eau, et en l'abaissant et en l'élevant alternativement,
on peut remplir ou vider l'estomac. L'entonnoir, généralement, n'est pas très grand et sa capacité est d'environ 300 à 500 c. c. Ewald (1) conseille l'usage d'un
grand entonnoir d'une capacité d'environ deux litres.

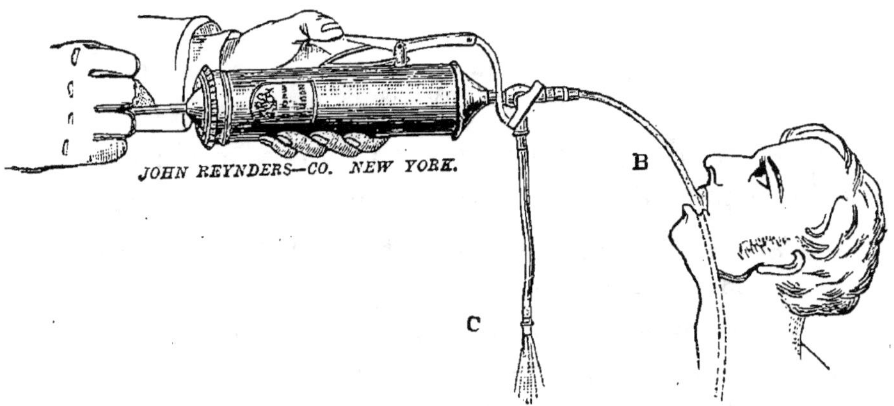

Fig. 33. — Pompe stomacale de Kussmaul. — Chez Galante fils, Paris.

L'entonnoir repose sur un support en bois sur le plancher, et, quand on l'a rempli de la quantité d'eau
nécessaire, on l'élève à la hauteur voulue pour obtenir
le degré de pression que l'on désire. L'eau s'échappe
par les différentes ouvertures du tube comme d'un
arrosoir, et l'estomac est ainsi irrigué. Pour faire siphon
et enlever l'eau de l'estomac, on replace l'entonnoir
sur le support en bois, et les liquides de l'estomac
reviennent ainsi. Alors on peut aisément examiner
toute l'eau du lavage.

b) *Appareil de Leube-Rosenthal.* — Il est très
ennuyeux d'avoir à élever le grand entonnoir, et je

____

(1) C. A. EWALD, *loc. cit.*, p. 64.

préfère pour cela me servir dans ma pratique de l'appareil de Leube-Rosenthal que je considère comme étant

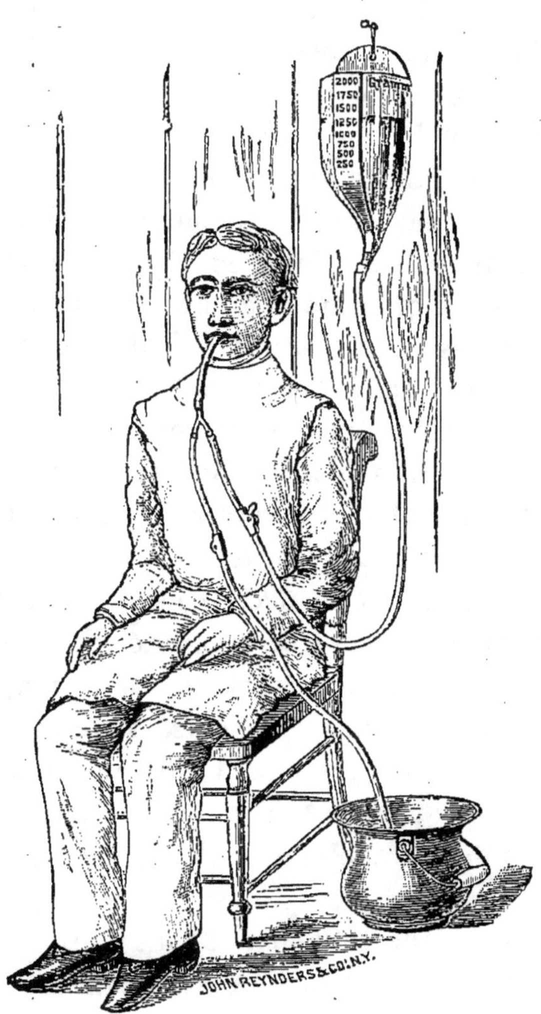

Fig. 34. — Appareil de Leube-Rosenthal pour le lavage de l'estomac. — Chez Galante fils, Paris.

le meilleur moyen pour laver l'estomac (fig. 34). Il se compose d'un grand irrigateur en verre d'environ deux ou trois litres de capacité. Partant de l'irrigateur, un long tube en caoutchouc souple va se rattacher, au moyen d'un tube en verre en forme d'Y : 1° au tube stomacal ; 2° à un autre long tube en caoutchouc souple. Les deux branches du tube, celle qui vient de l'irrigateur et celle qui va se déverser dans un récipient quelconque, sont pourvues de fermoirs à ressort. En ouvrant le fermoir du tube de l'irrigateur, on fait entrer l'eau dans l'estomac ; en le fermant et en ouvrant celui qui coule dans le récipient, on retire l'eau de l'estomac. La quantité d'eau nécessaire pour remplir chaque fois l'estomac peut varier de 400 c. c. à un litre. On peut remplir l'estomac d'eau aussi longtemps que le malade n'éprouve pas de sensation de pression. Aussitôt qu'il commence à éprouver cette sensation, on ne doit pas continuer à verser de l'eau, mais il faut la retirer de suite. L'opération peut être répétée deux ou trois fois à chaque séance. Dans le cas où l'eau du lavage contient beaucoup de mucosités, le mieux est de faire secouer le malade, surtout l'abdomen, pendant que l'eau pénètre dans l'estomac. De cette façon on peut nettoyer mécaniquement l'organe d'une façon plus complète que par tout autre procédé. Ce même procédé doit être appliqué si l'estomac contient des aliments.

Les avantages de cet appareil sont multiples :

1° La facilité avec laquelle on peut exécuter toute la manœuvre.

2° L'eau que l'on introduit dans l'estomac reste toujours claire, car l'eau sale passe par un tube séparé ; tandis qu'avec l'appareil à entonnoir, après le premier versement, le tube et l'entonnoir se salissent quand on retire le contenu de l'estomac, et par conséquent après le second versement, une grande partie des mucosités qui restent dans l'appareil revient dans l'estomac.

c) *Appareil de Friedlieb.* — Un autre appareil très commode pour laver l'estomac, surtout si le malade doit faire l'opération lui-même, est celui que l'on emploie en Amérique depuis bien des années, et qui est semblable à celui décrit par Friedlieb (1). Il se compose d'un tube en caoutchouc souple d'environ deux yards (1m,82) de long dont le milieu est renflé en forme de boule. Le bout du tube qui va dans l'estomac est pourvu de deux grosses ouvertures, tandis que l'autre bout se termine en forme d'entonnoir (fig. 35).

Pour retirer les liquides de l'estomac avec cet appareil, il faut fermer le tube en pressant avec les doigts sur un point situé entre la

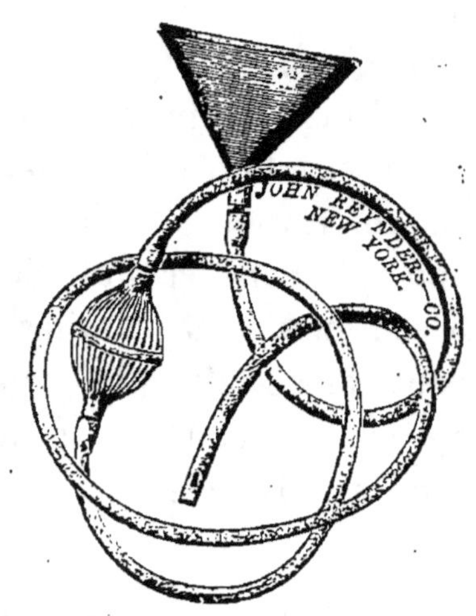

Fig. 35. — Appareil de Friedlieb pour le lavage de l'estomac — Chez Galante fils, Paris.

boule et les lèvres du malade. Si l'on comprime alors la boule et qu'on ferme l'autre partie du tube, en relâchant la boule, elle se remplit du contenu de l'estomac. En fermant de nouveau la partie supérieure du tube et en comprimant la boule, le contenu passera hors de l'appareil. De cette façon, on peut vider l'estomac. Le lavage de l'organe se fait

(1) FRIEDLIEB, *Deutsche med. Wochenschrift*, 1893, n° 51.

alors comme d'habitude en remplissant l'entonnoir d'eau, en l'élevant et l'abaissant alternativement. Il n'y a pas alors besoin de presser sur la boule si l'eau sort facilement. Si l'eau s'arrête avant que l'estomac ne soit vidé entièrement, il faut faire siphon avec la boule comme nous l'avons décrit plus haut. Au lieu de se servir des doigts pour fermer le tube, on pourrait se servir de deux fermoirs à pression, un de chaque côté de la boule, qui rempliraient le même but.

d) Plusieurs praticiens ont essayé de laver l'estomac au moyen d'un tube *à double courant*. Très récemment, en Amérique, J.-C. Hemmeter (1) a inventé un nouvel appareil dans ce but. Selon mon opinion, toutes ces inventions sont inutiles. Le lavage de l'estomac ne peut pas se faire plus complètement au moyen de ces appareils qu'au moyen de ceux décrits plus haut qui sont très simples.

QUELQUES RÈGLES CONCERNANT L'APPLICATION
DU LAVAGE.

L'introduction du tube doit se faire comme nous l'avons dit plus haut, quand nous avons parlé de son introduction pour retirer le contenu de l'estomac et l'examiner. Pendant qu'on introduit le tube, il faut faire pencher légèrement la tête en avant aux malades (généralement ils essayent de la pencher en arrière, ce qui est un grand obstacle à l'entrée du tube dans l'œsophage). L'introduction du tube doit se faire très rapide-

____

(1) J.-C. Hemmeter, *New York Medical Journal*, 20 mars 1895.

ment. Pendant toute l'opération il est préférable de faire respirer le malade profondément. Il est de plus important de tenir avec la main le tube pas trop loin de la bouche du malade pour que l'appareil ne bouge pas et ne cause pas par ses mouvements de haut en bas ou de bas en haut de l'irritation de l'estomac qui produirait des nausées ou des crises de vomissements. Dans le cas où l'écoulement du liquide est soudainement arrêté (par des parcelles d'aliments bouchant le tube), il faut verser une petite quantité d'eau et faire siphon de nouveau.

Il est difficile de dire combien de temps et combien de fois on doit laver l'estomac. Généralement on doit continuer l'opération jusqu'à ce que l'eau revienne claire. S'il vient du sang dans l'eau du lavage, il faut retirer le tube. Si, cependant, l'eau n'est que légèrement teintée de sang, il n'y a pas d'importance, et on peut continuer le lavage.

Indications. — En dehors du but d'aider au diagnostic le lavage doit se faire :

1° Quand il y a stagnation d'aliments dans l'estomac ;

2° Quand il y a présence de grandes quantités de mucosités dans l'organe.

Contre-indications. — Elles comprennent toutes les conditions dans lesquelles l'introduction du tube ne doit pas se faire, comme par exemple, dans les cas d'hémorragies, d'ulcère de l'estomac, etc.

2. — DOUCHE GASTRIQUE (MALBRANC) [1].

Par douche gastrique on entend l'irrigation de l'estomac avec de l'eau sous une grande pression. Ceci peut être fait en élevant l'entonnoir de l'appareil de lavage à une grande hauteur. Le tube d'Ewald, qui a plusieurs petits trous et un grand, est celui qui convient le mieux pour cela. Rosenheim [2], dans ce cas, se sert d'un tube semblable. Boas emploie un tube avec beaucoup de petits trous gros comme une tête d'épingle. Cependant ce dernier tube a le désavantage d'empêcher l'eau de revenir vite. La douche gastrique a été employée par Malbranc et après par les auteurs cités plus haut pour combattre des gastralgies graves.

D'après mon expérience il n'y a que peu de différence entre le lavage et la douche de l'estomac. Par le fait, toute forme de lavage produit presque le même effet que la douche gastrique. Dernièrement, M. Gross [3], de New-York, a inventé une douche gastrique à double courant. Le tube à double courant a le désavantage d'être trop gros, et son introduction dans l'estomac n'est pas très commode.

Pour avoir un appareil facile à introduire et qui permette en même temps une douche complète de l'estomac, j'ai [4] fait faire une nouvelle douche gastrique. Le principe en est basé sur un arrangement valvulaire. L'appareil se compose d'un tube en caoutchouc, pas trop

---

(1) MALBRANC, *Berl. klin. Wochenschr.*, 1878, n° 4.
(2) TH. ROSENHEIM, Ueber die Magendouche (*Therapeutische Monatschrifte*, 1892).
(3) M. GROSS, *Medical Record*, 1895.
(4) MAX EINHORN, A new gastric douche (*Medical Record*, 2 déc. 1899).

flexible (de 3/8 de pouce de diamètre et de 26 pouces
de long), au bout duquel est attachée une capsule en

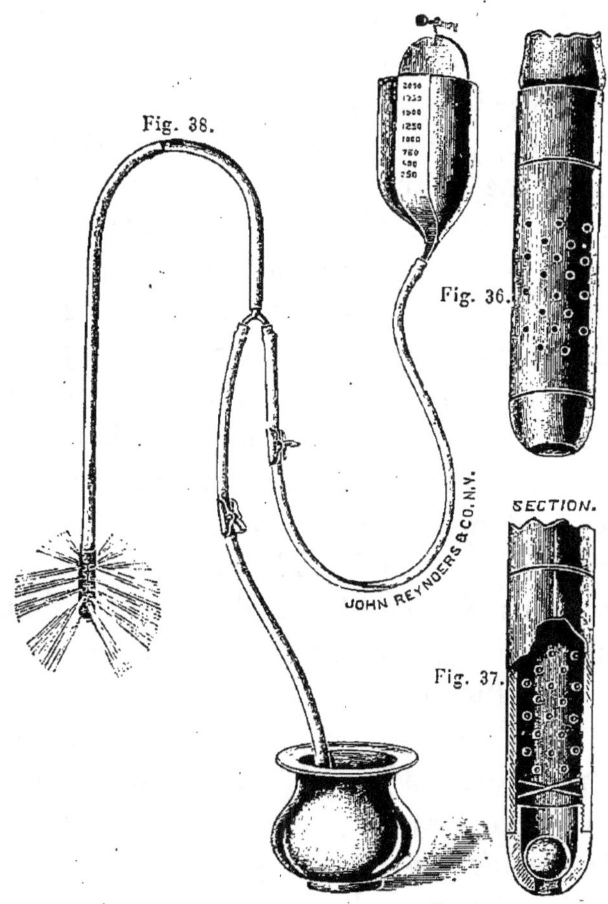

Nouvelle douche gastrique (Einhorn), fabriquée par Reinders, New-
York, et Galante fils, Paris.

Fig. 36. — Capsule.
Fig. 37. — Section de la capsule pour faire voir les petites barres en
croix et la boule.
Fig. 38. — La douche avec tube à double courant.

caoutchouc durci (fig. 36). Cette dernière porte tout
autour des trous tout petits et un très gros à son extrémité inférieure. A l'intérieur de la capsule, que l'on

peut visser à part, se trouve une petite boule en alumi-
minium. Celle-ci se meut facilement et librement dans
l'intérieur de la capsule, et quand elle se trouve au-
dessus de l'ouverture inférieure elle la ferme complètement. Deux petites barres en croix dans la capsule
empêchent la petite boule d'entrer dans le tube (fig. 37).
Si l'on attache le tube en question à un irrigateur
pourvu d'un tube d'écoulement, l'appareil se trouve
complet. Si le tube d'écoulement est fermé, et que l'on
fasse passer l'eau par la douche, le liquide poussera la
boule qui ferme alors le gros trou. L'eau passe donc
par les petits trous de côté comme une pluie fine irri-
guant une asssez grande surface (fig. 38). Quand on
ferme le tube à douche et qu'on ouvre le tube d'écoulement pendant que la capsule plonge dans le liquide, ce
dernier repousse la boule en haut, la grande ouverture
se trouve ainsi rendue libre et l'eau peut revenir alors
facilement. Le liquide revient non seulement par la
grande ouverture mais aussi par les nombreux petits
trous de côté ; ceux-ci, cependant, ne laisseront pas
revenir les grosses parcelles qui pourront passer par la
grande ouverture.

Mode d'emploi. — On plonge dans de l'eau chaude
l'extrémité à douche de l'appareil, et on l'introduit alors
dans l'estomac. Il faut faire attention que la capsule soit
immédiatement au-dessous du cardia et qu'elle n'aille
pas au fond de l'estomac. A partir de la bouche, la
longueur du tube doit être de 16 et demi à 17 pouces de
long (42 à 43 centimètres). Il est bon de faire une marque
à cette distance du tube. On attache alors le tube à l'irrigateur, le tube d'écoulement étant fermé, et celui de la
douche ouvert, et l'on irrigue l'estomac avec environ

un litre d'eau. Pour faire revenir l'eau de l'estomac, on pousse le tube un peu plus loin dans l'estomac, environ 4 ou 6 pouces (de 10 à 15 centimètres), on ouvre le tube d'écoulement et on ferme celui de l'irrigateur. Le liquide contenu dans l'estomac revient alors. On peut répéter l'opération trois ou quatre fois. La température de l'eau doit être réglée selon les indications thérapeutiques. On peut aussi faire communiquer la douche avec deux irrigateurs contenant l'un de l'eau froide, l'autre de l'eau chaude ; on peut ainsi irriguer l'estomac alternativement avec de l'eau chaude ou de l'eau froide.

Le lavage de l'estomac et la douche gastrique ont été employés pour l'application directe des médicaments sur la membrane muqueuse de l'estomac. On s'est ainsi servi de diverses solutions antiseptiques (acide borique, acide salicylique, salicylate de soude, thymol, créoline, lysol, etc.). De même, Boas et Rosenheim (1) ont employé le chlorure de sodium et le nitrate d'argent (l'un pour augmenter, l'autre pour diminuer la sécrétion gastrique).

On laisse dans l'estomac la solution, que l'on a introduite au moyen de l'appareil, quelques minutes (de deux à cinq) et on la retire. Ce procédé a un grand désavantage, c'est que, pour appliquer une solution d'un degré de concentration propre couvrant toute la surface interne de l'estomac, il faut une quantité considérable de médicament ; la quantité de l'agent doit excéder la dose normale, et atteindre la limite du poison. Quoiqu'en vidant l'estomac nous enlevions certainement la plus grande partie de la solution et que le danger

____

(1) Rosenheim, *loc. cit.*

d'intoxication soit aussi beaucoup diminué, néanmoins une quantité considérable du liquide injecté peut passer par le pylore dans les intestins hors de contrôle et causer des désordres. C'est une des raisons pour lesquelles on ne doit pas introduire dans l'estomac par ce moyen du nitrate d'argent ni de substances vénéneuses analogues.

3. — SPRAY OU VAPORISATION GASTRIQUE (EINHORN) [1].

Dans les cas où il est nécessaire d'employer des médicaments toxiques ou irritants pour le traitement de la muqueuse gastrique, on peut éviter le risque des effets toxiques en se servant du spray ou vaporisation, au moyen de laquelle on peut couvrir une grande surface avec une quantité de liquide comparativement petite.

Pour se servir du spray dans les maladies de l'estomac, il a fallu modifier l'appareil ordinaire à spray, et je l'ai fait de la façon suivante : j'ai remplacé la branche rigide de l'appareil par un tube long en caoutchouc souple. De cette façon, l'appareil à spray pour l'estomac se compose d'un appareil vaporisateur ordinaire portant un tube souple de Nélaton, de 70 centimètres de long, inséré entre le bout et la branche rigide qui va dans la bouteille ; dans le tube de Nélaton se trouve un autre tube souple de calibre moindre reliant le tube capillaire intérieur au bout (fig. 39) (2).

Comme la vaporisation est produite par la compres-

<hr>

(1) MAX EINHORN, The use of the spray in diseases of the stomach (*New York Medical Journal*, 17 septembre 1892).

(2) L'appareil à spray pour l'estomac est fabriqué par J. Reynders et Cᵒ, New-York, et Galante fils, à Paris.

sion de l'air dans le tube à l'aide de la poire, et que l'air pousse le liquide et le divise en fines particules, le médicament se trouvera nécessairement en contact avec toutes les parties atteintes par l'air.

Si l'estomac est vide quand on pratique le spray, l'air

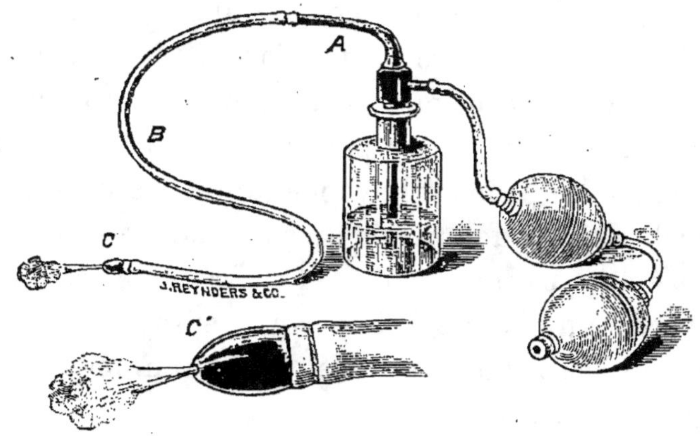

Fig. 39. — Appareil à spray pour l'estomac (Einhorn).

en entrant dilate l'organe et transporte le liquide dans toutes les parties de son intérieur.

L'administration du spray en gastrothérapie vient très à propos remplir les indications suivantes :

1° Désinfecter la membrane muqueuse de l'estomac.

2° Exercer un effet astringent.

3° Produire de l'analgésie dans la gastralgie d'origine locale (ulcère, cicatrice, cancer).

Méthode. — Comme on ne peut vaporiser l'estomac que lorsqu'il est vide, il faut administrer le spray soit à jeun, soit après un lavage préliminaire.

Il faut toujours commencer par faire un lavage si l'on veut désinfecter ou appliquer des astringents, car dans ces cas il est nécessaire en premier lieu de débarrasser l'estomac des mucosités et des microorganismes qu'il contient. Si l'on veut produire de l'analgésie, on peut peut-être se passer de faire un lavage.

Après avoir rempli l'appareil de la quantité de solution requise, on plonge le tube dans l'eau chaude et on l'introduit alors dans l'estomac du malade. Le mieux c'est de commencer la vaporisation aussitôt que le bout du tube se trouve dans l'estomac et à une distance de 45 centimètres des lèvres du malade. Si le bout n'est pas couvert par la paroi de l'estomac, on peut entendre pendant la vaporisation le son caractéristique du spray quelquefois près du malade — ou autrement en appuyant l'oreille sur la région gastrique. Si l'ouverture du bout est couverte, le spray ne peut généralement pas passer, et il faut alors enfoncer le tube un peu plus loin.

Même si le spray marche bien dès le commencement, il est bon après un moment d'introduire le tube un peu plus loin, pour faire agir le spray sur différentes parties. La vaporisation de l'estomac est très avantageuse, selon mon expérience, dans les états suivants : 1° dans l'érosion de l'estomac ; 2° dans les formes du catarrhe chronique de l'estomac associées à une grande quantité de mucosités ; 3° dans les cas d'hypersécrétion et d'acidité excessive.

4. — INSUFFLATEUR A POUDRE POUR L'ESTOMAC (EINHORN).

Au moyen d'un vaporisateur on ne peut se servir que de médicaments solubles, mais on ne peut pas employer les substances peu ou pas solubles. Pour faciliter l'introduction de ces dernières dans l'estomac,

j'ai imaginé (1) dans ce but un insufflateur à poudre.
Cet insufflateur (2) (fig. 40) consiste en un tube ordinaire de caoutchouc A, pas trop flexible, long de
23 pouces et demi (60 centimètres), dont un des bouts
se rattache à une poire à air au moyen d'une pièce en
caoutchouc durci et dont l'autre bout porte une autre
pièce en caoutchouc durci C. Cette dernière est creuse

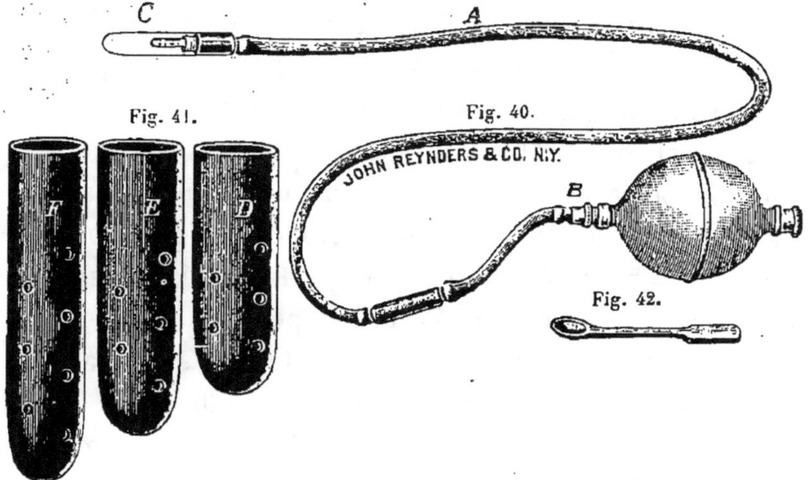

Fig. 40. — Insufflateur à poudre. — A, le tube ; B, connexion avec la
poire à air ; C, bout en caoutchouc durci avec pas de vis pour la
capsule.

Fig. 41. — (Dimension naturelle). Les capsules pour mettre la poudre.
Fig. 42. — La petite cuillère pour remplir la capsule.

et percée de plusieurs petits trous sur le côté pour le
passage de l'air et est pourvue d'un pas de vis pour la
capsule. La capsule D porte de nombreux trous ; il y
a trois capsules de trois dimensions différentes (3, 3 et
demi, et 4 centimètres de long) (fig. 41). On la remplit

(1) MAX EINHORN, Insufflateur à poudre pour l'estomac (*New York
Medical Journal*, 1er avril 1899).
(2) On peut se le procurer chez J. Reynders, à New-York ou chez
Galante fils, à Paris.

de la quantité nécessaire de poudre avec une petite cuillère (fig. 42) et on la visse à l'extrémité C.

Méthode. — On ne peut naturellement insuffler de la poudre dans l'estomac que lorsque cet organe est vide. On ne doit donc le faire qu'à jeun, et, dans le cas où l'estomac ne serait pas vide le matin, après un lavage préliminaire, on procède de la façon suivante : Selon la quantité de médicament dont on a besoin, on remplit de poudre une des capsules D, E ou F, et on la visse à l'appareil. On mouille le tube dans de l'eau chaude et on l'introduit dans l'estomac, on presse alors la poire à air vite trois ou quatre fois de suite. En appuyant l'oreille sur la région gastrique du malade pendant l'insufflation, on entend distinctement entrer l'air (et par conséquent la poudre aussi). Dans le cas où il y aurait trop de mucosités dans le pharynx ou l'œsophage, on prévient leur entrée dans les trous de la capsule en couvrant celle-ci d'une couche mince de vaseline qui forme un enduit protecteur et empêche les liquides de se mettre en contact avec la poudre. Quand l'appareil est dans l'estomac et qu'on presse la poire, l'air brise la couche de vaseline qui se trouve sur les trous et la poudre peut alors s'échapper.

La simple expérience suivante démontre que la poudre ne s'assemble pas toute au même endroit, mais s'éparpille plutôt sur toute la surface de la muqueuse gastrique.

On prend un sac en caoutchouc (sept pouces de long sur six de large), on y introduit le bout de l'insufflateur rempli de poudre et l'on ferme le sac avec les cordons (fig. 43). On presse la poire deux ou trois fois et l'on retire l'insufflateur du sac. Si on ouvre ce dernier, on trouve que la poudre s'est également distribuée sur toute la surface intérieure du sac (fig. 44). Ceci démontre que l'air dissémine la poudre en fine poussière sur toutes les parties intérieures du sac. Dans l'estomac les conditions ne diffèrent guère de celles du sac, et l'insufflation de l'intérieur de la cavité gastrique avec la poudre sera ainsi complète.

J'ai fait récemment un changement dans l'insuffla-

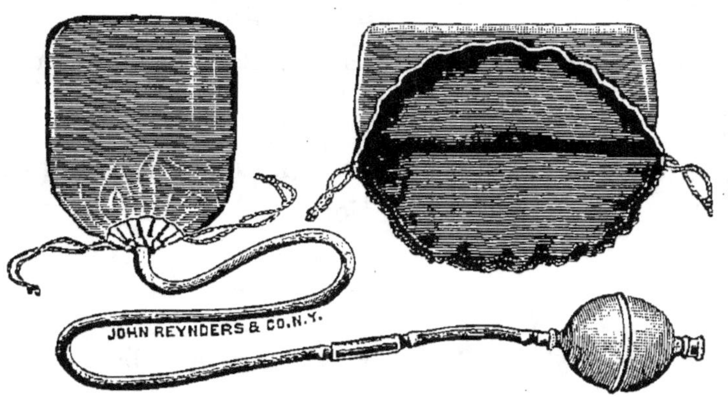

Fig. 43. — Un sac en caoutchouc fermé avec des cordons et dedans le bout de l'insufflateur.
Fig. 44. — Le sac ouvert; les points blancs représentent la poudre.

teur à poudre pour l'estomac. La capsule porte maintenant trois gros trous et un petit près du pas de vis. En outre, il y a une double poire avec un arrangement obturateur, au lieu de la simple poire qu'il y avait avant (fig. 45).

Cet insufflateur à poudre modifié agit parfaitement, il permet l'expulsion entière de la poudre contenue dans la capsule dont la capacité est de plus d'un gramme, c'est-à-dire que l'on peut injecter dans l'estomac 1 gramme de poudre à la fois.

Les indications pour poudrer l'estomac sont mul-

tiples : on peut insuffler directement du bismuth dans
l'ulcère de l'estomac, de l'antipyrine dans les hémor-

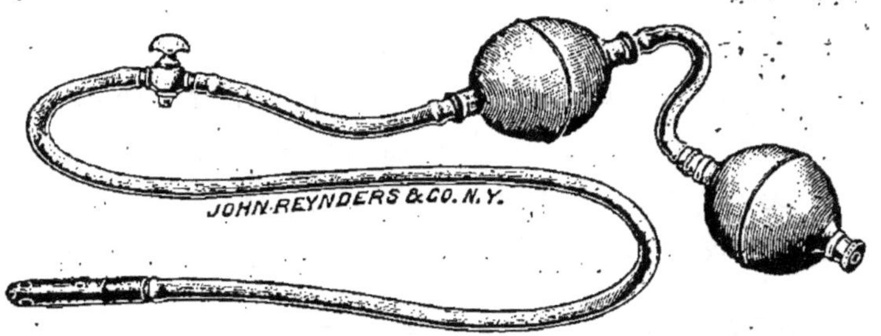

Fig. 45. — Insufflateur modifié (Einhorn). Fabriqué par Galante fils,
Paris.

ragies gastriques, de l'orthoforme dans la gastralgie,
et du protargol dans l'érosion.

5. — ÉLECTRICITÉ.

Comme l'électricité a pris une grande extension
dans la thérapeutique des désordres gastriques et intestinaux, il n'est pas de trop de donner un court aperçu
de l'histoire et de l'action physiologique de cet agent
sur les organes digestifs.

On a fait de nombreuses expériences pour étudier
l'influence de l'électricité sur l'estomac et les intestins ;
toutes démontrent les effets physiologiques de cet
agent.

Ludwig et Weber (1), von Ziemssen (2), et Bocci (3)
ont démontré que chez les animaux les courants fara-
diques, ainsi que les courants galvaniques, appliqués

(1) Ludwig et Weber, cités par Kussmaul (*Arch. f. Psych. und Nerv.*,
1877, Bd. VIII, p. 205).
(2) Von Ziemssen, *Klin. Vorträge*, n° 12, Die Electricität in der Medicin.
(3) Bocci, *Lo Sperimentale*, juin 1881.

directement sur l'estomac, produisent des contractions de cet organe et la sécrétion du suc gastrique.

Schillbach (1), en appliquant un courant galvanique sur les intestins d'un lapin, a observé des contractions intenses du côté de l'anode, suivies de mouvements péristaltiques. Fubini (2) a récemment démontré, après avoir fait une fistule double intestinale de Vella, que l'électricité active le péristaltisme intestinal à un haut degré, c'est-à-dire environ cinq ou six fois.

L'influence de l'électricité sur l'estomac et les intestins étant bien évidente, beaucoup d'auteurs ont cherché à s'en servir comme moyen thérapeutique dans le traitement de ces organes.

Depuis bien des années, on a beaucoup employé l'électricité dans les affections de l'estomac et des intestins. La méthode généralement en usage dans ce but consiste dans l'application du courant faite à travers la peau ; d'habitude on applique une électrode aux environs de la colonne vertébrale à peu près à la hauteur de la sixième vertèbre dorsale du côté gauche, et la seconde électrode se place à l'épigastre.

A. D. Rockwell et M. Beard (3) ont été des premiers à employer l'électricité sur une grande échelle dans le traitement des dyspepsies nerveuses. A l'application de l'électricité sur l'estomac, ils ont ajouté l'électrisation générale, et ont obtenu les plus brillants résultats.

Neftel (4) a eu aussi beaucoup de succès avec le traitement électrique.

(1) Schillbach, *Virch. Arch.*, Bd. 109, p. 284.
(2) Fubini, *Centralbl. f. d. med. Wissensch.*, 1882, n° 33, p. 579.
(3) A. D. Rockwell and M. Beard, *Philad. Med. Surg. Report.*, 1868, n° 20 et 1871, p. 470.
(4) Neftel, *Centralbl. f. d. med. Wissensch.*, 1876, n° 21, p. 370.

Fuerstner (1) recommande le courant galvanique dans le traitement des dilatations atoniques de l'estomac.

Oka et Harada (2), Leube (3), Lente (4), Semmola (5), Ritcher (6) et Leubuscher (7), parlent avec éloge de l'emploi du courant électrique dans divers états pathologiques de l'estomac et des intestins.

Outre ces faits cliniques, on en a ajouté récemment de plus exacts ayant rapport aux effets physiologiques de l'électricité à travers la peau sur l'estomac chez l'homme. Ewald et moi-même (8) nous avons pu démontrer qu'il se produit une accélération de la faculté motrice de l'estomac sous l'influence de la faradisation à travers la peau, par la présence dans l'urine du salol qui s'y montre un quart d'heure plus tôt que d'ordinaire. A. Hoffmann (9) a montré que le courant galvanique appliqué à travers la peau sur la région gastrique pendant vingt minutes produit une abondante sécrétion du suc gastrique.

ÉLECTRISATION DIRECTE DE L'ESTOMAC.

Quoique l'influence de l'électricité, appliquée même à travers la peau, soit évidemment favorable dans de

(1) FUERSTNER, *Berl. klin. Wochensch.*, 1876, n° 11.

(2) OKA and HARADA, *Berl. klin. Wochenschr.*, 1876, n° 44.

(3) LEUBE, *Deutsch. Arch. f. klin. Medicin*, 1879, t. XXIII, p. 98.

(4) LENTE, *Arch. of Electrol. and Neurol.*, 1874, I, p. 193.

(5) SEMMOLA, L'elettricita nel vomito (*Gaz. med. ital.*, Lombard, 1878, n° 6).

(6) RICHTER, *Berl. klin. Wochensch.*, 1882, n°s 13 et 14.

(7) LEUBUSCHER, *Centralbl. f. klin. Med.*, 1887, n° 25.

(8) EWALD et EINHORN, Verhandlungen des Vereins für innere medicin, 1888, p. 58.

(9) A. HOFFMANN, *Berl. klin. Wochensch.*, 1889, n°s 12 et 13.

nombreuses affections de l'estomac et des intestins, il reste cependant à savoir si l'électricité produite pénètre dans l'estomac. Le plus fort des courants pénètre sans aucun doute la peau et les muscles, et s'il arrive des courants à l'estomac, ils doivent être très faibles. Mais nous devons nous attendre à obtenir de bien meilleurs résultats par l'application directe de l'électricité à l'estomac. Dans son remarquable ouvrage sur l'*Électrothérapie* Erb (1) dit: « La première chose à observer est le traitement *loco morbi*, c'est-à-dire l'application de l'électricité à la partie malade elle-même... Il n'y a pas de doute qu'il vaut mieux, dans la grande majorité des cas, opérer directement sur l'endroit affecté. »

Pepper (2) avait un malade avec dilatation de l'estomac, chez qui la paroi abdominale était si souple qu'on pouvait percevoir le périotaltisme spontané de l'estomac; chez ce malade il a démontré que l'électricité, appliquée à travers la peau, ne produisait jamais de mouvements péristaltiques de l'estomac. Pepper continue ainsi : « La difficulté de faire pénétrer un courant, quelle que soit sa force, à travers les diverses couches de tissus de consistance et de nature anatomique différentes est bien connue. » En parlant de l'électrisation de l'estomac à travers la peau, Kussmaul (3) fait remarquer que : « les résultats thérapeutiques obtenus par Fuerstner et d'autres dans les cas de dilatation de l'estomac ne prouvent pas qu'on puisse produire directement le péristaltisme de l'es-

(1) ERB, Handbuch der Electrotherapie, p. 279.
(2) PEPPER, *Philadelphia Medical Times*, mai 1871, p. 274.
(3) KUSSMAUL, *Arch. f. Psych. und Nerv.*, 1877, VIII. p. 205.

tomac au moyen du courant, mais qu'on pourrait l'attribuer à l'influence favorable des contractions des parois abdominales. » Tout ce qu'il en dit plaide en faveur de l'application directe de l'électricité à l'estomac, si possible, et non pas à travers la peau.

Canstatt (1) fut le premier à proposer de combattre les dilatations de l'estomac par l'électrisation directe, en introduisant une électrode dans l'œsophage et en appliquant l'autre sur la région stomacale. Duchenne (2) a été le premier à employer cette méthode.

Méthode de Kussmaul. — Très peu de temps après, en 1877, Kussmaul (3) commença à pratiquer l'électrisation directe de l'estomac. L'électrode dont il se servait dans ce but consistait en un tube stomacal dans lequel passait un fil de cuivre terminé en forme d'olive et attaché au bout coupé net du tube. Chez plusieurs malades souffrant de dilatation de l'estomac, Kussmaul introduisait cette électrode dans l'estomac, l'autre électrode (l'ordinaire) étant tenue à la main. En appliquant l'électricité de cette façon on apercevait des contractions des muscles abdominaux du côté gauche, et chez un des malades, ayant une paroi abdominale souple, les contractions de l'estomac étaient visibles quand on employait des courants électriques plus faibles.

Plus tard Balduino Bocci (4), en 1881, expérimentant sur des animaux, était persuadé « que la faradisation indirecte de l'estomac à travers les parois abdominales

(1) CANSTATT, cité par Kussmaul, *loc. cit.*
(2) DUCHENNE, cité par Kussmaul, *loc. cit.*
(3) KUSSMAUL, *loc. cit.*
(4) BOCCI, *Lo Sperimentale*, juin 1881.

produisait dans l'estomac, même en l'appliquant d'une façon très énergique, des phénomènes de très peu d'importance et d'un effet curatif douteux. » Comme, d'un autre côté, la faradisation directe de l'estomac produisit les effets physiologiques mentionnés plus haut, Bocci recommanda de nouveau l'usage de l'électrisation directe de l'estomac dans un but thérapeutique. Bocci se servait d'une électrode comme celle de Kussmaul.

Méthode de Bardet. — Un grand progrès, dû à G. Bardet (1), dans l'électrisation directe de l'estomac fut fait en 1884. Le contact direct du bout métallique de l'électrode avec la paroi interne de l'estomac irrite seulement un petit espace, et d'une façon très intense, tandis que les autres parties de l'estomac ne reçoivent que très peu de l'électricité produite ; par conséquent on ne peut pas appliquer le courant galvanique, parce qu'avec la méthode ordinaire il ne serait pas possible d'éviter des lésions de la membrane muqueuse de l'estomac. Pour obvier à cet inconvénient Bardet construisit son électrode stomacale de telle façon que la pièce métallique passant dans le tube fût plus courte que celui-ci, et ne dépassât pas son ouverture. En remplissant l'estomac d'eau le circuit électrique s'établissait entre les parois de l'estomac et la pièce métallique de l'électrode. De cette façon l'électricité se trouvait distribuée sur toute la surface touchée par l'eau. Avec cette électrode Bardet a traité trois cas de dilatation de l'estomac, et un cas de vomissements opiniâtres, au moyen du courant galvanique (15 à 25 mil-

____

(1) Bardet, *Bull. gén. de thérap.*, 1884, t. CVI, p. 529.

liampères) et a obtenu d'excellents résultats. La plupart des auteurs qui ont employé l'électrisation directe de l'estomac se sont, jusqu'à récemment, servi généralement de l'électrode de Bardet. (L'électrode stomacale de Charles G. Stockton (1) ne diffère pas beaucoup de celle de Bardet).

Quoique la valeur de l'électrisation directe de l'estomac soit bien évidente, cette méthode n'est pas entrée beaucoup dans la pratique, parce que le tube entourant l'électrode doit rester dans la gorge pendant tout le temps de l'électrisation (environ dix minutes) et incommode les malades à tel point qu'on ne peut employer ce procédé qu'avec ceux qui sont accoutumés au lavage de l'estomac, et même ceux-ci éprouvent une sensation désagréable.

Voilà pourquoi von Ziemssen (2) a rejeté l'électrisation directe de l'estomac comme trop ennuyeuse et fatigante.

MÉTHODE DE EINHORN.

Pour faciliter l'électrisation interne ou directe de l'estomac j'ai (3) fait construire une électrode sur le même principe que l'auge stomacale. Cette électrode une fois avalée arrive à l'estomac sans autre aide. Le fil de soie de l'auge est représenté dans l'électrode par un tube en caoutchouc très mince (1 millimètre de diamètre) dans lequel passe un fil fin, souple, conducteur

(1) CHARLES G. STOCKTON, A new Gastric Electrode (*Medical Record*, 9 novembre 1889, p. 530).

(2) VON ZIEMSSEN, Ueber die physikalische behandlung chronischer Magen-und darmkrankheiten, p. 10, Leipzig, 1888.

(3) MAX EINHORN, *Medical Record*, 9 mai 1891.

pour la batterie. Cette électrode se termine par une
capsule en caoutchouc durci ayant plusieurs ouvertures. Dans cette capsule se trouve un bouton métallique en connexion avec le fil (La figure 46 montre
l'électrode de grandeur naturelle).

La capsule en caoutchouc dur a pour but d'éviter le
contact direct du métal avec la paroi stomacale ; le circuit se complète par l'eau que contient l'estomac.

J'ai appelé cette électrode : *deglutable stomach electrode ;* c'est-à-dire
« électrode stoma-
cale qui peut s'ava-
ler » (1).

Méthode. — Le
malade boit, à jeun,
ce qui est mieux, ou
une ou deux heures
après un léger dé-
jeuner, un verre
plein d'eau, de thé

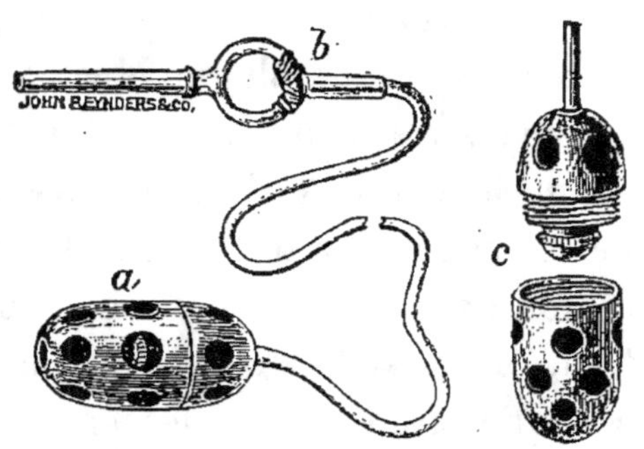

Fig. 46. — Électrode stomacale déglutable
(Einhorn).

ou de café. On lui fait alors largement ouvrir la
bouche ; on place l'électrode (la pièce portant la capsule) bien au fond sur la racine de la langue et on dit
au malade d'avaler. On lui fait boire encore de l'eau, et
l'électrode s'achemine vers l'estomac sans aide ultérieur.

Pour reconnaître ce point d'une façon précise, il est
bon de faire une marque sur le tube à une distance de
40 centimètres de la capsule ; aussitôt que cette marque
arrive aux dents, on peut être sûr que l'électrode est dans
l'estomac et l'on peut appliquer l'électricité au malade.

(1) Cette électrode stomacale est fabriquée par J. Reynders et Cᵒ,
New-York, et par Galante fils, Paris.

Selon moi, il est important de faire la gastro-électrisation d'après une certaine méthode. Il ne paraît pas superflu de donner une description détaillée du genre d'application électrique que j'emploie (1) généralement.

Le malade, quand il a avalé l'électrode, déboutonne ses vêtements pour que l'abdomen soit facilement accessible. On met alors l'électrode *déglutable* en communication avec le fil (pôle négatif) de la batterie.

Gastro-faradisation. — Séance de dix minutes ; d'abord la grande plaque électrode à la région gastrique et épigastrique pendant cinq minutes, puis la petite éponge électrode ordinaire. On commence par promener l'électrode de haut en bas, de gauche à droite sur la région gastrique (quelquefois, surtout s'il y a constipation, on passe l'électrode sur la région du colon — ascendant, transverse, descendant — en commençant toujours par la région iliaque droite pour finir à la région iliaque gauche (temps, deux minutes) ; puis on passe de la région gastrique de droite à gauche au dos et l'on reste une minute sur le côté gauche de la septième vertèbre dorsale. (A cet endroit on peut appliquer un courant assez fort, et la plupart des malades éprouvent une légère sensation dans l'intérieur de l'estomac ; il leur est assez difficile de décrire cette sensation ; les uns disent qu'ils sentent comme un tiraillement, d'autres comme un poids, d'autres enfin comme un pincement. Tous rapportent cette sensation

---

(1) MAX EINHORN, Therapeutic results of direct electrization of the stomach (*Medical Record*, 30 janvier et 6 février 1892). — Further experiences with direct electrization of the stomach (*New York Medical Journal*, 8 juillet 1893).

à l'estomac et la localisent à différentes hauteurs de la paroi abdominale). On revient alors en avant pour promener l'électrode doucement de haut en bas sur la région gastrique pendant deux minutes, en diminuant graduellement le courant, puis la séance est terminée. Le courant doit être assez fort pour produire des contractions distinctes des parois abdominales; mais il ne faut pas qu'il cause de la douleur aux malades.

Gastro-galvanisation. — Pôle négatif dans l'estomac; petite éponge pour l'autre électrode. Durée, huit minutes. D'abord, deux minutes au-dessous de l'apophyse ensiforme (pendant la première minute on augmente graduellement le courant jusqu'à la force nécessaire), puis on promène l'électrode pendant trois minutes de haut en bas sur la région gastrique. Après cela, on passe au dos et on reste une minute sur le côté gauche de la septième vertèbre dorsale, on revient en avant pour promener l'électrode sur la région gastrique pendant une minute, et l'on reste tranquille une minute au-dessous de l'apophyse ensiforme. Pendant ce temps on affaiblit le courant graduellement et la séance est terminée; la force du courant est ordinairement de quinze à vingt milliampères.

Quand on retire l'électrode, on sent une résistance à l'entrée de l'œsophage; il ne faut pas tirer l'électrode avec force. Il n'y a qu'à faire faire au malade deux ou trois mouvements de déglutition, et saisir le moment où le larynx remonte et que le passage devient libre pour retirer l'électrode, ce qui peut se faire alors très facilement. Ordinairement je fais l'électrisation tous les deux jours au commencement du traitement; après — c'est-à-dire après deux ou trois semaines — deux fois par semaine pendant environ trois semaines, et puis une fois par semaine pendant quelque temps. Généralement, je commence à diminuer le nombre des séances quand je remarque une amélioration sensible dans l'état du malade. Même après la complète disparition des symptômes il est bon de continuer l'électrisation (une fois par semaine) pendant quelque temps.

L'électrisation directe de l'estomac au moyen de l'électrode *déglutable* est très simple et commode pour le malade et le médecin, et, il me semble, aussi facile à appliquer que l'électrisation à travers la peau. Après la première application, l'introduction de l'électrode est beaucoup plus facile, le malade s'habituant à ce procédé.

Le principal avantage de l'électrode qui s'avale consiste : 1° en ce que l'on peut appliquer cette méthode aux personnes qui ne sont pas habituées au tube stomacal ; et 2° en ce que le fil mince ne cause aucune sensation désagréable au malade pendant toute la durée de la séance électrique et ne provoque pas la salivation. Un autre avantage de cette électrode est de pouvoir être avalée même dans les cas où l'on soupçonne un ulcère de l'estomac, tandis que l'ancienne électrode stomacale ne peut s'introduire chez ces malades, de peur de causer une perforation.

Au moyen de l'électrode *déglutable* un traitement électrique régulier de l'estomac devient possible dans beaucoup de cas et facile dans tous.

J'ai fait une étude approfondie des effets physiologiques de l'électrisation directe de l'estomac, et j'en ai publié les résultats dans plusieurs journaux. De mes expériences je tire les conclusions suivantes :

1. La faradisation directe de l'estomac augmente la

sécrétion gastrique (*a*) pendant l'application de l'électricité et aussi (*b*) après pendant une courte période.

2. La galvanisation directe de l'estomac avec le pôle négatif dans l'organe diminue la sécrétion gastrique dans la plupart des cas.

3. La faradisation directe comme la galvanisation de l'estomac augmente la faculté absorbante de cet organe.

Quant à la thérapeutique, voici mes conclusions :

1. La gastro-électrisation directe est un agent puissant dans des maladies chroniques (non malignes) de l'estomac.

2. La gastro-faradisation directe rend beaucoup de services dans la plupart des maladies chroniques de l'estomac. Les résultats favorables se montrent clairement et rapidement dans les cas de dilatation de l'estomac qui ne sont pas causés par l'obstruction du pylore mais seulement par le relâchement de la tunique musculaire de l'estomac. Ici la gastro-faradisation est utile, qu'il y ait ou non dans ces cas de l'acidité du contenu de l'estomac à un degré excessif ou modéré. La faradisation influence d'une façon très favorable les cas de relâchement du cardia (éructation), et aussi les cas de relâchement du pylore (présence de sécrétion biliaire dans l'estomac). Dans ces cas les résultats ont été le plus remarquable d'autant plus que, outre l'amélioration subjective du malade, l'examen objectif démontra en même temps l'absence de bile dans le contenu de l'estomac.

3. La gastro-galvanisation est presque un moyen souverain pour combattre les gastralgies graves et les plus invétérées, quelle que soit leur origine, soit qu'elles

soient de nature nerveuse ou causées par un ulcère cicatrisé de l'estomac.

4. La gastro-galvanisation exerce aussi une influence favorable sur plusieurs affections du cœur compliquées de gastralgie.

Quant aux effets du courant sur les maladies de l'estomac, il est très difficile de donner une explication théorique complète. Je suis parfaitement d'accord avec Stockton (1), qui dit : « Je ne saurais dire exactement quel est le rôle joué par la faradisation ; je ne sais si c'est un sédatif ou un stimulant gastrique. C'est une simple étude que j'ai faite, et les résultats étaient si favorables que j'ai appliqué le faradisme à des cas de nature en apparence contradictoire, et j'en ai conclu que la plupart des névroses gastriques dépendent d'une cause commune — une innervation imparfaite de l'estomac ; que l'électricité améliore cette innervation, et par conséquent fait disparaître la cause et les conditions qui, d'abord, semblaient si contradictoires. »

En thérapeutique le principal facteur pour déterminer l'efficacité d'un mode de traitement est et sera l'expérience empirique. Pour cette raison je ne crois pas qu'il soit nécessaire d'entrer dans de plus longs détails sur la manière dont les courants électriques agissent sur l'organisme humain. Les succès nombreux obtenus pour ce mode de traitement garantissent son usage général dans la pratique.

Depuis que j'ai publié mes observations sur l'électricité directe de l'estomac beaucoup d'auteurs, aussi bien aux États-Unis qu'en France et en Allemagne, ont fait

______

(1) CHARLES G. STOCKTON, Clinical results of Gastric faradization (*American Journal of the Medical Sciences*, 1890, p. 20).

usage de ce mode de traitement et l'ont chaudement recommandé. Ainsi, Stockton, Ewald, Ravé (1) A. A. Jones (2), D. D. Stewart (3) Rosenheim (4) Brock (5), Goldschmidt (6) et d'autres ont publié les bons résultats qu'ils ont obtenus avec l'électrisation intra-gastrique. Ewald approuve la forme de mon électrode, mais il la trouve difficile à introduire dans l'estomac des malades. Pour cette raison il a modifié mon électrode et se sert d'un tube de caoutchouc plus gros pour entourer le fil conducteur : le tube correspond au n° 13 Charrière et est d'environ 1 mm. et demi d'épaisseur. Je n'ai cependant pas trouvé que l'introduction de l'électrode *déglutable* dans l'estomac offrît la moindre difficulté.

Le principal est de mettre l'électrode assez au fond dans le pharynx et de faire boire alors le malade. Il faut qu'il boive lentement environ un verre plein d'eau, et on lui parle pour distraire son attention de l'acte qu'il est en train de faire. L'électrode généralement arrive vite à l'estomac, et rarement elle reste dans l'isthme du gosier. Si ce cas se présente, on fait manger au malade un petit morceau de pain et boire de l'eau ; l'électrode sera alors entraînée dans l'estomac par le pain.

Dans le cas très rare où l'on ne peut introduire l'électrode *déglutable*, il est toujours temps de la remplacer par l'électrode modifiée d'Ewald.

(1) J. Ravé, Contribution à l'étude du traitement des dyspepsies par l'électricité. Paris 1893.

(2) Allen A. Jones, *Medical Record*, 13 juin 1891.

(3) D. D. Stewart, *Therap. Gazette*, 1893, p. 744.

(4) Rosenheim, *Berliner klinik.*, mai 1894.

(5) Brock, *Therap. Monatschrifle*, 1895, p. 275.

(6) Goldschmidt, Ueber den Einfluss der Electricität auf den gesunden und kranken menschlichen Magen (*Deusch. Arch. f. klin. Méd.*, vol. XV, p. 295).

Wégele (1) a dernièrement proposé une nouvelle électrode gastrique qu'il appelle électrode spirale. Comme cette électrode ne peut être employée qu'à l'aide d'un tube stomacal, elle n'a pas le moindre avantage sur les électrodes anciennes ordinaires, car le principal perfectionnement qu'offre l'électrode *déglutable* est de pouvoir se passer du tube stomacal pour l'application de l'électricité (2).

(1) Wegele, *Therap. Monatshrifte*, 1885, p. 195.

(2) Le massage interne de l'estomac a été récemment proposé par le Dr Fenton B. Turck, de Chicago, Illinois, au moyen de sa *gyromèle* ou *sonde rotatoire*. Cet instrument consiste en un fil flexible au bout duquel est attachée une éponge recouvrant un ressort en spirale que l'on peut enlever et remplacer à volonté. Le fil passe dans un tube en caoutchouc, et celui-ci, à son tour est attaché à un appareil rotatoire pour faire tourner l'éponge.

CHAPITRE V

MALADIES ORGANIQUES AVEC LÉSIONS CONSTANTES. CATARRHE GASTRIQUE AIGU ET CHRONIQUE.

I. — GASTRITE AIGUË.

Synonymes. — Gastrite glandulaire aiguë ; catarrhe gastrique aigu ; *catarrhus ventriculi acutus*.

Définition. — Inflammation de la membrane muqueuse de l'estomac, ayant pour résultats des troubles de la digestion. La gastrite aiguë peut se diviser en trois formes comme suit : gastrite aiguë simple, gastrite phlegmoneuse, et gastrite toxique.

GASTRITE AIGUE SIMPLE OU CATARRHE GASTRIQUE AIGU.

Étiologie. — Le catarrhe gastrique aigu est une des maladies que le médecin rencontre le plus fréquemment dans sa pratique ; il se produit à tout âge et dans toutes les classes de la société. Il peut être attribué généralement à des écarts de régime, la cause principale étant une quantité anormale d'ingesta. L'irritation suivie d'inflammation de l'estomac est souvent le résultat de l'usage de boissons très chaudes, mais surtout glacées, ou d'aliments fermentés ou trop épicés. Les aliments imparfaitement mastiqués et avalés en gros morceaux peuvent déranger l'estomac d'une façon mécanique et causer de l'inflammation. Le même effet est produit par beaucoup de substances irritantes, comme, par exemple, l'alcool, le beurre rance, etc.

La sensibilité de l'estomac n'est pas toujours la même. Une des causes citées plus haut peut produire un état catarrhal chez une personne, et sur beaucoup d'autres elle n'aura aucune influence. La tendance au catarrhe aigu de l'estomac varie beaucoup chez les individus et dans les familles. Il y a des personnes qui ont une certaine prédisposition à cette affection, ce que l'on désigne par cette expression *estomac délicat*. Cela se voit souvent chez les femmes anémiques, les personnes âgées et les valétudinaires. La question de savoir si le catarrhe aigu gastrique a ou non une origine infectieuse n'a pas encore été élucidée. L'apparence épidémique de cette affection à certaines époques parle en faveur de cette supposition, que Lebert (1) et Oser (2) ont été les premiers à émettre. Cependant, on n'a pas trouvé dans l'estomac de micro-organismes pour corroborer cette théorie. Outre les causes citées plus haut, le catarrhe gastrique aigu a pour origine indirecte toutes les maladies aiguës infectieuses, qu'il accompagne ordinairement.

Anatomie pathologique. — Comme la gastrite par elle-même ne cause presque jamais la mort, et que, d'un autre côté, après la mort, l'estomac subit vite un changement complet qui détruit l'état antérieur, on ne peut étudier qu'avec la plus grande difficulté l'histologie de cette affection de l'estomac. Même aujourd'hui

(1) Lebert, Die Krankheiten des Magens, Tübingen, 1878, p. 29.
(2) Oser, Magenkrankheiten (*Eulenburg's Realencyclopædia*, vol. XII, p. 410).

nous n'avons pas de meilleure description de l'aspect macroscopique de l'inflammation de cet organe que celle donnée il y a près de soixante-dix ans par Beaumont (1) dans les observations qu'il fit sur le Canadien bien connu, Saint-Martin, et sa fistule gastrique. La membrane muqueuse paraît entièrement ou partiellement gonflée et rouge, et apparaît çà et là marquée de formations sacculaires. Le suc gastrique est sécrété en moindre quantité et des mucosités couvrent la surface. La portion pylorique, généralement, est plus affectée, et il y a une extravasation de sang plus ou moins étendue. La sécrétion est seulement faiblement acide ou neutre, ou même alcaline.

Au microscope, on trouve que les cellules principales sont devenues plus granulées, qu'elles ont subi une dégénérescence graisseuse partielle et qu'elles sont comme ratatinées. Il n'y a pas de distinction possible entre les cellules principales et les cellules pariétales. Dans le tissu interglandulaire on trouve un grand nombre de cellules rondes ; on les trouve aussi entre les cellules épithéliales et elles paraissent errer vers la surface. Ces cellules rondes, selon Sachs (2), donnent un tableau distinct de la karyokinèse.

Symptomatologie. — Immédiatement après un écart manifeste de régime on éprouve tout d'abord une sensation de pesanteur au creux de l'estomac ; plus tard, une sensation de plénitude. Il y a un besoin d'éructer et de la difficulté à le faire. Après avoir éructé, le ma-

---

(1) BEAUMONT, *loc. cit.*

(2) A. SACHS, Zur Kenntniss der magenschleimhaut in Krankhaften Zuständen (*Arch. f. experim. pathologie*, Bd. XXII, heft 3, et Bd. XXIV, heft 1 et 2).

lade se sent mieux pendant quelque temps, mais bientôt la sensation de pesanteur reparaît. Cet état peut persister sans changement pendant quelques jours, et puis il disparaît graduellement. C'est là une forme bénigne du catarrhe aigu. Souvent, cependant, nous nous trouvons en présence de symptômes plus alarmants. Au commencement il peut exister des nausées, une sensation de poids, et des douleurs légères à la région gastrique, un fort mal de tête ; quelquefois il y a élévation de la température, plus tard des vomissements, une anorexie extrême, de la constipation ou de la diarrhée. Bientôt les symptômes s'amendent, et ne se montrent que sous la forme bénigne décrite plus haut.

Objectivement la région gastrique paraît gonflée, et est sensible à la pression. La langue est très chargée, et on a un goût pâteux. S'il survient des vomissements, les matières rejetées ne contiennent pas d'acide chlorhydrique libre, leur réaction est légèrement acide, neutre ou alcaline, et elles sont mélangées souvent avec une grande quantité de mucosités.

L'affection est de courte durée, généralement de un à trois jours. Les cas plus sérieux commencent par une élévation de température soudaine (102° à 104° F. 39° à 40° C.) qui peut s'accompagner de frissons. Dans ces cas les symptômes gastriques peuvent être moins marqués que les symptômes causés par la fièvre. Après une courte période, cependant, les symptômes gastriques deviennent plus prononcés.

Il n'est pas rare de voir le processus inflammatoire de l'estomac s'étendre aux intestins et causer de la constipation ou de la diarrhée. L'affection peut aussi gagner le vésicule biliaire, et donner lieu à de l'ictère.

Dans la forme fébrile de la gastrite il survient souvent de l'herpès labialis.

Diagnostic. — Il est facile de faire le diagnostic dans les cas qui ne s'accompagnent pas de fièvre, et dont la cause est apparente. L'analyse du contenu de l'estomac ou des matières vomies donne une diminution marquée de la sécrétion du suc gastrique. Une gastrite aiguë avec fièvre est quelquefois difficile à diagnostiquer. Comme l'on sait, la plupart des maladies infectieuses s'accompagnent de catarrhe gastrique au début, mais on peut les exclure facilement par l'absence de leurs symptômes pathognomiques. Il est moins facile de faire le diagnostic différentiel entre une fièvre typhoïde qui débute et le catarrhe aigu gastrique. Par le fait, la distinction entre ces deux états est quelquefois presque impossible pendant le premier et le second jour de la maladie.

Voici quelques points qui peuvent servir pour le diagnostic différentiel de ces deux états : dans la fièvre typhoïde, la température est caractérisée par son élévation graduelle, tandis que dans le catarrhe gastrique la température s'élève presque brusquement ; on peut avoir dès le premier moment une température de 103° ou 104° F. (39° ou 40° C.). La rémission dans le catarrhe gastrique sera également plus prononcée. La présence de l'herpès labialis parle en faveur du catarrhe gastrique, tandis que la réaction diazo d'Ehrlich dans l'urine indiquera une fièvre typhoïde. La réaction de Widal servira aussi pour le diagnostic.

Des calculs biliaires qui ne causent pas de trop fortes douleurs, et sans ictère, peuvent quelquefois simuler un catarrhe gastrique. Pareille erreur de diagnostic arrive cependant rarement, et généralement il est facile de différentier ces deux états.

Pronostic. — Le pronostic du catarrhe gastrique est très favorable excepté chez les personnes très âgées et chez les valétudinaires, chez qui le processus peut causer des complications sérieuses.

Traitement. — C'est dans cette affection qu'on voit mieux la *vis medicatrix naturæ.* Pour se débarrasser des substances indigestes, l'estomac se vide lui-même soit par le vomissement, soit en transférant son contenu dans le petit intestin, qui à son tour s'en débarrasse par la diarrhée. L'anorexie empêche le malade de manger, et c'est ainsi que l'estomac se repose et se rétablit bientôt.

Dans notre traitement nous avons à imiter ou plutôt à aider la nature. S'il ne se produit pas de vomissements spontanés, s'il y a des douleurs et une sensation de pesanteur à l'estomac, si la percussion sur la région gastrique donne de la matité, s'il y a des renvois avec des gaz sentant mauvais, nous pouvons être certains que tous ces symptômes sont causés par des aliments décomposés dans l'estomac. Il faut donc chercher le moyen d'enlever ces matières gênantes. Le lavage de l'estomac est le meilleur moyen à employer dans ce but. Au lieu du lavage on peut faire boire au malade un verre ou même deux verres d'eau chaude où l'on a fait dissoudre une petite quantité de sel, et on lui chatouille la gorge avec une plume ou avec le doigt pour le faire vomir. On peut aussi lui faire prendre du thé de camomille de la même façon avant de provoquer le vomissement.

On donne rarement aujourd'hui des émétiques. Quand

il le faut il vaut mieux donner une injection sous-
cutanée d'apomorphine (la dose est d'un demi-centi-
gramme). Le tartre stibié et l'ipécacuanha ne doivent
être employés que chez les enfants. Après avoir vidé
l'estomac, on doit le laisser reposer pendant quelque
temps. Pendant les deux premiers jours de la maladie
on ne doit rien donner de substantiel à manger au malade. On peut lui faire prendre de l'eau de riz ou d'orge
passée ou du thé faible. Le troisième jour, aussitôt que
l'appétit reparaît, on permettra au malade de prendre
une soupe à l'eau (pain et eau chaude), de la tisane
d'orge ou d'avoine, de la soupe au riz, et peut-être un
œuf à la coque. Plus tard on peut ajouter à cette diète
du pain, du beurre et des huîtres. Si l'amélioration
continue, on commence le quatrième jour à donner de
la viande une fois par jour, et on revient ainsi peu à
peu au régime habituel. En général, on n'a pas besoin
de donner des médecines du tout. S'il y a de la constipation opiniâtre, et que les intestins n'aient pas fonc-
tionné pendant les deux premiers jours de la maladie,
on peut donner un purgatif. Une bonne dose de calomel
(50 centigr. à 1 gr.) administrée à la fois rend de grands
services. Ce médicament doit surtout être employé dans
la forme fébrile de la gastrite. S'il n'y a pas de fièvre,
des poudres de Seidlitz ou une bonne dose de citrate de
magnésie feront l'affaire.

Des cas rares, dans lesquels les symptômes se montrent sous une forme grave, peuvent exiger une attention spéciale. Une grande sensation de pesanteur et de
plénitude à la région gastrique après l'ingestion des
aliments peut être soulagée par de petites doses d'une
dilution d'acide chlorhydrique (dix gouttes dans un

verre d'eau, trois fois par jour, une demi-heure après les repas).

Quand il y a beaucoup de pyrosis, on peut soulager par la médication suivante :

℞ Magnésie calcinée..................
   Bicarbonate de soude.............. } ãã 10 grammes.
   Sucre en poudre ....
   Essence de menthe........... Q. S. pour parfumer.

M. F. pulv. D. scatulam. S. gros comme la pointe d'un couteau, toutes les deux heures.

Les douleurs vives peuvent être calmées par de petites doses de codéine :

℞ Phosphate de codéine............ . 1 décigramme.
   Aq. menth. pip................... 40 grammes.

S. Une petite cuillerée à café deux ou trois fois par jour.

GASTRITE PHLEGMONEUSE.

Synonymes. — Gastrite phlegmoneuse purulente; inflammation purulente de l'estomac.

Cette affection est ordinairement aiguë, et on la trouve très rarement à l'état subaigu. Le processus inflammatoire siège dans les tuniques musculaire et sous-muqueuse de l'estomac, différant en cela de la gastrite aiguë dans laquelle c'est la couche glandulaire qui est affectée. La gastrite phlegmoneuse est une maladie très rare et est plus fréquente chez l'homme que chez la femme. On en trouve deux formes : la forme primitive ou idiopathique et la forme métastatique. Quoique la cause exacte de la gastrite purulente primitive soit encore inconnue, les symptômes et le processus morbide justifient l'assertion qu'elle est due à un micro-organisme. La forme métastatique survient dans la pyémie et la fièvre puerpérale ou l'exanthème grave.

Anatomie pathologique. — Il peut y avoir soit un abcès circonscrit dans la paroi de l'estomac (gastrite phlegmoneuse circonscrite ou abcès de l'estomac), soit une infiltration purulente diffuse. Dans ce dernier cas, on trouve de nombreux petits abcès de la grosseur d'un pois ou d'une noisette; la muqueuse à leur niveau paraît gonflée. Les abcès sont dans la sous-muqueuse ou la musculaire et souvent s'étendent à la séreuse. Si le processus purulent s'étend plus loin, il peut y avoir perforation soit dans l'estomac, soit dans la cavité abdominale.

Symptomatologie. — Quand les symptômes dyspeptiques ont duré quelque temps, ou sans aucun trouble préalable, le malade éprouve tout à coup une douleur intense à la région gastrique. En même temps il a une vive sensation de brûlure dans l'estomac, une soif extrême, la langue sèche, et de l'anorexie complète. Ces symptômes s'accompagnent de fièvre (103°-105° F.-39° 40° C.) avec seulement de courtes intermissions. Quelquefois le début de la maladie s'annonce par des frissons. Le pouls est petit et irrégulier. La plupart du temps il y a des vomissements et des efforts pour vomir; les matières vomies consistent principalement en mucosités et en bile.

La région gastrique est très sensible à la pression. Il y a soit constipation, soit diarrhée (ce qui est généralement le cas). La maladie se termine presque toujours fatalement en très peu de temps (en quatre ou sept jours). Elle peut, cependant, durer deux semaines. La forme chronique se montre le plus souvent au cours d'un abcès gastrique.

Diagnostic. — Le diagnostic de cette affection peut à peine être fait pendant la vie. Si, en même temps que les symptômes ci-dessus, il y a augmentation de la résistance à la région gastrique avec douleur vive à la pression, il faut songer à une gastrite purulente.

Traitement. — Le traitement doit être symptomatique. Applications d'eau glacée sur l'abdomen, des sangsues, de fortes doses d'opium, ou des injections sous-cutanées de morphine, et, s'il y a collapsus, il faut employer le camphre, l'éther et les médicaments analogues.

GASTRITE TOXIQUE.

Parmi les substances vénéneuses qui affectent directement la membrane muqueuse de l'estomac, les suivantes méritent une mention spéciale : l'alcool, le phosphore, l'arsenic, le cyanure de potassium, le sublimé corrosif, le nitrobenzol, le chlorate de potasse, les acides minéraux concentrés (acides sulfurique, nitrique), et les alcalis caustiques. Les premières causent une gastrite aiguë intense. La membrane muqueuse devient gonflée et nécrosique à la surface, laissant au-dessous de petits points hémorragiques. Au microscope on trouve que les tibuli glandulaires ont subi la dégénérescence graisseuse. Le second groupe de poisons (acides et alcalis) agit bien différemment. Ils détruisent directement les parties avec lesquelles ils sont en contact, et c'est ainsi que la couche muqueuse tout entière peut être détruite; quelquefois, si le poison pénètre plus avant, la sous-muqueuse peut aussi être détruite, et la rupture de l'estomac peut se produire.

Symptomatologie. — Les symptômes sont plus ou moins marqués selon la quantité de poison pris. Il y a toujours à la région gastrique de la douleur qui s'accentue à la pression. Il y a très fréquemment des vomissements. Les matières vomies peuvent être mélangées avec du sang. Il y a toujours de la soif. Dans les cas graves le pouls devient petit, il y a de la cyanose, des sueurs froides, du coma, et la mort peut survenir dans le collapsus.

Dans d'autres cas, la maladie se prolonge un peu plus et il peut survenir une péritonite, de l'ictère, ou de l'hématurie causée par le poison circulant dans le sang. Dans les cas où la mort n'a pas lieu, un état semblable à celui de la gastrite subaiguë peut s'établir après que les symptômes aigus de l'empoisonnement ont été subjugués.

Quelquefois, mais rarement, il arrive que la membrane muqueuse de l'estomac est affectée à un tel point qu'elle peut s'atrophier complètement, et alors il en résulte une achylie gastrique. Dans les cas d'empoisonnement par les acides minéraux et les alcalis caustiques, il peut arriver qu'à la suite de quelque exfoliation ayant lieu près du cardia ou près du pylore il se produise un rétrécissement qui cause de sérieuses complications. Ce rétrécissement se forme fréquemment plus tard quand le malade s'imagine peut-être qu'il est entièrement débarrassé de son mal. Le rétrécissement du cardia cause de la dysphagie, et celui du pylore de l'ischochymie.

Diagnostic. — Le diagnostic se fait fréquemment en questionnant le malade, pourvu que celui-ci soit dans la possibilité de dire quelle espèce de poison il a pris. L'inspection de la bouche, de la langue et du pharynx peuvent nous faire soupçonner un empoisonnement par les acides minéraux ou les alcalis caustiques, car les deux causent des lésions manifestes (exfoliation) dans ces parties. L'examen des matières vomies aide souvent à découvrir la nature du poison.

Pronostic. — Le pronostic dépend surtout de la quantité de poison pris, et de l'état dans lequel on trouve le malade. En général, on doit considérer tous les cas d'empoisonnement comme très graves, car le rétablissement est douteux.

Traitement. — Dans tous les cas d'empoisonnement par les acides minéraux concentrés et les alcalis caustiques, le meilleur mode de traitement est de diluer le poison et, si possible, de le neutraliser. Ainsi on donne à boire au malade, dans le cas d'empoisonnement par un acide minéral, une solution de magnésie calcinée (100 gr. dans un demi-litre de lait); la magnésie neutralise l'acide. D'un autre côté, on prescrit une boisson composée d'une limonade ou d'une solution faible d'acide acétique (1 à 2 p. 100) dans le cas où le poison est un alcali caustique, parce que l'acide ainsi pris forme une combinaison inoffensive avec le poison. Dans les cas que nous venons de mentionner, on ne peut pas employer le lavage de peur de causer une perforation de l'estomac ; on ne doit pas non plus provoquer le vomissement, parce que le poison contenu dans l'estomac produirait de nouveaux désordres par son contact avec l'œsophage et la bouche.

Dans tous les autres cas d'empoisonnement (alcaloïdes et métaux) le mieux est toujours de faire le lavage aussitôt que possible, pour débarrasser l'estomac et l'organisme de la quantité de poison qui n'a pas encore pénétré dans le petit intestin. Quoique un émétique (comme l'apo-morphine) puisse être employé dans ce but, le lavage de l'estomac est préférable de toute façon, car il est le seul moyen de vider et de nettoyer complètement l'organe. Ce n'est point ici la place de parler de tous les antidotes que l'on peut employer dans ces cas. Le traitement subséquent dépend toujours des symptômes que présente chaque cas. Dans la péritonite il faut appliquer de la glace sur l'abdomen et donner franchement des opiacés. Le traitement du rétrécissement du cardia ou du pylore, qui résulte de ces accidents, doit être, dans la plupart des cas, chirurgical. Pour le cardia, on doit d'abord essayer la dilatation progressive au moyen de bougies.

2. — CATARRHE GASTRIQUE CHRONIQUE.
GASTRITE GLANDULAIRE CHRONIQUE.

Définition. — Inflammation chronique de la membrane muqueuse de l'estomac causant divers troubles de la digestion.

Anatomie pathologique. — La muqueuse est ordinairement couverte d'une couche épaisse de mucosités tenaces présentant une couleur gris jaune ou gris ardoise, tandis que quelques parties peuvent paraître d'un rouge intense. Ce dernier état se rencontre fréquemment dans le catarrhe secondaire causé par congestion. La muqueuse est souvent plus épaisse qu'à l'état normal, et forme des projections papillaires donnant lieu à ce qu'on appelle *l'état mamelonné.*

En général, c'est la partie pylorique de l'estomac qui est principalement affectée. Le processus inflammatoire peut, cependant, quelquefois s'étendre à toute la membrane muqueuse.

Dans quelques cas, la sous-muqueuse et la musculaire peuvent aussi subir des changements et paraître soit hypertrophiées, soit très atrophiées. Au microscope, les glandes paraissent souvent agrandies, avec des saillies sacculaires, et dilatées en forme de kyste. Les tubuli ont perdu leur arrangement normal régulier et présentent une ramification atypicale distincte. Les cellules glandulaires paraissent granulées et dans un état de dégénérescence graisseuse, et on ne peut plus reconnaître les cellules principales des cellules pariétales. Il se fait une abondante infiltration de petites cellules qui remplissent les espaces interglandulaires et qui séparent les glandes. Cette infiltration de petites cellules est surtout remarquable près de la surface de la membrane muqueuse. La couche superficielle de l'épithélium de la muqueuse est souvent défective. L'ouverture des glandes est souvent remplie d'une masse muqueuse pâle qui fait saillie contre le canal sans aucune membrane d'entourage. Selon Ewald (1) il y a là un état de catarrhe muqueux dans lequel la dégénérescence peut s'étendre jusqu'à la base des glandes, de sorte qu'à la place des cellules principales et pariétales ordinaires nous trouvons des cellules dans les états les plus variés de dégénérescence muciforme. Cet état s'observe surtout à la région pylorique. On peut trouver quelques cellules intactes, le mucus n'en remplissant qu'une pe-

(1) EWALD, *loc. cit.*, p. 318.

tite partie, tandis que le reste de la cellule est occupé par du protoplasme granulé et un grand noyau.

Dans d'autres, le mucus occupe la plus grande partie des cellules, encombre le protoplasme et aplatit le noyau contre sa base; dans d'autres encore, la membrane de la cellule s'est rompue, et le mucus s'est échappé dans le canal du conduit de la glande. Ewald n'a trouvé cette dégénérescence muciforme que dans les spécimens qu'on avait placés dans l'alcool pendant qu'ils étaient encore chauds. Dans des spécimens plus anciens, les conditions que nous venons de décrire n'ont pas pu être observées. J'ai eu l'occasion, chez un malade avec cancer du pylore, de trouver dans l'eau du lavage un petit morceau de la muqueuse de l'estomac ; elle fut mise de suite dans l'alcool, et au microscope je pus voir un bel exemple de dégénérescence muciforme (Voy. fig. 27).

Le processus inflammatoire, quand il a duré longtemps, peut avoir pour résultat la destruction totale de la couche glandulaire de l'organe tout entier, causant ainsi ce que l'on a appelé atrophie de l'estomac ou *anadenia ventriculi* (Ewald). Deux processus différents donnent lieu à cet état final.

Le premier est une dégénérescence graisseuse qui détruit la glande, le processus allant de la surface à l'intérieur. Tandis qu'à la période commençante on ne trouve pas de glandes à la surface de la muqueuse, il y a encore des kystes glandulaires situés près de la sous-muqueuse. Plus tard, ces mêmes kystes glandulaires disparaissent, et toute la muqueuse se compose presque entièrement de cellules rondes. Selon Ewald, on rencontre ce processus surtout dans les cas où l'organe entier est plus ou moins dilaté et les parois amincies.

La sous-muqueuse a subi aussi en partie un changement, la tunique musculaire étant beaucoup plus
mince.

Le second processus prend son origine dans la sous-
muqueuse, et va des couches profondes à la surface de
l'estomac. Ici ce sont les éléments fibreux qui jouent le
plus grand rôle. Le processus inflammatoire donne lieu
à la formation de tissu fibreux qui se développe autour
des glandes et les enserre en partie. Les glandes sont
aussi finalement détruites et remplacées par du tissu
fibreux. En général, on trouve cet état dans les estomacs
qui sont plus petits qu'à l'ordinaire et qui présentent
un épaississement de leurs parois. Dans ce cas, la
dimension de l'organe peut être réduite à celle d'une
grosse poire et les parois peuvent atteindre une épaisseur d'environ 1 ou 2 centimètres. Brinton (1) a appelé
cet état « cirrhose de l'estomac », et les Français le
désignent par « sclérose de l'estomac ». Cette cirrhose
de l'estomac, cependant, peut être associée avec le premier processus décrit, comme le démontre clairement
le dessin ci-joint d'un cas venu à mon observation
(fig. 47).

Étiologie. — On rencontre le catarrhe chronique de
l'estomac plus souvent chez l'homme que chez la femme.
Un mode de vie irrationnel en est la cause fréquente.
Manger vite, la mastication imparfaite des aliments qui
en résulte, la surcharge de l'estomac par une trop
grande quantité d'aliments, les plats fortement épicés,
les boissons glacées ont une tendance à irriter l'estomac
et à amener un état catarrhal de cet organe. Aux États-

_____

(1) W. Brinton, Diseases of the stomach.

Unis, boire glacé et manger vite sont les deux principales causes de ce qu'on appelle *la dyspepsie américaine*.

Le thé et le café pris en grandes quantités causent,

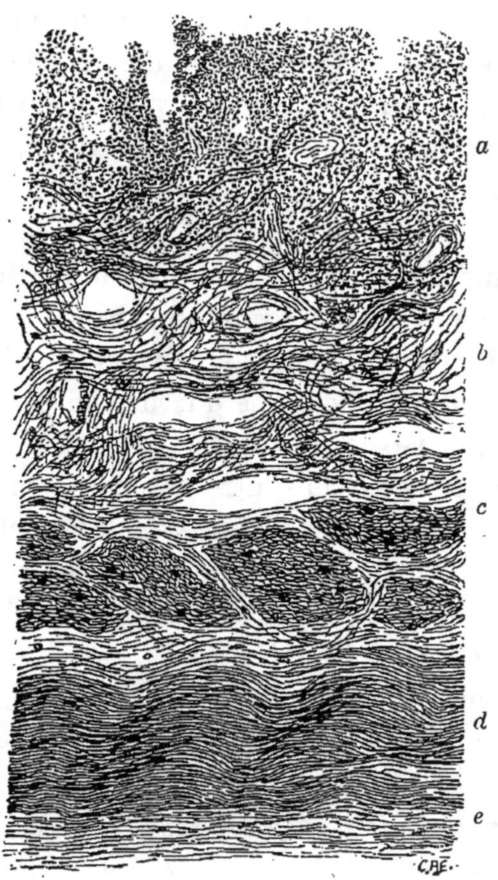

Fig. 47. — Section transversale de la paroi de l'estomac (de A. G. avec achylie gastrique), montrant la relation entre les couches : *a*, muqueuse; *b*, sous-muqueuse; *c*, *d*, musculaire; *e*, séreuse. Il n'y a pas de glandes dans la muqueuse. × 60.

dit-on, aussi cette affection. Les boissons alcooliques, surtout les fortes comme le whiskey ou les liqueurs (parmi celles-ci, les amers stomachiques aussi), et l'abus du tabac (fumer et chiquer, surtout ce dernier) donnent fréquemment lieu à cette affection. Mais il peut se développer un catarrhe chronique de l'estomac même chez les personnes menant une vie régulière, soit après des attaques souvent répétées de la forme aiguë, soit après le rétablissement d'une maladie infectieuse très grave. C'est ainsi que souvent on peut faire remonter l'origine de cette affection à la fièvre typhoïde. Une bouche malsaine, et surtout des dents mal soignées, peuvent produire une gastrite, car dans ces conditions les aliments ne peuvent pas être bien mâchés d'une part, et, d'autre part, s'impreignant de produits de décomposition ayant leur origine dans les dents cariées, deviennent ainsi une cause d'irritation pour la membrane muqueuse de l'estomac. Le catarrhe gastrique chronique se trouve en outre associé, comme trouble secondaire, à beaucoup d'autres maladies chroniques; ainsi, par exemple, toutes les affections pulmonaires et cardiaques, les troubles du foie et des reins se trouvent fréquemment compliqués de gastrite chronique.

De même, quelques maladies constitutionnelles, comme la goutte et le diabète, sont souvent associées à la gastrite.

Symptomatologie. — En général, la maladie se développe très lentement. Les symptômes initiaux ne sont pas bien marqués. Après avoir persisté ainsi pendant longtemps, les troubles deviennent plus prononcés, et il s'établit une série de symptômes très variés. Les malades se plaignent souvent d'un goût anormal dans la bouche; pour les uns, c'est un goût salé; pour d'autres, c'est un goût de bouillie; et, dans quelques cas, un goût aigre. L'appétit est ordinairement diminué; ou, s'il existe, la satiété arrive après quelques bouchées. Après les repas, le malade éprouve une sensation de plénitude à la région gastrique et se sent oppressé. Ces symptômes, à un degré plus accentué, donnent quelquefois naissance à d'autres plus alarmants.

Le malade se plaint de palpitations de cœur et de manque de respiration (asthme dyspeptique). Quelquefois il y a des vertiges qui sont parfois si prononcés que le malade ne peut pas rester debout et est obligé de s'asseoir ou de se coucher. Les éructations calment l'oppression, mais elles peuvent devenir si fréquentes qu'elles tourmentent le malade. Par le fait, les éructations constituent un des symptômes les plus fréquents du catarrhe chronique de l'estomac. En général, le gaz des éructations est sans odeur, très rarement, cependant, il peut avoir une odeur désagréable.

Douleur. — Généralement il n'y a pas de douleur intense, il n'y a qu'une sensation de malaise et de la sensibilité à la région gastrique qui peut augmenter après les repas, surtout après l'ingestion d'aliments difficiles à digérer.

Pyrosis. — Le malade peut éprouver une sensation de brûlure au creux de l'estomac. Dans ce cas, du liquide aigre, seul ou mélangé à des aliments revient souvent par l'œsophage dans la bouche (régurgitation).

Vomissements. — Les vomissements ne sont pas très fréquents dans le catarrhe gastrique. La plupart du temps ils ont lieu après le repas du matin ou le matin au lever. Dans ce dernier cas, les matières rejetées sont en très petite quantité, et consistent en un liquide ressemblant à de l'eau et contenant surtout du mucus. On observe plus fréquemment des nausées.

État des intestins. — Les intestins présentent souvent un état anormal; il y a soit beaucoup de constipation, ce qui est presque la règle, soit de la diarrhée, ou bien des périodes de diarrhée alternant avec des périodes de constipation.

Urine. — L'urine est rare et contient souvent des dépôts de phosphates et d'urates.

Symptômes généraux. — Les malades se sentent languissants et ont peu d'envie d'aller à leur travail. Souvent leur activité mentale est affaiblie. Ils se plaignent de maux de tête, surtout le matin, et d'une grande sensation de lourdeur dans les membres. Ils ont souvent envie de bâiller et se plaignent de ne pas pouvoir respirer aussi profondément qu'ils le voudraient. Dans quelques cas la salivation est augmentée. Quelquefois les malades ont une sensation constante d'irritation dans la gorge, qu'ils essayent de faire passer en toussant d'une façon dure et sèche.

Signes objectifs. — L'aspect général du malade est ordinairement très bon. Il a l'air bien nourri et possède habituellement un bon pannicule adipeux. Quelques malades ont un cercle noir autour des yeux, quoiqu'ils soient bien nourris. Ils ont fréquemment froid aux mains et aux pieds et se refroidissent facilement. Il y a, cependant, des exceptions à cette règle, et l'on voit quelquefois des malades qui ont perdu considérablement de leur poids et qui paraissent très amaigris et émaciés.

La *langue* est en général chargée d'une couche assez épaisse, grisâtre et humide et sur ses bords on voit la marque des dents. Il n'y a pas de mauvaise odeur de la bouche, ou, s'il y en a, elle est due à quelque mauvais état des dents, du nez ou de la gorge.

La *région gastrique* paraît souvent gonflée. Elle est sensible à la palpation quoiqu'il n'y ait pas de vraie douleur. On peut produire facilement le bruit de clapotage quand l'estomac contient du liquide. Généralement les dimensions de l'organe ne sont pas augmentées.

Le contenu de l'estomac : une heure après le déjeuner d'épreuve d'Ewald le contenu de l'estomac dénote une diminution du degré d'acidité, et ne contient pas d'acide chlorhydrique libre, ou bien il le contient seulement en petite quantité. Les morceaux du petit pain ne sont pas aussi fins que dans les conditions normales. On y trouve toujours de la pepsine et de la présure; l'érythrodextrine s'y trouve seulement en petite quantité, tandis que l'achrodextrine et le sucre y sont en abondance. Le volume du contenu de l'estomac que l'on obtient après le déjeuner d'épreuve est soit normal, soit un peu plus grand (120 — 180 centimètres cubes). Chez quelques malades, il peut y avoir une grande quantité de mucosités, tandis que chez d'autres elles font défaut. Dans le premier cas, on désigne la gastrite par le nom de « gastrite chronique muqueuse ». Le mucus peut se reconnaître facilement dans le contenu de l'estomac par son aspect. Si l'on plonge une baguette en verre dans le liquide et qu'on la retire obliquement, une partie du mucus est soulevée en forme de cordons. Le contenu de l'estomac passe très doucement au travers d'un papier-filtre, et si l'on ajoute de l'acide acétique au produit du filtrage, celui-ci devient trouble. A jeun, l'estomac est vide, ou bien il contient seulement quelques centimètres cubes d'un liquide trouble, consistant en mucosités, et ayant une réaction alcaline, neutre ou acide. Dans ce dernier cas, on peut trouver de l'acide chlorhydrique libre en petite quantité. Au microscope, on constate la présence de beaucoup de cellules rondes et de quelques cellules épithéliales. Par le lavage de l'estomac à jeun, on obtient généralement dans l'eau du lavage une quantité plus ou moins considérable de mucus. Au lieu d'examiner le contenu de l'estomac, on peut se servir des matières vomies, s'il y a des vomissements, pour faire l'analyse chimique du suc gastrique. En général, les mêmes conditions prévaudront ici comme pour l'examen du contenu de l'estomac.

La *fonction motrice* de l'estomac n'est pas altérée, ou est seulement légèrement diminuée.

Absorption. — La plupart des auteurs prétendent que l'absorption est retardée. Il me semble, cependant, que cette règle ne s'applique pas à toutes les substances. En me rendant compte à l'aide de l'iodure de potassium du pouvoir absorbant dans plusieurs cas de catarrhe chronique de l'estomac, je n'ai pas trouvé une grande différence avec la normale.

Je citerai ici deux cas de catarrhe gastrique chronique, l'un représentant une forme légère de cette affection, et l'autre une forme plus avancée :

Cas I. — Mme L. W..., vingt-six ans, souffre depuis environ quatre ans de troubles digestifs se reproduisant fréquemment (mauvais appétit, douleur dans les régions gastrique et abdominale). Elle a été traitée par plusieurs médecins compétents, quelquefois avec de bons résultats. La santé générale de la malade s'altéra quelques mois avant qu'elle ne vînt me consulter; elle se plaignait, cependant, beaucoup plus depuis les six dernières semaines. Elle souffrait de douleurs à la région gastrique, et ne pouvait pas manger suffisamment, car à peine après avoir mangé un peu, elle éprouvait une sensation de serrement, comme si on la laçait; elle ne pouvait pas dormir, les gaz et les renvois la gênaient beaucoup ; pendant l'été elle avait considérablement maigri.

Au moment de l'examen : la malade paraît pâle et frêle; les lèvres et les joues sont pâles; la langue est chargée, les organes de la poitrine sont à l'état normal, les parois abdominales sont relâchées ; l'abdomen est légèrement distendu ; la région épigastrique est quelque peu douloureuse à la pression; on peut produire le bruit de clapotage au-dessous du bord des côtes gauches jusqu'à un point situé à trois travers de doigt au-dessus de l'ombilic.

Une heure après le déjeuner d'épreuve : $HCl = 0$; acide lactique $+$; acidité $= 60$; érythrodextrine $+$ beaucoup ; mucus présent.

A jeun, l'estomac est vide; le lavage amène très peu de mucosités.

Traitement : Noix vomique, HCl, gymnastique, lavages froids et frictions du corps, et gastrofaradisation directe.

Peu de temps après avoir commencé ce traitement, la malade se sentit mieux; elle pouvait manger davantage ; les douleurs diminuèrent d'intensité, et bientôt elles disparurent complètement. Pendant le traitement la malade engraissa de six à sept livres et prit bonne mine.

Cas II. — Henri K., trente-trois ans, souffrait depuis dix ou quinze ans de « crachements d'eau ». Par cette expression le malade voulait dire qu'avec les renvois tous les jours, ou au moins tous les deux jours, il lui venait de l'estomac dans la bouche une quantité considérable d'un liquide sans goût qu'il crachait. Quelquefois cela lui arrivait dix ou douze fois par jour. Pendant les huit ou neuf derniers mois le malade a eu ces crachements après chaque repas. L'appétit n'a jamais été bon, quoique le malade pût manger à chaque repas. Comme enfant il était fort et gros, mais depuis l'âge de douze ans il est resté maigre. Sommeil bon ; selles tous les deux jours, mais pas régulièrement. Depuis les treize dernières années il vomit de temps à autre (c'est-à-dire qu'il rejette le repas en entier). Avant de vomir le malade éprouve une sensation d'oppression.

L'examen physique des organes de la poitrine ne révèle rien d'anormal. L'estomac s'étend jusqu'à deux travers de doigts au-dessus de la symphyse, comme le démontrent des bruits de clapotage et l'examen à la lumière par la gastrodiaphanie.

Une heure après le déjeuner d'épreuve : $HCl = 0$; acidité $= 14$; présure ferment $+$. (Des examens répétés plusieurs fois ont donné les mêmes résultats.)

Marche et durée. — La gastrite chronique est de très longue durée.

Les exacerbations des symptômes sont très fréquentes, même lorsqu'on croit avoir subjugué complètement la maladie. Des écarts de régime peuvent surtout être cause d'une rechute. Un traitement rationnel fait disparaître tous ces symptômes, et le bien-être peut s'établir pendant des années et des années.

Diagnostic. — Pour le diagnostic de la gastrite chronique il faut faire attention aux points suivants :

1° La durée et les progrès de la maladie ;

2° Les symptômes décrits plus haut ;

3° La diminution de sécrétion du suc gastrique (acidité basse) qui, dans certains cas, peut être associée à une quantité anormale de mucus.

Diagnostic différentiel. — Il est très facile de distinguer la gastrite chronique primitive de la gastrite chronique secondaire. Cette dernière accompagne beaucoup de maladies organiques des organes vitaux. La découverte du mal principal fait reconnaître la véritable nature de la maladie. Il est plus difficile de différentier le catarrhe chronique gastrique d'autres lésions de l'estomac : ulcère, cancer, névrose, achylie gastrique. La gastrite chronique ne s'accompagne jamais de douleurs très intenses, ce qui contraste avec l'ulcère et le cancer. L'absence d'un point circonscrit douloureux à la pression dans la région gastrique est aussi contre l'hypothèse d'un ulcère. Il n'y a pas d'hématémèse, et en général pas d'émaciation marquée dans la gastrite chronique, tandis que l'on rencontre souvent ces deux symptômes dans l'ulcère et le cancer. Il est très difficile de différentier la gastrite chronique des névroses gastriques déprimantes. Les symptômes peuvent se ressembler dans les deux, surtout la diminution de la sécrétion gastrique. Ces névroses peuvent quelquefois se reconnaître par la découverte d'autres symptômes nerveux. Des changements subits dans l'état chimique du contenu de l'estomac parlent en faveur de l'existence d'une névrose. Des changements dans les symptômes subjectifs, leur disparition complète pendant quelques jours, puis leur réapparition subite soit sous la même forme qu'avant ou avec un changement, sont aussi caractéristique d'une névrose gastrique. D'un autre côté, dans la gastrite chronique il y a généralement plus ou moins de stabilité dans l'état du suc gastrique aussi bien que dans celui des autres symptômes. S'il y a des changements dans les sensations subjectives du malade, ils sont cependant moins brusques et moins prononcés que dans les névroses. L'achylie gastrique se reconnaît par la disparition totale du suc gastrique, c'est-à-dire par l'absence d'acide chlorhydrique et des deux ferments, présure et pepsine. Quoique la gastrite chronique puisse se terminer de la sorte (disparition du suc gastrique), il est cependant plus pratique de séparer l'achylie gastrique du catarrhe gastrique, car il y a plusieurs autres conditions qui conduisent à cette affection, et elle nécessite un traitement différent.

Pronostic. — Le pronostic d'une véritable gastrite chronique n'est pas mauvais. Un traitement rationnel réussit généralement à guérir, ou à améliorer sensiblement le malade. Le mal n'est pourtant pas de nature à être négligé ; dans une certaine mesure nous pouvons dire qu'il est d'autant plus sérieux qu'il y a moins de sécrétion dans l'estomac. Très fréquemment nous ne pouvons pas ramener l'estomac à son état normal de sécrétion, même si nous réussissons à combattre les symptômes subjectifs. Il peut y avoir des exacerbations et des rechutes. Pour cette raison on doit considérer la gastrite chronique comme une affection très désagréable.

Traitement. — La composition du régime est de première importance dans le traitement. Le régime à établir dépend de la gravité des symptômes. Au début, il faut choisir un régime léger. Le malade doit faire quatre ou cinq repas. Les aliments doivent être pris sous la forme liquide ou demi-liquide ; c'est-à-dire du lait, du kumyss, du matzoon, des soupes d'orge, de farine d'avoine, de riz préparées au lait ; bouillon de poulet avec un œuf battu ; des œufs à la coque ; purée de pommes de terre ; viande râpée, crue ou grillée ; du pain rôti, et du pain blanc français (pas trop frais) ; du beurre ; thé et cacao. La quantité d'aliments pour chaque repas ne doit être ni trop grande ni trop petite.

Voici un menu d'Ewald pour le catarrhe chronique gastrique :

8 *heures*. — 150 à 200 grammes de thé avec 75-100 grammes de pain blanc rassis, de rôtie ou zwieback.

10 *heures*. — 50 grammes de pain blanc, 10 grammes de beurre, 50 grammes de viande froide ou de jambon, de temps à autre un verre de vin léger ou un tiers de litre de lait.

2 *heures*. — 150-200 grammes d'eau, de lait ou de bouillon de viandes blanches, 100-125 grammes de viande ou de poisson, 80-100 grammes de légumes, 80 grammes de compote.

4 *ou* 5 *heures*. — Un quart à un tiers de litre de lait chaud (de temps à autre additionné de cacao ou de café).

7 *ou* 8 *heures*. — 200 grammes de soupe ou de bouillie, 50 grammes de pain blanc, 10 grammes de beurre.

De temps à autre, à 10 *heures*. — 50 grammes de pain de froment (biscuits secs ou zwieback), une tasse de thé.

Pour la première semaine de traitement voici quel est mon menu :

8 *heures :*

	Calories.
Deux œufs	160
60 grammes de pain blanc français	156
15 grammes de beurre	107
Une tasse de thé (100 grammes de thé, 150 grammes de lait)	101
10 grammes de sucre	40

10 heures et demie :

    Kumyss, matzoon ou lait, 250 grammes.......... 168
    Biscuits secs, 30 grammes..... 107
    Beurre, 20 grammes................... 163

Midi et demi :

    60 grammes de filet ou de blanc de poulet....... 72
    Purée de pommes de terre, ou riz épais, 100 gr.. 127
    60 grammes de pain blanc............... 153
    15 grammes de beurre...... 107
    Une tasse de cacao, 200 grammes.. 101

3 heures et demie :

    La même chose qu'à 10 heures et demie........ 438

6 heures et demie :

    Semoule, gruau, riz bouilli dans du lait, une as-
      siette, 250 grammes........................... 440
    Deux œufs brouillés...... 160
    Pain, 60 grammes............................ 156
    Beurre, 15 grammes.. 107

Quand le malade a suivi ce régime pendant une semaine ou deux, il faut le lui changer graduellement pour le régime approprié aux formes plus légères de gastrite chronique. Ici on appliquera la règle suivante : le régime doit correspondre autant que possible au mode ordinaire de vie. La distribution des repas doit être arrangée selon les habitudes qui prévalent là où le malade vit. Tous les aliments qui proviennent du règne végétal doivent être donnés en grande quantité, tandis que la quantité de viande doit être en quelque sorte limitée. Pour permettre au malade d'avoir une plus grande variété dans ses aliments, il vaut mieux ne point désigner ce qu'il doit manger, mais mentionner seulement ce qu'il doit éviter. Prohibez la viande avec des fibres coriaces, la viande d'animaux trop vieux ou la viande trop fraîche (tout de suite après l'abatage), la viande qui contient trop de graisse, comme le porc ; défendez les saucissons, les saucisses, le homard, le saumon, la salade de poulet, la mayonnaise, les concombres, les conserves au vinaigre, les choux, les boissons fortement alcooliques et les liqueurs. Il faut bien faire comprendre au malade qu'il doit bien mâcher les aliments, manger lentement, ne pas penser à ses affaires pendant les repas, et cesser de manger avant que la sensation de satiété apparaisse. Ce dernier avis n'est nécessaire que pour les personnes accoutumées à bien vivre.

Hygiène. — Outre le régime, il est important que le malade mène une vie hygiénique rationnelle. Les heures de travail ne doivent pas être trop longues, et l'on doit conseiller beaucoup d'exercice. Marcher, conduire, monter à cheval et à bicyclette, ramer sont des exercices qu'il faut beaucoup recommander. Il est cependant nécessaire de dire anx malades de ne pas se fatiguer. La gymnastique de chambre avec des appareils mécaniques est aussi indiquée. Je dis ordinairement aux malades de s'exercer le matin pendant environ dix minutes. Un bain froid d'éponge en se levant, et une bonne friction de la peau avec une serviette épaisse et rude sont excellents.

Il est encore important de veiller à ce que les malades vivent dans des chambres bien ventilées. Il faut leur défendre de rester longtemps dans des endroits où il y a beaucoup de fumée (cafés, restaurants).

Dans beaucoup de cas, le régime réglé et l'hygiène suffisent à améliorer l'état du malade. Les moyens directs, cependant, pour arriver à ce but, sont les quatre suivants :

1° Le lavage; 2° l'électricité; 3° les eaux minérales; 4° les médicaments.

1° *Lavage*. — Dans la plupart des cas de catarrhe gastrique chronique le lavage de l'estomac est fort avantageux. Il donne surtout d'excellents résultats dans la forme muqueuse de la gastrite. On doit le faire le matin quand le malade est à jeun, et employer de l'eau pure tiède. De temps à autre, on peut y ajouter une petite quantité de sel commun de table. Le lavage doit se faire tous les deux jours pendant deux ou trois semaines. Il ne faut pas le laisser faire au malade, car celui-ci serait enclin à en abuser.

2° *Électricité*. — Pour stimuler l'estomac, on a employé fréquemment le courant faradique. On a commencé par l'électrisation à travers la peau, plus tard on s'est servi de l'électrisation directe ou intragastrique. Pour l'électrisation à travers la peau on met sur l'abdomen une grande éponge électrode (18 sur 12 centimètres), qui couvre entièrement la région gastrique, et l'autre électrode, plus petite (environ 5 centimètres de diamètre), se place sur la gauche de la septième vertèbre dorsale.

L'électrisation intragastrique est bien plus avantageuse et par conséquent préférable à la méthode à travers la peau. Le courant arrive dans l'intérieur de l'estomac sans que sa force soit diminuée, tandis qu'à travers la peau la plus grande partie du courant se distribue à la peau et aux muscles de la cavité abdominale, et, si le courant arrive à la muqueuse gastrique, c'est seulement en partie. La méthode d'électrisation intragastrique a été décrite plus haut (page 153). Dans la gastrite chronique on doit employer le courant faradique. Au moyen de la faradisation intra-gastrique tous les symptômes subjectifs disparaissent, et si on continue le traitement pendant deux ou trois mois il y a souvent dans l'état du malade une amélioration qui persiste. Ce mode de traitement convient surtout dans les formes de catarrhe gastrique chronique où il n'y a pas beaucoup de mucosités dans l'estomac.

3° *Eaux minérales.* — Il y a beaucoup d'eaux minérales qui ont une influence salutaire marquée sur le catarrhe gastrique chronique. Beaucoup de malades allant prendre ces eaux sont améliorés ou guéris. Quoiqu'on puisse prendre ces eaux à la maison avec avantage, un séjour à la station même réunit, outre l'eau, bien d'autres avantages pour la cure: le repos parfait, l'absence de tous soucis, et le bon air fortifiant de la campagne.

Les eaux qui rendent le plus de services dans cette affection sont les suivantes :

1° Les eaux salines contenant du chlorure de sodium et peu ou beaucoup de gaz acide carbonique : Wiesbaden (Kochbrunnen, température 69° C. ; chlorure de sodium, 0,68 p. 100); Kissingen (Racoczi et Pandur, température, 10,7° C. ; chlorure de sodium 0,55 p. 100); Hombourg (Élisabethbrunnen, température, 10,6° C.; chlorure de sodium 0,98 p. 100); Soden (nombreuses sources de chlorure de sodium [0,24 — 1,4 p. 100] contenant du gaz acide carbonique à différentes températures [15° — 30° C.]); Saratoga (Source du Congress).

2° Les eaux salines alcalines contenant du sulfate de soude, du carbonate de soude, du chlorure de sodium et beaucoup de gaz acide carbonique : Carlsbad (il y a douze sources ayant chacune à peu près la même proportion de sels : sulfate de soude, 0,23 p. 100; bicarbonate de soude, 0,2 p. 100; chlorure de sodium, 0,1 p. 100; acide carbonique); Marienbad (Kreuzbrunnen et Ferdinandsbrunnen : sulfate de soude, 0,5 p. 100); Saratoga (source Hawthorne).

Dans la plupart des cas, il faut recommander le premier groupe d'eaux (salines). Le second groupe (salines alcalines) doit être employé pour les malades chez qui la constipation est le symptôme le plus marqué. L'usage de ces eaux ne doit cependant pas dépasser une période de temps trop longue. Les malades d'une nature nerveuse ne doivent pas faire usage de ces eaux purgatives. Les eaux salines et les eaux salines alcalines peuvent se prendre à la maison, si le malade ne peut pas aller aux sources. Le mieux est d'en boire un verre le matin de bonne heure en se levant, environ une heure avant le premier déjeuner.

4° *Médicaments.* — On employait les médicaments beaucoup plus autrefois qu'aujourd'hui dans le traitement du catarrhe gastrique chronique. A présent, nous avons appris à faire plus attention au régime, à l'hygiène et aux moyens mécaniques pour traiter l'estomac. Cependant, il est des cas où les médicaments rendent aussi des services. Parmi ces médicaments, l'acide chlorhydrique est un de ceux que l'on emploie le plus fréquemment dans cette affection.

Il est tout naturel de suppléer au défaut de suc gastrique par cet acide qui en forme le principal élément. Leube (1) introduisit le premier ce médicament dans la thérapeutique de la gastrite chronique, et Ewald (2) de

<hr>

(1) LEUBE, Die Krankheiten des Magens und Darms (*Ziemssen's, Handbuch der spec. patholog. und therapie*, Bd. VII, Heft 2, p. 75).
(2) EWALD, *loc. cit.*, p. 342.

même le recommande chaudement. Il dit : « Dans tous les cas où l'on trouve une diminution ou l'absence d'acide chlorhydrique, c'est-à-dire dans tous les cas de gastrite chronique, il est préférable de donner l'acide chlorhydrique, en dilution selon la pharmacopée, en grande quantité, et certainement à doses plus grandes qu'on ne l'avait recommandé jusqu'à présent. » La meilleure façon de faire prendre ce médicament est de le prescrire sous forme de gouttes, six à douze de la dilution d'acide chlorhydrique dans un verre d'eau, à prendre trois fois par jour une demi-heure après les repas, en ne faisant pas boire tout le verre d'un coup, mais par tiers à intervalles d'un quart d'heure ou d'une demi-heure. Ewald conseille des doses plus grandes, c'est-à-dire de quarante à soixante gouttes de la dilution d'acide chlorhydrique trois fois par jour.

On donnait et on donne encore très fréquemment de la pepsine en même temps que l'acide chlorhydrique à la dose d'un demi-gramme à peu près trois fois par jour. Cependant la plupart des auteurs n'accordent aucune efficacité à cette drogue, et pour deux raisons : 1° dans la plupart des cas, même lorsqu'il y a diminution de la sécrétion gastrique (acidité diminuée), la pepsine y est encore présente en quantité abondante ; 2° la plupart des pepsines que l'on trouve sur le marché sont loin d'avoir des propriétés digestives aussi puissantes que celles de la vraie pepsine de l'estomac.

Autrefois j'avais l'habitude d'employer l'acide chlorhydrique soit seul ou avec la pepsine. Dans ces dernières années j'ai abandonné complètement l'usage de la pepsine et restreint celui de l'acide chlorhydrique. La raison en est basée sur ceci : je crois que les moyens qui servent à la digestion et à l'utilisation des aliments par l'organisme ne sont certainement pas limités à l'estomac, mais que la principale partie de ce travail se fait dans les intestins. Il n'est, certes, pas nécessaire d'aider à la digestion par des moyens artificiels, d'autant plus qu'employés longtemps ils deviennent préjudiciables jusqu'à un certain point. Chaque organe se fortifie par l'activité et s'affaiblit par le manque d'exercice. Les aliments prédigérés, ou les médicaments, qui contiennent les principes actifs du suc gastrique et servent à remplacer le travail fait par l'estomac, ont à la longue pour effet de détériorer les fonctions gastriques. Plus on introduit du suc gastrique artificiel dans l'estomac, et plus la nourriture qu'on lui donne est fine et subtile, plus il s'affaiblit. Je ne suis pas partisan de l'usage fréquent de l'acide chlorhydrique et de la pepsine, mais je suis très en faveur de donner ce qu'on appelle les médicaments amers, condurango, quassia, gentiane, kino, columbo, et noix vomique, que l'on doit considérer comme des stimulants efficaces des fonctions gastriques. Quoique l'efficacité physiologique de ces drogues ait été disputée par plusieurs auteurs (Tschelzoff et Jaworski) (1), l'expérience empirique parle en leur faveur, et on ne doit certainement pas négliger leur usage. Il n'y a pas de doute que le condurango, le quassia et la noix vomique stimulent l'appétit, rendent l'estomac apte à recevoir plus d'aliments et augmentent ainsi la nutrition de l'organisme. Je donne habituellement l'extrait fluide de quassia, columbo ou condu-

---

(1) JAWORSKI, Experimenteller Beitrag zur Wirkung und therapeutischen Anwendung der Amara und der Galle (*Zeitschr. f. Therapie*, 1886, n° 23).

rango à la dose de vingt gouttes trois fois par jour, ou la teinture de noix vomique, soit seule à la dose de dix gouttes trois fois par jour ou en même temps que les drogues ci-dessus. Tous ces médicaments doivent se prendre environ un quart d'heure avant les repas dans une cuillerée à bouche d'eau ou de vin. Je donne souvent la créosote dans la gastrite des phtisiques :

℞ Créosote............................. 5 grammes.
  Teinture composée de gentiane........ 10 —

S. Huit gouttes dans un demi-verre de lait, trois fois par jour, une demi-heure après les repas.

On peut donner aussi de l'orexine dans le même but :

℞ Orexine-Base..................... 20 centigrammes.

D. En cachets t. d. n° 15. Sig. un cachet dans une tasse de bouillon une demi-heure avant les repas, deux fois par jour.

Le catarrhe gastrique chronique se trouve souvent associé à la constipation, et nous devons dire quelque chose sur la manière de traiter cette complication. En général, je dirai que moins on emploie de médicaments pour combattre cette affection, mieux cela vaut.

Les moyens utiles sont les suivants : il faut dire au malade d'aller au water-closet le matin à une certaine heure, d'éviter de faire trop d'efforts, de ne plus s'occuper de ses intestins de toute la journée, même s'il n'a pas eu de selle, et de ne pas aller au water-closet jusqu'au lendemain matin à moins qu'il n'en sente le vrai besoin. Fréquemment, ceci seul suffit après quelque temps à régler les intestins.

On peut aussi régler le régime de façon à faciliter les selles. Tous les aliments qui contiennent une grande proportion de cellulose (matière non digérée) augmentent la quantité des fèces, et par conséquent donnent lieu à un péristaltisme plus énergique du gros intestin. Tous les légumes (épinards, asperges, petits pois) et le pain de seigle sont donc fort à propos. Beaucoup d'acides organiques ont la propriété d'augmenter le péristaltisme intestinal. Presque tous les fruits contiennent une certaine quantité de ces acides organiques et agissent comme des purgatifs légers. Les poires cuites, les pommes cuites ou en compote, les pruneaux cuits sont souvent très efficaces. Ewald recommande un mélange de deux parties de prunes et une partie de figues sèches. Le goût en est agréable et l'action cathartique légère. On connaît bien l'effet laxatif d'une orange mangée le matin. A tous ces remèdes de régime alimentaire nous pouvons ajouter l'usage d'un verre d'eau très froide ou très chaude, ou d'un verre de lait en se levant à jeun. Il y a beaucoup de personnes chez qui un de ces derniers moyens produit une bonne selle.

Dans le cas où les remèdes de régime alimentaire dont nous venons de parler ne suffisent pas, l'administration d'un cathartique léger n'est point déplacée. La rhubarbe et la cascara sagrada sont le plus en usage. La première se donne soit en substance, ou sous la forme de teinture, 15 à 30 gouttes ; la seconde sous la forme d'extrait fluide, 15 à 25 gouttes, deux fois par jour. L'aloès et la podophylline ne doivent s'employer que pour les formes plus sérieuses de constipation. Je donne fréquemment les pilules suivantes :

℞ Podophylline...................... 30 centigrammes.
　Extrait de noix vomique........ ⎱
　Extrait de fève de Calabar...... ⎰ ãã 50　　—

M. f. cum extr. gentian. et pulv. liq. q. s. pil. n° 30. S. Une pilule deux fois par jour.

Ce qu'on appelle le thé de Hambourg est aussi très efficace.

Tous ces médicaments ne doivent pas être employés pendant trop longtemps, et les malades doivent toujours s'habituer à ne prendre que peu de ces remèdes, et finalement à s'en passer. Dans les cas d'atonie (faiblesse) du gros intestin, l'usage des lavements est indiqué. On injecte dans le rectum un litre d'eau tiède avec une cuillerée à café de sel, au moyen d'un sac en caoutchouc avec un long tube souple. Ces lavements doivent se prendre une fois par jour, toujours à la même heure, et pendant à peu près deux semaines. De temps en temps seulement on fera usage des suppositoires à la glycérine, ou de glycérine dans l'eau (une petite cuillerée à café pour quatre ou cinq cuillerées à bouche d'eau).

CHAPITRE VI

MALADIES ORGANIQUES AVEC LÉSIONS CONSTANTES (*Suite*).

ULCÈRE DE L'ESTOMAC.

Synonymes. — *Ulcus pepticum seu rodens*; *ulcus ventriculi rotundum*; ulcère simple; *ulcus ventriculi chronicum perforans.*

Définition. — L'ulcère de l'estomac est une maladie caractérisée par la destruction plus ou moins profonde de la membrane muqueuse de l'estomac, n'offrant aucune tendance à la cicatrisation, et accompagnée des symptômes suivants : douleurs, vomissements et hémorragies. Cruveilhier (1) en 1829 fut le premier à décrire cette affection.

Étiologie. — L'étiologie de l'ulcère de l'estomac n'a pas encore été définitivement élucidée. L'âge et le sexe semblent avoir une influence prépondérante sur son développement. Il est d'une fréquence assez commune. Selon Brinton (2) on le trouve (ouvert ou cicatrisé) environ dans la proportion de 5 p. 100 pour la généralité des morts. Il dit encore que l'ulcère est plus fréquent chez la femme que chez l'homme, la proportion étant presque de deux à un.

Par rapport à l'âge, les chances qu'a un individu

(1) Cruveilhier, *Anatamie pathologique*, 1829-1835, livraison X.
(2) W. Brinton, *loc. cit.*

d'avoir un ulcère de l'estomac, de nulles qu'elles sont à l'âge de dix ans, augmentent graduellement à un haut degré qui se maintient pendant la période de la vie moyenne, à la fin de laquelle elles augmentent encore pour atteindre le maximum à l'âge extrême de quatre-vingt-dix ans. L'ulcère de l'estomac est spécialement, quoique pas exclusivement, une maladie de l'âge moyen et de l'âge avancé. Selon Ewald (1), l'ulcère de l'estomac se produit entre vingt et quarante ans, tandis que sa mortalité est la plus grande entre quarante et soixante ans.

La fréquence de l'ulcère de l'estomac semble varier avec les différentes localités. Ainsi Berthold (2) donne pour Berlin la proportion de 2,7 p. 100 : Nolte pour Munich 1,23 ; Gries pour Kiel 8,3 ; Stark pour Copenhague 13. Von Sohlern (3) a dernièrement appelé l'attention sur ce fait que les montagnes Roen et les Alpes bavaroises (Allemagne), et la plus grande partie de la Russie sont presque exemptes d'ulcère de l'estomac. Il dit aussi que les habitants de ces régions vivent presque exclusivement d'un régime végétal. Comme ce régime est très riche en sels de potasse (il contient presque un tiers de plus de ce sel qu'un régime mixte), et que ce sont les globules rouges du sang que l'on peut considérer comme le principal moyen de transport de la potasse, von Sohlern prétend que c'est à cette augmentation de potasse qu'est due l'immunité relative des habitants en question pour

(1) C. A. EWALD, *loc. cit.*, p. 234.
(2) Cité par EWALD, Diseases of the stomach, p. 233.
(3) VON SOHLERN, Der Einfluss der Ernährung auf die Entstehung des Magengeschwürs (*Berl. klin. Wochenschr.*, 1889, n° 14).

l'ulcère de l'estomac. Se basant sur cette théorie, von Sohlern recommande l'administration des sels de potasse, et des aliments riches en matière végétale, comme mesure prophylactique contre l'ulcère. La théorie, cependant, ne se soutient pas, il manque l'examen du sang qui seul pourrait prouver l'exactitude de cette assertion.

Il a été dit de plus, spécialement par les auteurs anglais, que la fréquence de l'ulcère gastrique dépend beaucoup des professions. On croit que les cuisiniers sont spécialement sujets à cette maladie. Les cordonniers, les ouvriers en porcelaine sont cités comme souffrant aussi de l'ulcère gastrique. Ces assertions, cependant, ne sont pas basées sur des données correctes. L'opinion d'Ewald, par exemple, est que même chez les cuisiniers l'ulcère gastrique n'est pas plus commun que chez d'autres personnes.

De nombreux auteurs ont cherché à étudier l'étiologie de l'ulcère en faisant des expériences sur les animaux. Ils ont produit des lésions de la muqueuse gastrique en coupant un morceau de cette tunique ou en la soumettant au contact de différentes substances chimiques caustiques, mais les recherches de Griffini et Vassale (1) ont démontré que la muqueuse de l'estomac de ces animaux se guérit vite de la lésion produite expérimentalement et qu'après un court espace de temps elle est entièrement cicatrisée. Ces lésions aiguës de la membrane muqueuse ne peuvent pas s'appeler ulcères à proprement parler, car elles n'ont aucune tendance à s'étendre.

(1) GRIFFINI et VASSALE, Beiträge zur patholog. Anat., von ZIEGLER et NAUWERCK, Bd. III, Heft 5, p. 425.

De ces expériences on a conclu que dans la production de l'ulcère gastrique il doit y avoir non seulement une lésion de la muqueuse, mais aussi quelque anomalie dans l'état du sang. Quincke et Daettvyler (1) ont rendu des animaux anémiques par la phlébotomie et produit des lésions de la muqueuse gastrique. Dans ces conditions la lésion ne s'est point cicatrisée et il s'établit un état similaire au véritable ulcère. Chez quelques animaux la perforation même de l'ulcère eut lieu. Koch et Ewald (2) ont produit des hémorragies de l'estomac chez les animaux par la section de la moelle épinière. En introduisant dans leur estomac une solution d'acide chlorhydrique à 1/2 p. 100, des ulcères profonds se produisirent. Silbermann (3) introduisit dans la circulation des substances qui désagrégèrent les globules du sang et produisirent de l'hémoglobinhémie. Ici aussi la lésion artificielle de la muqueuse gastrique se cicatrisa tardivement, et présenta un aspect similaire au véritable ulcère. Il n'est pas douteux qu'on peut appliquer à l'homme les données acquises par l'expérimentation sur les animaux. Il se produit souvent chez l'homme des lésions aiguës de la muqueuse stomacale qui se cicatrisent très rapidement sans aucune suite fâcheuse.

Au point de vue clinique nous avons observé des cas de plaies de la région gastrique donnant lieu à une hémorragie par déchirement de la muqueuse de l'estomac. Cependant les malades se remettent en quel-

(1) GUINCKE et DAETTVYLER, *Correspondenzbl. f. Schweizer Aerzte,* 1875, p. 101.

(2) C. A. EWALD, Klinik der Verdauungskrankheiten, 1. Theil, 3. Aufl., p. 122.

(3) SILBERMANN, *Deutsche med. Wochenschr.,* 1886, n° 29.

ques jours sans présenter de symptômes gastriques plus tard. Les vieux écrits anglais mentionnent plusieurs cas de personnes ayant avalé des couteaux qui ont traversé toutes les voies digestives sans qu'on observât le moindre symptôme palpable. Un des cas les plus frappants est celui rapporté par le Dr Marcet (1) et mentionné par Ewald : « Dans l'année 1799 un matelot américain vit un jongleur au Havre faire le tour d'avaleur de couteaux. Revenant à son bateau quelque peu ivre il fut assez téméraire pour essayer d'avaler son canif ouvert, et comme il y réussit, il en avala trois autres. Quelques jours après trois de ces canifs se retrouvèrent dans les selles, mais l'un d'eux disparut pour toujours. Un soir, six ans après, il avala encore des morceaux de six couteaux, mais cette fois non sans résultats désagréables quoique passagers, pour lesquels il fut admis à l'hôpital. Il répéta l'expérience souvent jusqu'à ce qu'il eût avalé trente-cinq lames environ. Finalement il fut malade sérieusement et mourut à l'hôpital Guy, à Londres, en 1809. Dans l'estomac on trouva une trentaine de morceaux de lames, en partie très corrodées, avec des manches; dans le côlon et le rectum, deux lames qui étaient placées transversalement et qui avaient perforé la paroi intestinale (et ceci sans causer de péritonite!) mais pas d'ulcérations de l'estomac ni anciennes ni récentes, ni aucune trace. » Dans ce cas comme dans d'autres, sans aucun doute la paroi de l'estomac avait été considérablement endommagée, mais elle reprit vite son état normal.

(1) *Transactions médico chirurgicales*, vol. XII, p. 72.

J'ai eu moi-même l'occasion d'observer un cas semblable d'une lésion grave de la muqueuse de l'estomac sans conséquences fâcheuses, et il vaut la peine de le mentionner brièvement.

Un jeune garçon de onze ans, atteint d'épilepsie, tomba pendant une de ses attaques d'une fenêtre du premier étage de chez lui dans la cour, se frappant l'abdomen sur le pavé. On le trouva sans connaissance, et on le porta dans sa chambre où il resta dans cet état environ une heure. A l'examen minutieux on ne découvrit aucune lésion traumatique du crâne; pas de saignements de nez, pas de sang dans la bouche. Deux heures environ après sa chute il vomit subitement plus d'un demi-litre de sang frais en partie mélangé à des aliments. Six heures après il rendit encore à peu près la même quantité de sang. A la palpation il n'y avait pas de douleur à la région gastrique. On garda le malade au repos pendant quelques jours et il se remit vite. Pendant tout le temps qu'il resta au lit, il ne se plaignit point de douleur. Il put après manger de tout et resta indemne de tout symptôme gastrique.

Comme chez les animaux que l'on a rendus expérimentalement anémiques, nous trouvons l'ulcère gastrique fréquemment chez les individus chlorotiques, et l'on peut bien s'imaginer que beaucoup de lésions de la muqueuse gastrique, qui autrement n'auraient aucune suite fâcheuse, ne peuvent se cicatriser à cause du mauvais état du sang et deviennent des ulcères. Il est, cependant, impossible de dire que cette théorie peut s'appliquer à tous les cas d'ulcère de l'estomac, car souvent on trouve cette affection chez des personnes qui sont un modèle de santé et dont le sang n'offre apparemment aucune anomalie.

Autres théories de l'origine de l'ulcère de l'estomac. — Comme l'on sait, on trouve des érosions de la muqueuse gastrique dans la gastrite chronique et dans d'autres maladies compliquées de troubles de la circulation. L'origine des érosions est expliquée par Harttung (1) de la façon suivante : la contraction de la musculaire de l'estomac produit un arrêt de la circulation dans les replis avec congestion intense des veines et des capillaires, qui à son tour donne lieu à des hémorragies dans la muqueuse. L'infiltration hémorragique de la membrane muqueuse s'ensuit, et la conséquence est qu'elle reçoit peu ou pas de sang fraîchement renouvelé, et qu'elle succombe bientôt aux effets digestifs du suc gastrique. C'est de cette façon que se produisent le délabrement et la destruction du tissu et les érosions hémorragiques. Ces érosions sont des lésions superficielles de la muqueuse gastrique, qui ne dépassent généralement pas la moitié de son épaisseur. Rokitansky (2), et subséquemment Rindfleisch (3) et Key (4) établirent cette théorie que l'ulcère est le développement plus complet d'une érosion (érosion hémorragique).

Cependant l'idée qu'il y a une différence de degré mais non de type entre l'érosion et l'ulcère de l'estomac n'est point correcte. Langerhans (5) base son opposition à cette théorie sur l'expérience acquise par des autopsies.

---

(1) O. HARTTUNG, Ueber Fatenblutungen und hämorrhagische Erosionen (*Deutsche med. Wochenschr.*, 1890, n° 38, p. 847).

(2) ROKITANSKY, Lehrbuch der patholog. Anatomie.

(3) RINDFLEISCH, Lehrbuch der patholog. Anatomie.

(4) AXEL KEY, *Gurlt-Virchow's Jahrb.*, 1871.

(5) LANGERHANS, *Virchow's Arch.*, Bd. CXXIV, p. 373.

J'ai (1) démontré que le diagnostic « érosions de l'estomac » peut se faire cliniquement et constaté que dans aucun des cas que j'ai observés il ne s'est développé d'ulcère. Virchow (2) exposa le premier l'idée que le processus ulcératif peut résulter de l'obturation de l'artère nutritive d'un certain point de la muqueuse soit par une embolie ou un thrombus, et que l'infarctus ainsi produit est détruit par le suc gastrique. De cette façon il se fait une lésion circonscrite. Quoique cette théorie soit confirmée par les expériences de Panum (3) qui a réussi à produire des embolies dans les artères gastriques et des ulcères qui en furent la conséquence, il n'est cependant pas encore décidé si ce facteur peut compter comme étiologique dans les cas d'ulcère de l'estomac; car très souvent ou ne trouve pas nécessairement dans le voisinage de l'ulcère une artère avec thrombose ou embolie. Au lieu de la vieille théorie de la diminution de l'alcalinité du sang qui serait la cause de l'ulcère (Pavy (4), on en a généralement accepté une plus nouvelle : l'excès d'activité du suc gastrique qui serait le facteur étiologique le plus important dans la production de l'ulcère. Quoique cette théorie eût déjà été émise par Wilson Fox (5) et d'autres vieux auteurs, l'honneur de l'avoir exposée sur des bases plus solides revient à des observateurs plus récents : Riegel (6), Jaworski

(1) MAX EINHORN, *Medical Record*, 23 juin 1894.

(2) R. VIRCHOW, *Virchow's Archiv.*, Bd. V, p. 363.

(3) PANUM, Experimentelle Beiträge zur Lehre von der Embolie (*Virchow's Archiv.*, Bd. XXV, 1862).

(4) PAVY, On gastric erosion (*Guy's Hospital reports*, vol. XIV, 1868).

(5) WILSON FOX, The diseases of the stomach, 1872, p. 146.

(6) F. RIEGEL, *Zeitschr. f. klin. Med.*, Bd. XII, p. 434, et *Deutsche med. Wochenschr.*, 1886, n° 52.

et Korczynski (1), Ewald (2) et Charles G. Stockton (3).
Ces auteurs ont trouvé que l'excès d'acidité du suc
gastrique est, sinon constant, du moins très fréquent
dans l'ulcère gastrique. De plus, on a prouvé que les
états dans lesquels on trouve fréquemment l'ulcère
gastrique (comme, par exemple, la chlorose, l'anémie,
l'aménorrhée) sont aussi associés à l'excès d'acidité du
suc gastrique. D'après ma propre expérience je dirai
que l'on trouve très souvent l'excès d'acidité dans
l'ulcère de l'estomac.

Il y a cependant des exceptions, et j'ai eu deux fois
l'occasion d'observer l'ulcère de l'estomac dans des cas
où il y avait absence complète de suc gastrique (achylie
gastrique). Un de ces cas ne présentait aucun symptôme
indiquant un ulcère, que l'on trouva par hasard en
faisant une laparotomie exploratrice chez le malade.
Voici le cas :

G. M. H.., 56 ans, se plaignait depuis trois ans d'attaques de vertiges, d'anorexie extrême et de vomissements de temps à autre. Pendant des semaines après
une de ces attaques, le malade ne pouvait pas bien
marcher à cause d'étourdissements qu'il éprouvait souvent. Les intestins étaient plutôt constipés. L'examen
physiques du malade n'a rien révélé d'anormal, excepté
un état anémique que l'on pouvait constater par la
couleur pâle de la membrane muqueuse des lèvres, des
paupières et du palais. On pouvait produire aisément
le son de clapotage dans la région gastrique jusqu'à

(1) Jaworski et Korczynski, *Deutsche med. Wochenschr.*, 1886, nᵒˢ 47-49.
(2) C. A. Ewald, *loc. cit.*, p. 229.
(3) Charles G. Stockton, The etiology of gastric ulcer (*The Medical News*, 14 janvier 1893).

l'ombilic. L'urine ne contenait ni sucre ni albumine. L'examen du contenu de l'estomac fait fréquemment pendant toute une année donna presque toujours le même résultat : H Cl = O, acidité entre 2 et 4, pas de présure, pas de pepsine ni de biuret. Le malade s'améliora avec un bon régime végétal et augmenta de quelques livres. Subitement, il fut pris d'une attaque de jaunisse accompagnée de douleurs intenses et de fièvre. Depuis ce moment les douleurs furent plus constantes qu'auparavant et persistèrent même après la disparition complète de l'ictère. L'état du malade empirant, une consultation eut lieu avec les docteurs A. Rose et F. Lange, et une laparotomie exploratrice fut décidée, des calculs biliaires étant apparemment la cause de ce dérangement. L'opération fut faite par le Dr F. Lange en ma présence. On ne trouva pas de calculs libiaires. Le foie parut normal. En examinant l'estomac, cependant, on trouva un endroit (gros comme une pièce d'un franc) nécrosé et prêt à se perforer, situé sur la paroi antérieure à environ trois pouces de la petite courbure et du pylore. On en fit l'excision et l'on trouva un ulcère typique. L'estomac fut suturé. Le malade allait bien pendant la première semaine de l'opération lorsqu'il fut pris d'une pneumonie qui eut une issue fatale.

Ewald, si fervent défenseur de cette dernière théorie, suppose que certaines personnes ont une prédisposition à cette affection, pour expliquer les nombreux cas où la théorie de l'excès d'acidité ne peut pas s'appliquer.

Il est probable que l'ulcère de l'estomac n'est pas toujours produit par un seul et même facteur, et que les théories ci-dessus peuvent s'appliquer plus ou moins dans les différents cas.

Anatomie pathologique. — L'ulcère peptique se trouve seulement dans les régions qui sont exposées au suc gastrique. En dehors de l'estomac on le trouve à la partie inférieure du duodénum. L'ulcère typique gastrique est rond, ou ovale (quelquefois oblong). Il s'étend à différentes profondeurs de la paroi gastrique, la partie inférieure étant la plus large, l'inférieure la plus petite, présentant ainsi plus ou moins la forme d'un entonnoir.

Un ulcère typique a l'air d'avoir été fait à l'emporte-pièce. Dans la plupart des cas la base de l'ulcère est unie, et quelquefois recouverte de mucosités tenaces verdâtres ou brunâtres. Des coupes microscopiques des bords d'un ulcère récent montrent les canaux des glandes comme coupés vers la base de l'ulcère. Ils sont mangés ou digérés jusqu'à l'endroit où les tissus offrent une résistance suffisante au pouvoir digestif du suc gastrique. Dans des ulcères plus anciens, cependant, il se fait une inflammation réactive à la périphérie, conduisant à la formation d'un bord calleux. Ce dernier peut devenir très induré, et donner à la palpation l'impression d'une tumeur, surtout si la portion épaissie se trouve située près du pylore. En dehors de l'inflammation du bord étroit de l'ulcère, toute la membrane muqueuse de l'estomac reste normale dans la plupart des cas, ceci étant, selon Rosenheim (1) un des principaux signes caractéristiques de l'ulcère, qui, à l'encontre du cancer, consiste en un processus nécro-

(1) Th. Rosenheim, Pathologie und Therapie der Krankheiten der Speiseröhre und des Magens. Vienne et Leipzig, 1891, p. 161.

tique bien circonscrit n'ayant pas d'influence sur le reste de la muqueuse gastrique.

La dimension de l'ulcère est rarement plus petite qu'une pièce de cinquante centimes, ou plus grande

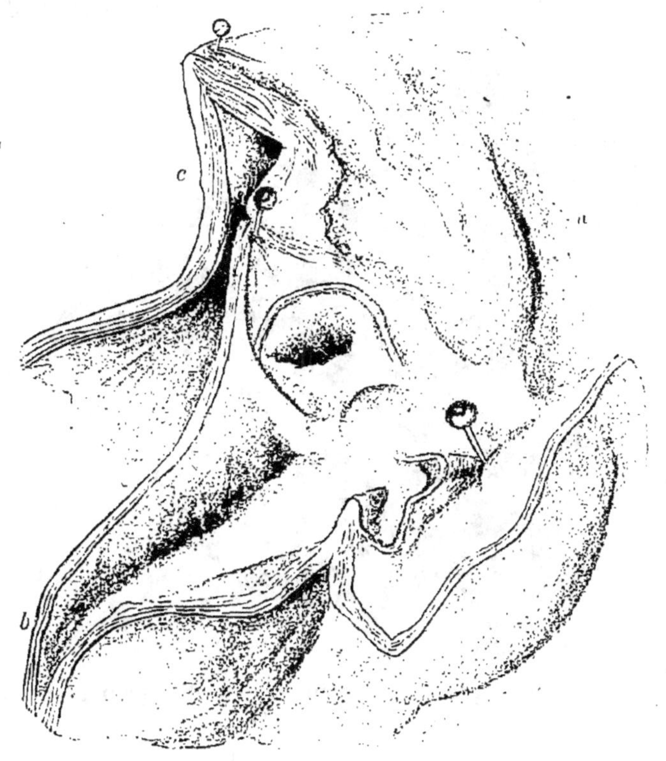

Fig. 48. — Ulcère de l'estomac près du pylore, qui est rétréci. — *a*, estomac; *b*, pylore; *c*, ulcère (observation de l'auteur).

qu'une pièce d'un franc, quoiqu'on ne puisse pas assigner de limites précises. Ainsi un ulcère pas plus grand qu'un pois peut présenter tous les caractères de cette lésion, tandis que réciproquement un ulcère peut atteindre graduellement un diamètre de cinq à six pouces. Debove et Rémond (1) mentionnent un cas

(1) DEBOVE et RÉMOND, Traité des maladies de l'estomac, Paris, p. 255.

EINHORN. — *Mal. de l'estomac.*   14

d'ulcère de l'estomac grand comme la paume de la main.

Siège de l'ulcère. — Selon Brinton (1), l'ulcère gastrique atteint les différentes parties de l'estomac dans l'ordre de fréquence suivant : dans 43 cas sur 100, la

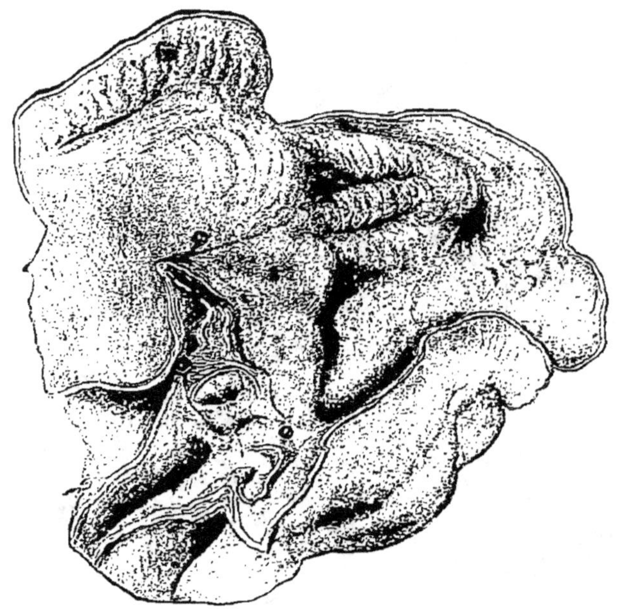

Fig. 49. — Le même spécimen, dessiné plus petit, pour montrer les alentours de l'ulcère.

surface postérieure ; dans 27, la petite courbure ; dans 16, l'extrémité du pylone ; dans 6, les surfaces antérieure et postérieure, souvent à des points opposés ; dans 4, la surface antérieure seulement ; dans 2, la grande courbure ; dans 2, la poche du cardia.

Ainsi sur 100 cas d'ulcère, 86 occupaient la surface postérieure, la petite courbure, le sac du pylore, parties de l'estomac qui, ensemble, forment un segment un

____

(1) W. Brinton, *loc. cit.*

peu plus petit que la moitié de la superficie de l'organe.

Par là, nous pouvons calculer que n'importe quelle
partie de ce segment continu (mais irrégulier) de l'estomac est sujette à cette lésion, en moyenne cinq fois

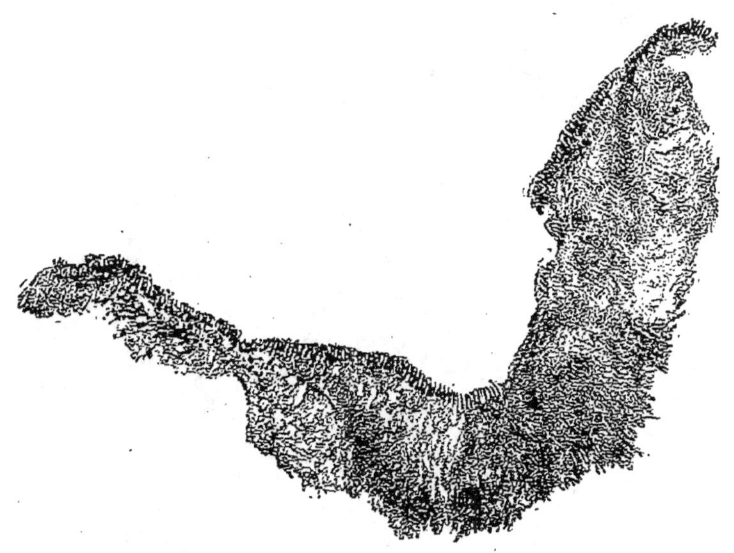

Fig. 50. — Montrant la section transversale entière d'un ulcère excisé
tel qu'il paraît sous le microscope. La ligne concave forme l'intérieur,
la convexe l'extérieur de l'estomac. La portion médiane est dépourvue de la couche glandulaire ; à gauche il y a encore quelques glandes.
×4. (Observation de l'auteur.)

plus que l'autre segment formé par la poche du cardia,
la surface antérieure et la grande courbure.

Les chiffres de Nolte (1) ne s'accordent pas avec
ceux que je viens de donner. Voici quelle est son
échelle de fréquence : à la grande courbure, 22 ; au
pylore, 13 ; à la paroi antérieure, 3 ; à la paroi postérieure, 2 ; au cardia, 1.

____

(1) Nolte, Voyez Ewald, *loc. cit.*, p. 239.

Les statistiques de Welch (1) s'accordent mieux avec les chiffres de Brinton. Sur 193 cas recueillis par cet

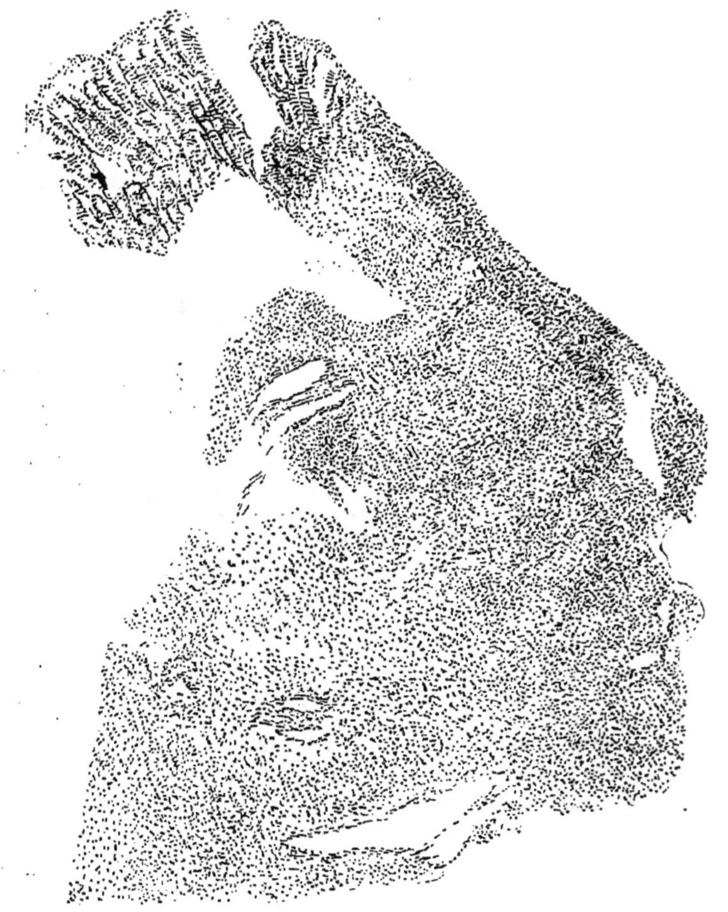

Fig. 51. — Le coin gauche de la figure 50 vu sous le microscope avec un petit grossissement. Les glandes sont visibles à gauche du dessin, le reste consiste principalement en une prolifération de cellules et en formation de tissu connectif.

éminent auteur américain, 288 ulcères étaient situés sur la petite courbure, 235 sur la paroi postérieure,

(1) Welch, Cité par Osler dans *Practice of medecine*, p. 369.

95 au pylore, 96 sur la paroi antérieure, 50 au cardia, 29 au fond, 27 sur la grande courbure.

Nombre. — Quant au nombre des ulcères, selon

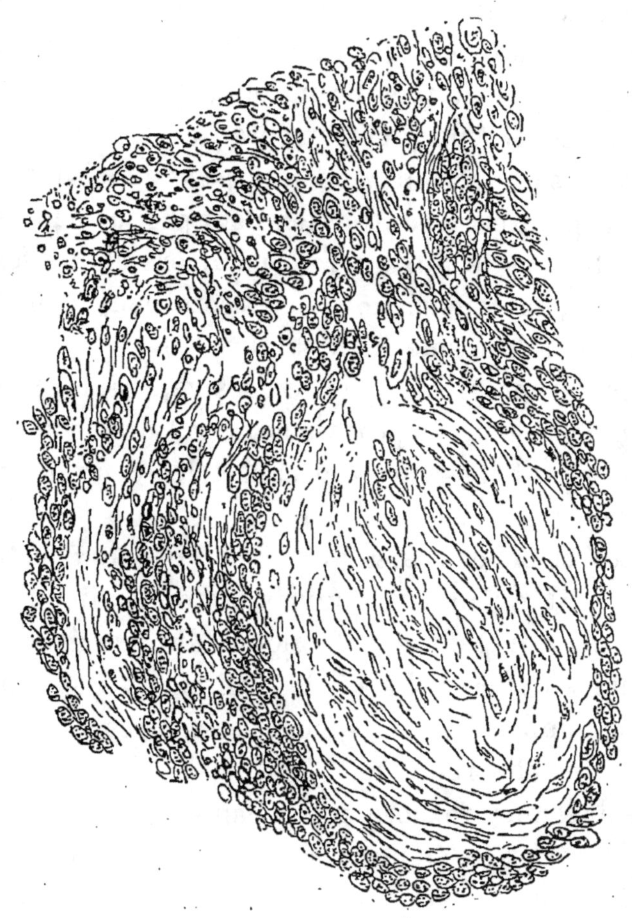

Fig. 52. — Montre une prolifération de cellules au centre du spécimen (fig. 50) ressemblant beaucoup aux cellules en fuseau du sarcome.

Brinton, on en trouve 2 ou plus dans 1 cas sur 5, ou environ 21 p. 100. Sur 97 cas d'ulcères multiples (correspondant à 463 cas), il y avait 2 ulcères dans 57 cas, 3 dans 16, et des 24 cas restants, dans lesquels il

y avait « plusieurs » ulcères, 3 cas en présentaieut 4,
2 cas 5 chacun ; et dans 4 cas il y avait lieu de supposer que ce nombre était dépassé.

Progrès ultérieurs de l'ulcère. — 1. Cicatrisation.
L'ulcère généralement ne se cicatrise pas avec reconsti-
tution normale de la membrane muqueuse, mais laisse
une cicatrice fibreuse, déprimée au centre, qui a une
tendance à se contracter. Si une pareille cicatrice se
trouve au pylore, sa contraction peut produire le rétrécissement de cette ouverture. Si l'ulcère a une forme
en ceinture, la constriction du viscère peut avoir lieu
et lui donner la forme d'un sablier.

2. Nécrose progressive et corrosive. Si la cicatrisation n'a pas lieu, le processus nécrotique peut continuer pendant longtemps et causer les complications
suivantes :

(*a*). Corrosion des vaisseaux. Les vaisseaux de gros
et petit calibre peuvent s'ouvrir et donner lieu à une
hémorragie qui peut être fatale si elle provient d'un
gros vaisseau affecté. Parmi les vaisseaux qui sont le
plus fréquemment atteints, sont les artères gastrique,
splénique et pancréatique.

(*b*). Adhésions aux organes voisins et perforations.
Quand la nécrose s'étend à la séreuse, elle donne lieu
soit à une inflammation réactive avec adhésions aux
organes voisins et extension du processus à ces
organes, soit à une perforation directe dans la cavité
abdominale quand les circonstances ne permettent pas
les adhésions. Quand les adhésions se sont formées, une
perforation peut encore avoir lieu dans une cavité
voisine. Il se fait ainsi une perforation dans les cavités
pleurale ou péricardique, ou quelquefois il se forme

une fistule entre l'estomac et le duodénum ou le colon. Selon le point où se trouve l'ulcère, un des organes voisins, le foie, la vésicule biliaire, le pancréas, la rate, le diaphragme, le cœur, les poumons, etc., peuvent devenir le siège de ces adhésions. Les perforations de la paroi antérieure de l'estomac sont les plus dangereuses à cause de la mobilité plus grande de cette partie de l'organe et au manque par conséquent d'inflammation adhésive. Ces cas en général se terminent fatalement.

Symptomatologie. — Un cas typique d'ulcère s'annonce par des troubles de la digestion gastrique. Au début il y a seulement une sensation de malaise et de la douleur à la région épigastrique; mais bientôt se montrent des nausées et des régurgitations ou vomissements. Ces symptômes peuvent ne pas subir de changement pendant une longue période ; de temps à autre, cependant, ils deviennent d'un caractère plus sérieux. Les douleurs surtout prennent une forme plus grave, et pour cette raison les malades ont peur de manger. Très souvent il y a une hémorragie de l'estomac qui augmente l'anémie et la cachexie existant déjà comme conséquence de la nutrition insuffisante. Si la maladie suit un cours progressif elle peut se terminer fatalement par perforation, hémorragie ou inanition. Dans la plupart des cas, cependant, la marche de la maladie se trouve interrompue soit par la cicatrisation spontanée de l'ulcère, ou par un traitement rationnel qui amène le même résultat. Les symptômes disparaissent alors graduellement et la guérison se fait. Dans beaucoup de cas les symptômes de la maladie reparaissent après un certain laps de temps plus ou moins long (une ou plusieurs années). Il est alors très difficile de juger si l'on a affaire à la formation d'un nouvel ulcère, ou à la réouverture de la cicatrice d'une vieille lésion. Comme on rencontre de même dans beaucoup d'autres affections de l'estomac les symptômes de l'ulcère mentionnés plus haut, et d'autant plus que chacun a son caractère spécial dans les différentes lésions, il vaut mieux analyser séparément chacun des symptômes de l'ulcère gastrique.

1. La *douleur* est le plus fréquent et le plus caractéristique de tous les symptômes. Au début de la maladie il y a seulement une sensation de poids ou de serrement dans la région épigastrique. Quelquefois il semble au malade que les aliments s'arrêtent là. La douleur, de vague et continue, se développe graduellement en une sensation de brûlure, puis à la fin devient rongeante.

Dans la plupart des cas la douleur vient de deux à dix minutes après avoir mangé et dure pendant tout le temps de la digestion gastrique, à la fin de laquelle elle se calme graduellement et disparaît. Il y a, cependant, des exceptions et nous trouvons des cas d'ulcère gastrique typique dans lesquels la douleur apparaît une demi-heure, une heure, deux ou trois heures après les repas. Les différentes espèces d'aliments ont une influence marquée sur la douleur. Les substances grossières et beaucoup d'aliments difficiles à digérer augmentent la douleur, tandis qu'un régime liquide, le lait surtout, peut ne pas causer de douleur du tout. La quantité d'aliments a aussi son importance ; un gros repas cause plus de douleur qu'un petit.

Le siège de la douleur correspond généralement au centre de l'épigastre, ou à la ligne médiane de l'abdomen immédiatement au-dessous de l'extrémité libre de l'apophyse ensiforme. La partie de la région épigastrique où l'on ressent la douleur forme une aire circulaire rarement de plus de deux pouces de diamètre, quelquefois même de la moitié. Il y a cependant des exceptions, et le point douloureux peut être situé un peu plus à droite ou à gauche, ou aussi plus bas que l'endroit mentionné ci-dessus. De temps à autre la douleur est associée à une sensation de pulsation violente ou de battement dans la région épigastrique. Quelquefois cette sensation est ressentie indépendamment du paroxysme de la douleur.

La douleur dorsale, décrite pour la première fois par Cruveilhier, est aussi un symptôme important. Elle se montre généralement plus tard (quelques semaines ou des mois) que la douleur épigastrique, et elle est alors aussi constante et aussi caractéristique que la douleur épigastrique. Cette douleur est d'un caractère rongeant; son siège se trouve généralement à gauche de la colonne vertébrale en un point correspondant à la huitième ou neuvième vertèbre dorsale, et s'étendant quelquefois jusqu'à la première ou la seconde vertèbre lombaire. Comme la douleur épigastrique, elle a un siège qui reste fixe pendant tout le cours de la maladie près de l'endroit où elle s'est montrée pour la première fois, quoiqu'elle dévie latéralement ou verticalement de sa situation ordinaire. Ses paroxysmes alternent généralement avec ceux de la douleur épigastrique.

La pression augmente la douleur épigastrique. Une pression même légère avec le doigt sur la région épigastrique au-dessous de l'apophyse ensiforme produit une douleur intense. C'est le point caractéristique le plus important de l'ulcère gastrique. Il ne faut pas mesurer la sensibilité à la pression au moyen de l'algésimètre de Boas, ni exercer une pression considérable avec les doigts. Je suis parfaitement d'accord avec Brinton (1) qui dit à propos de ce dernier point : « Il n'est pas superflu de mentionner encore une autre précaution à prendre en ce qui concerne l'épreuve ci-dessus (pression) : il faut non seulement l'employer avec prudence et délicatesse dans le premier examen d'un cas supposé d'ulcère gastrique, mais, comme règle, et nous ne saurions trop le répéter, il faut être très prudent même pour vérifier une soi-disant amélioration. Quoiqu'il en soit, ses effets sont quelquefois si préjudiciables qu'il faut absolument interdire au malade toute manipulation de la région gastrique ainsi que toute pression produite par les vêtements (comme les baleines du corset chez les femmes) ou par le travail (comme chez les cordonniers). »

La douleur, cependant, tout en étant augmentée par la pression, peut ne pas toujours se produire, et nous trouvons des malades avec un ulcère de l'estomac chez qui la douleur est plutôt supprimée par la pression.

2. *Vomissements.* — Les vomissements dans les cas d'ulcère de l'estomac se montrent presque dans la même proportion que la douleur. Quelquefois, cependant, on trouve les deux symptômes à la fois. Les vomissements, que l'on trouve très fréquemment dans les cas d'ulcère gastrique, apparaissent une heure ou deux après les repas, au moment où la douleur a atteint son maximum. Généralement, les vomissements

(1) W. BRINTON, *loc. cit.*

soulagent la douleur. Quelquefois les vomissements arrivent moins fréquemment, par exemple, une fois par jour ou plus rarement. Les matières vomies consistent ordinairement en un liquide aqueux mélangé à des parcelles d'aliments. De temps à autre, cependant, ces dernières font défaut, et les matières rejetées consistent alors, généralement, en suc gastrique pur qui, dans beaucoup de cas d'ulcère, est sécrété en grande abondance. Dans ce cas, les vomissements peuvent arriver indépendamment des repas, et se montrer soit au milieu de la nuit, ou le matin de bonne heure au lever.

Il y a des cas où les vomissements arrivent très vite après les repas, ou bien, au lieu de vomissements, il y a de la régurgitation des aliments. La régurgitation peut arriver aussi de deux à trois heures après le repas (le liquide regurgité consistant en chyme ou en suc gastrique très acide) et s'accompagne très souvent de pyrosis. Il y a aussi des cas où les vomissements sont remplacés par des crises de nausées. Les vomissements de grandes quantités de chyme, bien que rencontrés dans les cas d'ulcère gastrique, caractérisent surtout les cas d'ulcère compliqués de sténose du pylore, et nous les décrirons plus tard quand il s'agira de cette affection.

3. *Hémorragies.* — L'hémorragie est un symptôme d'une grande importance dans l'ulcère de l'estomac. Du moment que le processus ulcératif implique une solution de continuité dans les parois des vaisseaux de l'estomac, il n'y a rien de plus naturel que l'effusion du sang. Généralement, cependant, l'ouverture des vaisseaux s'oblitère très vite par la formation d'un coagulum. Pour cette raison, les hémorragies des petits vaisseaux ne sont pas très importantes, et passent ina-

perçues du médecin ou du malade. C'est seulement quand un gros vaisseau est corrodé et qu'une grande quantité de sang entre dans l'estomac que des symptômes graves se montrent. Dans le cas typique d'une pareille hémorragie le malade éprouve une sensation de plénitude bientôt après le repas en même temps que de l'anxiété. Quelque temps après il a des nausées et est agité. Subitement il vomit une grande quantité de sang d'une couleur rouge clair, brunâtre ou noire, qui peut être mélangé aux aliments (hématémèse). Le malade, généralement, sent comme s'il allait se trouver mal ; il devient pâle, les extrémités deviennent plus ou moins froides, et si l'hémorragie continue sans interruption, la mort peut survenir comme conséquence de la perte considérable de sang. Dans ces circonstances le malade devient bientôt insensible, les convulsions surviennent, et la vie s'éteint graduellement. Si l'hémorragie provient d'un gros vaisseau, il peut arriver que le malade meure avant d'avoir vomi. Dans ce cas, la cause de la mort demeure généralement inconnue, s'il n'y a pas eu de symptômes préalables d'ulcère, jusqu'à l'autopsie, quand on trouve l'estomac rempli de sang liquide ou coagulé. Dans la plupart des cas cependant, l'hémorragie de l'estomac n'est point fatale. Le sang, au lieu d'être vomi peut passer dans les intestins et être évacué par les selles qui prennent une couleur noirâtre de goudron (méléna). Très souvent il y a à la fois hématémèse et méléna.

Les vomissements de sang (hématémèse), quand il y en a, sont le signe le plus certain de l'ulcère, et leur apparition seule suffit à faire le diagnostic positif de cette affection.

Anderson (1) a trouvé ce symptôme dans presque le tiers des cas d'ulcère qu'il a observés. Il n'est pas douteux que dans les cas d'ulcère de l'estomac il se produit des hémorragies plus fréquemment que nous ne pouvons le reconnaître. Très souvent dans les petites hémorragies, le sang passe par le canal digestif sans qu'on le remarque, parce que le sang en petites quantités mélangé aux résidus alimentaires peut être changé de telle façon qu'on ne le reconnaît pas. Même s'il y a dans les selles du sang en grande quantité, il peut quelquefois passer inaperçu parce que le malade ne fait pas attention à la couleur des selles, surtout de nos jours où les water-closets sont en usage et où l'on n'a pas l'habitude d'inspecter ses selles. Il n'y a pas longtemps j'ai eu l'occasion deux fois de découvrir la présence de sang dans l'estomac de malades qui apparemment n'avaient jamais eu d'hémorragies. Chez l'un d'eux, à l'examen avec le tube une heure après le déjeuner d'épreuve, j'obtins une bonne quantité de sang ayant la couleur marc de café (sous le microscope, il y avait des corpuscules rouges du sang). Le second malade était une femme présentant les symptômes d'un ulcère de l'estomac. A la clinique, je remarquai qu'elle avait l'air plus pâle que d'habitude ; elle se plaignait aussi de sentir comme si elle allait se trouver mal. Comme elle avait pris un déjeuner d'épreuve, j'employai l'auge stomacale qui revint pleine d'un liquide couleur marc de café, contenant aussi des corpuscules rouges.

4. *Appétit.* — Quoique les malades d'ulcère de l'es-

(1) ANDERSON, *British medical journal*, 10 mai 1890.

tomac prennent très peu d'aliments, l'appétit par *lui-même* n'est pas diminué. C'est seulement à cause des douleurs que les malades ont peur de manger, et évitent les repas substantiels. Quelques-uns se plaignent d'avoir toujours faim, mais de ne pas pouvoir satisfaire leur appétit, à cause du malaise qui suit l'ingestion des aliments. Cette peur de manger est quelquefois exagérée, et les malades prennent l'habitude de manger si peu que le danger qui en résulte est certainement beaucoup plus grand que la maladie elle-même.

5. *Constipation.* — Généralement, la plupart des cas d'ulcère gastrique s'accompagnent de constipation. Leube (1) explique ce fait de la façon suivante : il suppose que le péristaltisme de l'estomac est altéré dans l'ulcère gastrique. Comme il y a une relation réflexe entre le péristaltisme de l'estomac et celui du petit intestin, ce dernier est aussi retardé, et c'est ainsi que la constipation s'expliquerait. Les résultats, que j'ai obtenus avec le gastrographe dans quelques cas d'ulcère gastrique où les mouvements de l'estomac paraissaient matériellement diminués, semblent donner raison à la théorie de Leube de l'action musculaire retardée dans l'ulcère de l'estomac. Mes observations de ce côté sont encore trop peu nombreuses pour soutenir tout à fait cette théorie.

6. *Aménorrhée.* — L'aménorrhée est très fréquente chez les femmes atteintes d'ulcère de l'estomac. Il semble, cependant, que ce symptôme soit seulement la conséquence de l'état anémique de ces malades. Quelquefois

______
(1) Leube, *loc. cit.*

des hémorragies gastriques paraissent se substituer aux périodes mensuelles.

7. *Cachexie*. — Quoique nous trouvions quelquefois des personnes robustes, en bonne santé, qui souffrent d'un ulcère gastrique, ce n'est cependant par la règle, et la plupart du temps les malades souffrant de cette affection présentent une apparence qui dénote, pour un médecin observateur, même à distance, la nature du mal. En même temps que la cachexie extrême, les lignes accentuées, que les douleurs vives et fréquentes ainsi que l'inanition ont creusées sur la figure du malade sont presque le signe caractéristique de l'ulcère de l'estomac. La cachexie dans l'ulcère gastrique, quoique peu marquée au début, peut augmenter après un certain temps au point que le malade est réduit à l'état de squelette, et l'on rencontre très rarement même une telle émaciation dans le cancer de l'estomac.

État du contenu de l'estomac. — Riegel, et plus tard Jaworski et Glusinsky, furent les premiers à signaler l'excès d'acidité comme facteur accompagnant l'ulcère gastrique. Quoique ce ne soit pas toujours le cas, comme nous l'avons dit plus haut, le fait que la plupart des cas d'ulcère de l'estomac sont caractérisés par un excès d'acidité n'en reste pas moins vrai. L'acidité peut atteindre le chiffre élevé de 130 ou même 160 (environ trois ou quatre fois l'acidité normale du suc gastrique). J'ai eu l'occasion d'observer ce chiffre élevé de 160 dernièrement dans un cas d'ulcère de l'estomac situé près du pylore et compliqué de sténose de ce dernier. Le malade avait subi une opération et le diagnostic fut vérifié de cette façon *in vivo*. Dans le cas où il y aurait des vomissements, il faut examiner les matières vomies.

S'il n'y a pas de vomissements, le contenu de l'estomac peut être examiné à l'aide de l'auge stomacale. Pour faire cet examen à l'aide d'appareils il faut opérer avec les plus grandes précautions, et seulement dans les cas où le diagnostic d'ulcère de l'estomac est douteux. Toutes les fois que les symptômes suffisent à faire un diagnostic certain, on doit se passer d'employer tout appareil ou instrument. La plupart des auteurs s'opposent à l'application du tube dans les cas d'ulcère gastrique.

Ulcère latent. — Tous les symptômes d'ulcère de l'estomac décrits plus haut peuvent quelquefois manquer, et la maladie peut rester ignorée. On sait très bien que l'on trouve dans l'estomac, à l'autopsie, des cicatrices provenant d'ulcères chez des personnes qui apparemment n'avaient jamais eu de troubles de l'estomac. Le cas suivant est un bon exemple d'ulcère sans symptômes subjectifs typiques ; il montre en même temps l'importance de l'hémorragie comme signe diagnostique.

Mme H... ; quarante-quatre ans, se plaint depuis cinq ans d'éructations fréquentes, d'avoir mauvais appétit, et de douleurs constantes *d'un caractère très léger* à la région épigastrique. Elle n'a jamais eu d'hémorragies, ni de douleurs intenses, et les selles étaient toujours régulières. Pendant sa maladie elle a perdu huit livres et a l'air pâle et anémique. En examinant l'abdomen on trouve l'estomac entre l'ombilic et une ligne située à un travers de doigt au-dessus du pubis. Il n'y a pas de douleur à la pression, à la région épigastrique, ni à la région gastrique quoique l'épigastre soit quelque peu sensible à la pression. Rein flottant à droite. L'examen avec le tube, une heure après le déjeuner d'épreuve, ramène le contenu de l'estomac qui est d'une couleur de café et est mélangé à des parcelles fines de pain ; au microscope on voit de nombreux corpuscules rouges ; l'analyse chimique du liquide filtré donne : H Cl $+$; acidité $= 76$. Le lendemain les selles de la malade étaient noires par suite du mélange avec le sang.

On fit le diagnostic d'ulcère gastrique, et la malade fut traitée en conséquence. Elle se remit graduellement, et sous l'influence d'un traitement tonique ultérieur elle guérit complètement; depuis deux ans elle n'a plus eu aucun symptôme.

D'autres fois, un pareil ulcère latent peut donner subitement lieu à des symptômes alarmants, et même causer la mort par perforation ou par hémorragie abondante.

Durée de la maladie. — Un ulcère gastrique dure quelquefois très longtemps, Brinton cite des cas où la maladie a duré de trente à trente cinq ans.

Complications. — Des complications apparaissent très fréquemment pendant le long cours de cette affection. Elles peuvent comprendre une exacerbation subite d'un des symptômes habituels, comme par exemple la douleur ou les vomissements qui deviennent incoercibles, et l'hémorragie qui peut être fatale dans peu d'heures ou même dans quelques minutes. D'autres fois elles peuvent être causées par des phénomènes intercurrents.

Perforation. — La complication la plus dangereuse de l'ulcère de l'estomac est la perforation, qui est due à l'extension du processus ulcératif au péritoine à travers toute l'épaisseur de la paroi stomacale. Elle est suivie d'e l'exfoliation ou de la rupture de cette membrane et de l'effusion du contenu de l'estomac dans la cavité péritonéale. La perforation s'accompagne de symptômes très intenses et très caractéristiques. Le malade est pris subitement d'une violente douleur, qui commence à la région épigastrique et se propage rapidement à tout l'abdomen. Quelquefois les malades ont comme la sensation de quelque chose qui cède dans la cavité abdominale et d'un liquide qui s'épanche. Des symptômes de péritonite générale apparaissent bientôt. Dans peu de temps l'abdomen entier est très distendu et extrêmement douloureux au moindre toucher. Des gaz pénètrent dans la cavité abdominale, et comme conséquence la matité du foie disparaît; d'autres fois c'est l'emphysème de la peau qui a lieu. Les extrémités deviennent froides, tandis que la température du corps s'élève. Le pouls devient très petit et peut à peine être compté. La face se couvre de sueurs froides et prend une expression d'anxiété extrême (facies hippocratique); Il y a généralement des hoquets quand les vomissements manquent (dans le cas où le contenu entier de l'estomac a passé dans la cavité abdominale). Le malade meurt habituellement après une courte période de coma. Il est rare que les symptômes qui suivent la perforation offrent une différence marquée avec ceux que nous venons de décrire. Dans beaucoup de cas un paroxysme remarquable de la douleur précède la perforation. Cette douleur, dont la durée varie de quelques minutes à plusieurs heures, est généralement due à quelque fuite du contenu de l'estomac à travers la mince pellicule de tissu nécrosé à laquelle sont réduites les tuniques de l'estomac à cette période de la maladie.

Une perforation partielle permettant la répétition ulté-
rieure de l'accident ou conduisant à la formation d'un
abcès présente des symptômes d'un caractère plus local,
plus chronique et moins intense que ceux de la perforation ordinaire. La perforation se produit presque
toujours après un repas complet, et est toujours due
à quelque cause violente, comme la toux, l'éternuement
ou la constriction de l'abdomen.

Quelquefois, avant que la perforation ait lieu, il
se fait un processus inflammatoire adhésif, dont la
conséquence est l'adhérence de l'estomac aux organes
voisins de l'aire affectée, processus qui peut alors
empêcher l'entrée du contenu de l'estomac dans la cavité
péritonéale. Un abcès local est très souvent le résultat
d'un fait pareil. Ce genre d'abcès peut s'ouvrir dans
différentes cavités ; c'est ainsi qu'on a trouvé un trajet
fistuleux entre l'estomac et le colon, ou l'estomac et
l'abdomen ; ou encore, l'abcès peut perforer le diaphragme et le poumon et s'évacuer ainsi. Comme ces
cas ne sont pas très fréquents, je citerai ici un cas de
ce genre que j'ai observé il y a dix ans.

Une dame, agée de trente ans, après une courte période de symptômes dyspeptiques légers, fut prise tout
à coup d'hémorragies gastriques considérables. Le
premier jour elle vomit plus d'un demi-litre de sang
presque pur, les vomissements s'accompagnaient de
vives douleurs dans la région gastrique.

Elle fut mise au lit ; on fit des applications de glace sur
l'abdomen et on lui administra des opiacés à fortes
doses. Le lendemain l'hématémèse se renouvela. Cependant, sous l'influence du traitement ci-dessus,
l'état de la malade commença à s'améliorer lentement

et elle put prendre un peu de lait. Une semaine après la première hémorragie elle fut prise subitement de douleurs plus intenses dans l'abdomen, suivies de tous les symptômes d'un collapsus grave. Les hoquets apparurent, l'abdomen gonfla et devint extrêmement douloureux au toucher ; la température monta à 104° F = (40° C.), le pouls à 140, et les extrémités devinrent froides. Le diagnostic de perforation de l'ulcère était clair, et l'on crut la malade mourante. Cet état critique demeura sans changement environ quatre ou cinq jours, quand, subitement la dyspnée, qui était peu marquée auparavant, augmenta, et l'air expiré prit une très mauvaise odeur. Ce symptôme augmenta à un tel point qu'il était à peine possible de rester assis dans la même chambre que la malade. Deux jours après, pendant lesquels la mauvaise odeur persista constamment sans diminuer d'intensité, la malade rejeta pendant plusieurs attaques spasmodiques de toux plus d'un demi-litre de pus, dans lequel on pouvait voir clairement des parcelles de caséine et des petits flocons noirs. Ce pus avait exactement la même odeur que l'air expiré par la malade pendant les deux derniers jours. Immédiatement après cet accident l'air expiré changea de caractère, et l'atmosphère de la chambre cessa d'être désagréable ; la malade commença à se sentir mieux, la température tomba, tous les symptômes de la péritonite commencèrent à disparaître, et la guérison arriva lentement dans l'espace de six semaines environ. Dans ce cas, après la perforation de l'estomac il doit s'être formé un abcès localisé, qui s'étendait à travers le diaphragme jusqu'au poumon et qui s'est vidé par une bronche.

Par un processus analogue un abcès peut se former au-dessous du diaphragme et causer quelquefois un état que Leyden (1) désigne sous le nom de « *pyopneu-mothorax subphrenicus* » à cause de sa similitude avec le vrai pyopneumothorax. Cet état apparaît seulement quand l'abcès contient du gaz. Debove et Rémond (2) le désignent par le terme plus correct de : « abcès gazeux sousdiaphragmatique », tandis qu'en Amérique on l'appelle simplement « abcès sousphrénique ». Générale-ment l'abcès est situé du côté droit. Ses limites sont formées par le diaphragme en haut, par le foie et l'es-tomac en bas ; à droite il est entouré par les ligaments suspenseurs du foie, et à gauche par la rate. Le foie est habituellement repoussé en bas, et le diaphragme en haut. De fausses membranes épaisses forment les parois de l'abcès, qui contient du gaz et du liquide fé-tides ; ce dernier est composé de pus et de résidus alimentaires.

Cet état donne lieu aux symptômes suivants : les vibrations respiratoires de la partie inférieure du thorax disparaissent ; la matité du foie en arrière et la partie inférieure du poumon sont remplacées par une zone donnant à la percussion un son tympanique. A l'auscultation on n'entend pas la respiration, mais on entend à sa place une succession de sons d'un timbre métallique. Le meilleur moyen diagnostique de cet état est de faire une ponction exploratrice au moyen de laquelle on peut aspirer du pus contenant des particules alimentaires. Un autre moyen diagnostique qui a sa

____

(1) E. Leyden, Ueber pyopneumothorax subphrenicus und subphre-nische abscesse (*Zeitschr. f. Klin. med.*, 1880, p. 320).

(2) Debove et Remond, *loc. cit.*, p. 272.

valeur a été suggéré par Pfuhl (1) et consiste à faire communiquer l'aiguille exploratrice avec un manomètre. La pression dans cette affection est plus grande pendant l'inspiration et moindre pendant l'expiration, tandis que dans le vrai pyopneumothorax ces conditions de pression se trouvent renversées. Dans ces derniers temps cette maladie a été reconnue pendant la vie et l'opération a été faite avec succès au moyen d'une incision et du nettoyage de la cavité. C. Beck (2), de New-York, a récemment publié trois cas d'abcès sousphrénique opérés avec succès.

L'abcès local causé par la perforation peut aussi quelquefois produire d'autres complications ; par exemple, il peut perforer la paroi abdominale, avec formation d'un trajet fistuleux de l'estomac au dehors. Quoique très rares on a vu des cas où l'abcès de l'estomac avait perforé le péricarde, et même le cœur, causant la mort.

Quant à la fréquence de la perforation dans le cours d'un ulcère gastrique, selon Brinton, elle n'arrive pas plus d'une fois sur sept ou huit cas de cette lésion ; tandis que le sexe n'a pas d'influence sur sa fréquence, l'âge du malade semble jouer un rôle important à ce sujet.

Quoiqu'on trouve l'ulcère gastrique plus fréquemment à mesure que la vie avance, la perforation, au contraire, ne se produit qu'en déclinant de trente à soixante-dix ans. Selon Brinton, la distribution sur la vie entière du danger de la perforation varie matériellement chez les deux sexes. Chez la femme, elle a lieu

(1) Pfuhl, *Berliner Klin. Wochenschrift*, 1877, p. 57.
(2) C. Beck, *Medical Record*, 15 février 1896.

dans la moitié des cas entre quatorze et trente ans ; dans le tiers entre quatorze et vingt ans. Chez l'homme, la distribution est constante jusqu'à l'âge de cinquante, et ne diminue que peu jusqu'à celui de soixante-dix ans. L'âge moyen des personnes sujettes à la perforation varie aussi dans les deux sexes, il est de 27 chez la femme, et de 42 chez l'homme. Le siège de l'ulcère perforant joue le principal rôle dans la fréquence de cet accident. La surface antérieure de l'estomac, quoique plus rarement atteinte d'ulcère, est cependant un des sièges les plus fréquents de la perforation. Selon Brinton, dans tous les autres sièges de l'ulcère, les probabilités de perforation sont d'environ 60 contre une contre la perforation, tandis qu'à la surface antérieure de l'estomac, elles sont de 6 contre un en sa faveur. La raison de ceci tient à cette circonstance que la paroi antérieure de l'estomac est plus sujette au mouvement que toutes les autres parties de cet organe où l'on trouve habituellement l'ulcère. La mobilité de cette partie empêche la formation d'adhésions qui se produisent souvent quand l'ulcère est situé ailleurs.

L'ulcère gastrique peut encore amener d'autres complications ; c'est ainsi qu'un cancer peut se développer à la base d'un ulcère ou sur sa cicatrice. Dittrich a été le premier à décrire cette complication, et Rosenheim (1) a publié dernièrement plusieurs recherches importantes à ce sujet. Le même auteur (2) a aussi décrit une autre complication de l'ulcère chronique de l'estomac,

---

(1) Th. Rosenheim, Zur Kenntnis des mit Krebs complicirten runden Magengeschwürs (*Zeitschr. f. Klin. med.*, Bd. XVII, p. 116).

(2) Th. Rosenheim, *Deutsche med. Wochenschr.*, 1890, n° 15.

une forme grave d'anémie que l'on peut appeler « pernicieuse ».

La tuberculose pulmonaire est assez fréquente dans l'ulcère gastrique, comme dans beaucoup d'autres maladies chroniques, et hâte la mort du malade. Il ne semble pas, cependant, qu'il y ait une relation plus intime entre ces deux affections qu'avec d'autres maladies et la tuberculose pulmonaire.

Comme nous l'avons dit plus haut en parlant de la pathologie de l'ulcère, de graves complications peuvent survenir par suite de l'épaississemnt de la cicatrice, surtout si celle-ci est située au pylore, ou dans son voisinage, ou encore au cardia. Dans le premier cas, la plus fréquente des complications est la sténose du pylore avec dilatation de l'estomac, dont nous parlerons dans le chapitre spécial sur l'ischochymie ; dans le second cas, il y a rétrécissement du cardia, qui cause la dysphagie.

Diagnostic. — Dans le cas où tous les symptômes de l'ulcère de l'estomac sont bien définis, il n'y aura pas de difficulté à faire le diagnostic. Il arrive fréquemment, cependant, qu'il n'existe qu'un ou deux des symptômes décrits plus haut, et alors il est plus difficile de faire un diagnostic positif. Un des symptômes suivants, quand il existe dans sa forme caractéristique, suffira à établir le diagnostic probable d'ulcère :

1. Hématémèse. Si la quantité de sang vomi est considérable, et si on peut exclure le cancer de l'estomac.

2. Douleurs. Les douleurs, apparaissant peu de temps après les repas et durant longtemps (deux ou trois heures), influencées par la quantité et la qualité des

aliments de telle façon qu'elles sont le plus vives après l'ingestion de substances grossières en grandes quantités, sans laisser un intervalle de repos de plusieurs jours, sont suffisantes pour garantir le soupçon d'un ulcère de l'estomac. Si en même temps que cette douleur spontanée, il y a un point circonscrit sur la région épigastrique douloureux à la pression, ou s'il y a un endroit douloureux aussi à la pression sur le côté gauche de la huitième ou neuvième vertèbre dorsale, le diagnostic d'ulcère devient probable.

3. Vomissements. Les vomissements apparaissant peu de temps après les repas et précédés d'une période de malaise dans la région gastrique peuvent aussi quelquefois faire soupçonner un ulcère de l'estomac. Si cela arrive chez des individus qui sont devenus plus pâles et plus anémiques, le soupçon devient alors une probabilité. Cette probabilité devient encore plus grande si le contenu de l'estomac dénote un degré d'acidité trop élevé.

Diagnostic différentiel. — Très souvent des cas de gastralgie nerveuse simple, d'hyperchlorhydrie, et de cancer présentent des symptômes analogues à ceux de l'ulcère gastrique, et en faisant le diagnostic nous devons prendre toutes ces affections en considération. Suivant l'exemple d'Ewald, je crois que le mieux est de donner un tableau établissant les points différentiels du diagnostic entre les maladies que nous venons de nommer.

	ULCÈRE de l'estomac.	GASTRALGIE nerveuse.	HYPERCHLORHYDRIE.	CANCER.
Age.......	Rare dans la jeunesse, la fréquence augmente progressivement de la puberté à un âge très avancé.	La plus fréquente entre 18 et 35 ans.	On la rencontre à toutes les périodes de la vie, excepté dans la jeunesse où elle est très rare.	Age moyen et âge avancé.
Sexe......	Plus fréquent chez la femme (2 : 1).	Plus fréquente chez la femme.	Plus fréquente chez l'homme.	Pas de différence marquée entre les deux sexes.
Douleur épigastrique.	Très vive ; apparaît peu de temps après les repas ; devient plus intense à la pression ; disparaît à la fin de la digestion ; rarement des périodes de calme parfait.	La douleur apparaît sans régularité et est tout à fait indépendante des repas ; cesse par la pression ; intervalles de calme parfait de plusieurs jours.	La douleur apparaît deux ou trois heures après les repas et disparaît après qu'on a pris quelques aliments (surtout de la viande, du lait, des œufs) ou du bicarbonate de soude.	La douleur est moins intense mais plus constante ; il y a rarement des périodes de calme pendant lesquelles on n'éprouve rien à la région gastrique.
Appétit ...	Pas altéré, quoique le malade mange moins en général à cause de ses souffrances.	Variable	Souvent augmenté.	Très mauvais en général.
Langue....	Rouge et sèche, avec une raie blanche sur la ligne médiane, ou lisse et humide, ou légèrement chargée.	Apparence normale.	Propre ou légèrement chargée.	Presque toujours très chargée.
Goût......	Rien d'anormal......	Id.	Id.	Très souvent amer ou aigre.
Eructations.	Généralement absentes ; s'il y en a, elles sont sans mauvaise odeur.	Id.	Id.	Généralement il y en a et très souvent avec odeur désagréable ou même fétide.
Régurgitation.	Se produit quelquefois.	N'existe pas...	Eaux brûlantes et pyrosis assez fréquents.	Pas d'eaux brûlantes ; pyrosis assez intense.
Vomissements.	Apparaissent dans quelques cas bientôt après les repas.	Ne sont pas réguliers.	N'existent pas.	Les vomissements en général n'arrivent pas après chaque repas, mais une ou deux fois par jour, ou une fois tous les deux jours, souvent abondants.
Hématémèse.	Vomissements d'une grande quantité de sang, soit rouge pur de couleur marc de café. On trouve aussi du sang dans les selles. L'hématémèse peut se reproduire le lendemain, mais si elle s'arrête elle ne se reproduit pas de longtemps.	Pas de vomissements de sang.	Pas de vomissements de sang.	Existe ; la quantité est relativement petite, la couleur ordinairement brune de café, le sang est en décomposition ayant souvent une odeur fétide. Elle se renouvelle souvent à de courts intervalles.

	ULCÈRE de l'estomac.	GASTRALGIE nerveuse.	HYPERCHLO-RHYDIE.	CANCER.
Fonction de sécrétion.	1. Suc gastrique généralement augmenté.	Variable...	Augmenté....	Généralement grandement diminuée.
	2. Absence d'acide lactique.	Pas d'acide lactique.	Absence d'acide lactique.	Généralement présence d'acide lactique.
Tumeur...	Pas de tumeur; cependant, rarement, si l'ulcère est près du pylore, ce dernier s'épaissit et donne la sensation d'un corps lisse et long.	Pas de tumeur.	Pas de tumeur.	Tumeur très fréquemment palpable; présentant généralement une surface inégale, sensible à la pression et mobile.
Perforation.	La perforation peut se produire après une courte période de la maladie.	Pas de perforation.	Pas de perforation.	La perforation a lieu seulement vers la fin de la maladie.
Teint.....	Ordinairement frais; mais anémique après de grandes pertes de sang.	Teint pâle.....	Teint pâle.....	Teint blême et jaune: peau sèche, cachexie marquée.

Localisation de l'ulcère. — Comme nous l'avons dit en parlant de la pathologie, l'ulcère peut être situé sur différents points des parois de l'estomac, ou au pylore, au commencement du duodénum, au cardia, ou à la partie inférieure de l'œsophage.

Le siège exact de l'ulcère ne peut être déterminé avec certitude que dans des cas rares. La plupart du temps nous restons dans le doute quant à ce point du diagnostic. Il y a, cependant, plusieurs symptômes qui pourraient nous guider pour le diagnostic probable du siège de l'ulcère. 1. Fréquemment les malades éprouvent un soulagement à leurs douleurs en prenant une certaine position. Ainsi, les uns se sentent mieux en se couchant sur le dos, d'autres sont moins incommodés en se couchant sur l'abdomen. D'autres ne sentent pas la douleur quand ils sont debout, mais celle-ci reparaît dès qu'ils se recouchent. Chez quelques-uns, c'est le contraire, la douleur paraît quand ils sont debout et disparaît dans la position couchée. Comme règle, nous pouvons dire que la position dans laquelle le malade est le plus confortable est celle qui permet à l'ulcère de rester au-dessus du contenu de l'estomac, et d'en éviter au moins le contact. De là, on fera le diagnostic d'ulcère de la petite courbure si le malade se trouve soulagé debout. On soupçonnera un ulcère de la grande courbure si la douleur est plus intense debout. On pensera à un ulcère ayant son siège au cardia, si le malade a moins de douleurs en se couchant sur le côté droit, et à la région pylorique, si les douleurs sont moins vives quand le malade se trouve sur le côté gauche. 2. Des douleurs apparaissant de suite après l'absorption des aliments et associées aux vomissements immédiatement après les repas indiquent particulièrement un ulcère dans la région du cardia ou sur la partie inférieure de l'œsophage. 3. Des douleurs apparaissant deux ou trois heures après les repas, situées en partie à droite de la région épigastrique et associées au méléna (selles de sang) indiquent que le siège de l'ulcère se trouve soit au pylore ou au commencement du duodénum.

Pronostic. — Au premier abord il semble que le pronostic de l'ulcère gastrique soit très bon, surtout de nos jours où le diagnostic de cette affection se fait de bonne heure. Cependant, si nous prenons en considération les statistiques données par Debove et Rémond (1) sur ce que deviennent les cas d'ulcère, nous serons plus prudents dans nos prédictions favorables. Cette statistique donne pour 100 cas d'ulcère :

(1) Cités d'après DEBOVE et RÉMOND, *loc. cit.*, p. 276.

Traitement de l'ulcère gastrique. — Cruveilhier, à qui nous devons la première description complète de l'ulcère gastrique, recommanda le lait comme étant le meilleur aliment dans cette affection, et quoiqu'il se soit passé bien des années depuis, le lait est encore le premier régime à faire suivre aux malades.

Comme le repos est le principal auxiliaire dans le traitement de la plupart des maladies, il semble naturel de l'employer dans l'ulcère. C'est à Leube et à Ziemssen (1) que l'on doit d'avoir insisté sur ce point et d'avoir imaginé la « cure de repos » pour le traitement de l'ulcère. Quoique ce mode de traitement ait été mis en pratique depuis longtemps par W. Fox (2) et par B. Forster en Angleterre, Leube et Ziemssen ont cependant réussi à le répandre, et c'est pour cette juste raison qu'il porte leur nom.

La cure de repos de Leube-Ziemssen pour le traitement de l'ulcère est la suivante : le malade est mis au lit pendant deux ou trois semaines. Pendant la journée on lui met des cataplasmes chauds de farine de lin sur l'estomac et la partie supérieure de l'abdomen ; la nuit, on y substitue un *priessnitz* (un linge de toile mouillé) couvrant la même surface. La diète consiste en liquides, lait, lait avec orge passée, ou farine

(1) LEUBE, *loc. cit.*, p. 120.
(2) WILSON FOX, *loc. cit.*

d'avoine, ou eau de riz, de l'eau pure, du thé faible, et de la peptone (une cuillerée à café pour une tasse d'eau). Debove et Rémond (1) ont suggéré d'ajouter de la lactose et de la viande en poudre au lait, pour rendre la diète plus riche en substances nourrissantes. Généralement nous employons les prescriptions mentionnées ci-dessus qui remplissent le même but et servent en outre à varier le menu monotone.

Pendant la première semaine nous donnons au malade une demi-tasse (environ 100-150 c. c.) de l'un ou de l'autre toutes les heures. Tout ce que le malade prend ne doit être ni froid ni très chaud, et doit être absorbé lentement (à petites gorgées ou avec une cuillère). Pendant la seconde semaine nous prescrivons le même régime, avec cette différence que le malade est nourri toutes les deux heures, et prend une tasse ou une tasse et demie (200-300 c. c.) à la fois. De temps en temps nous permettons un œuf cru battu dans du lait, une fois ou deux fois par jour.

Au commencement de la troisième semaine nous nourrissons le malade toutes les trois heures; on lui permet de l'orge, de la semoule et du riz (bien cuit) dans du lait, des œufs à la coque, des biscuits secs trempés dans du lait en outre du régime préalable; le troisième jour de la troisième semaine, nous commençons à donner au malade de la viande, d'abord crue, bien râpée, puis grillée. Ensuite nous passons au régime ordinaire de tous les jours en excluant les salades, la pâtisserie, les fruits crus et autres aliments analogues.

(1) Debove et Rémond, *loc. cit.*, p. 284.

Le tableau suivant donne un aperçu du régime que je prescris ordinairement dans cette affection :

Aperçu du régime dans l'ulcère gastrique.

Les trois premiers jours.

7 h. m. : Lait, 150 c. c. (cinq onces)............ ...	101	calories.
8 — — —	101	—
9 — — —	101	—
10 — Lait et eau d'orge passée (ãã) 150 c. c.	80	—
11 — Lait 150 c. c..	101	—
Midi : —	101	—
1 h. s. : Bouillon soit seul ou avec une ou deux cuillerées à café de peptone, 150 c. c.	30	—
2 — Lait.....	101	—
3 — —	101	—
4 — —	101	—
5 — Lait avec orge passée ou farine d'avoine.	80	—
6. 7, 8, 9 h. : Lait 150 c. c................,....	404	—

1 402 calories.

Du quatrième au dixième jour.

7 h. m. : Lait, 300 c. c. (dix onces)...........	202	calories.
9 — — —	202	—
11 — — avec eau d'orge, de riz ou de farine d'avoine, 300 c. c........	160	—
1 h. s. : Une tasse de bouillon, 200 c. c. avec un œuf battu......................	80	—
3 — Lait, 300 c. c......................	202	—
5 — — —	202	—
7 — — avec de l'eau d'orge, 300 c. c....	160	—
9 — — 300 c. c.....................	202	—

1 410 calories.

Du onzième au quatorzième jour.

7 h. m. : Lait, 300 c. c......................	202	calories.
9 — — —	202	—
et deux biscuits secs trempés (une once)	100	—
11 — — avec de l'eau d'orge, 300 c. c....	160	—
1 h. s. : Une tasse de bouillon, 200 c. c., un œuf et deux biscuits secs..............	180	—

3	—	Lait, 300 c. c. et un œuf..............	282 calories.
5	—	—	202	—
		et deux biscuits secs...	100	—
7	—	Lait avec eau d'orge................	160	—
9	—	Lait, 300 c. c.....................	202	—

1 790 calories.

Du quatorzième au dix-septième jour.

7 h. m. :	Lait, 300 c. c.....................	202 calories.
9	—	—	202	—
		et deux biscuits secs (30 gr.).	100	—
11	—	Lait avec orge, 300 c. c.............	342	—
1 h. s. :	Viande râpée, 50 grammes..........	60	—
		Deux biscuits secs, une tasse de bouillon, 200 c. c.....................	100	—
3	—	Lait, 300 c. c.....................	202	—
5	—	—	202	—
		Un œuf à la coque.................	80	—
		Deux biscuits secs.................	100	—
7	—	Lait avec semoule, 300 c. c..........	342	—
9	—	Lait, 300 c. c.....................	202	—

2 134 calories.

Du dix-septième au vingt-quatrième jour.

7 h. m. :	Deux œufs à la coque..............	160 calories.
		Beurre, 10 grammes...............	81	—
		Pain rôti, 50 grammes.............	130	—
		Lait, 300 c. c.....................	202	—
10	—	Lait, 300 c. c.....................	202	—
		Biscuits secs, 50 grammes..........	166	—
		Beurre..........................	20	—
1 h. s. :	Côtelettes d'agneau (grillées), 50 gr...	60	—
		Purées de pommes de terre, 50 gr....	44	—
		Pain rôti, 50 grammes.............	130	—
		Beurre, 10 grammes, une tasse de bouillon, 200 c. c.................	81	—
4	—	La même chose qu'à 10 h. m........	530	—
6	—	Lait avec semoule, 300 c. c..........	342	—
		Biscuits secs, 50 grammes..........	166	—
		Beurre, 20 grammes...............	162	—
9	—	Lait, 300 c. c.....................	202	—

2 820 calories.

Au commencement de la troisième semaine on cesse les cataplasmes de farine de lin et on permet au malade de se lever, d'abord pour peu de temps seulement (une demi-heure ou une heure), puis pour plusieurs heures, et après pour toute la journée. Au commencement de la quatrième semaine le malade peut commencer à sortir et à reprendre graduellement sa vie de tous les jours.

Leube et Ziemssen et la plupart des auteurs allemands recommandent l'usage soit de l'eau de Carlsbad (un quart de litre) ou des sels de Carlsbad, 5 à 10 grammes dans la même quantité d'eau chauffée à 122° F. (50° C.) deux fois par jour (le matin et le soir avant de s'endormir). Je ne crois pas que les sels de Carlsbad soient bien essentiels. Dans tous les cas d'ulcère gastrique je n'ai pas employé la soi-disant cure d'eau de Carlsbad, et j'ai obtenu des résultats aussi satisfaisants que lorsque je me servais des sels.

Dans les cas d'ulcère de l'estomac d'un caractère plus grave — douleurs violentes, vomissements fréquents, impossibilité de prendre des aliments à cause de la douleur — ou après une hématémèse, je défends ordinairement au malade de prendre quoi que ce soit par la bouche pendant cinq jours. On le nourrit alors par le rectum de la façon suivante : de bonne heure chaque matin le malade prend un grand lavement d'eau tiède, dans lequel on a fait dissoudre une cuillerée à café de sel commun pour nettoyer l'intestin. Une heure après que le malade a rendu ce lavement, on lui donne son premier lavement nutritif qui consiste soit en un verre de lait (environ 200 c. c.) auquel on a ajouté un œuf bien battu dedans et un peu de sel, ou en une tasse d'eau dans laquelle on a fait dissoudre une cuillerée à bouche d'une bonne préparation de peptone. La température de ces lavements doit être à peu près de 100° F. (38° C.). On en donne trois ou quatre par jour. La quantité d'un lavement nutritif est de 200-250 c. c. et on l'injecte doucement au moyen d'un sac de caoutchouc irrigateur avec tube et canule rectale en caoutchouc souple. Le malade peut se rincer la bouche souvent avec de l'eau fraîche, et on lui permet de temps à autre de garder dans la bouche un petit morceau de glace dont il avale l'eau fondue. Quand les cinq jours sont écoulés, le régime à suivre est le même que celui décrit plus haut pour le genre ordinaire d'ulcère.

Toutes les fois qu'on emploie la « cure de repos » il n'y a presque pas besoin d'un traitement médical constant. Quelquefois, cependant, nous faisons usage de petites doses de codéine si la douleur est très vive, et de sels de Carlsbad s'il y a constipation. Seulement c'est dans le cas où l'ulcère est associé à l'excès d'acidité du suc gastrique que nous pouvons régulièrement administrer un sel alcalin, comme par exemple :

℞ Magnés. ust.......................... 5 grammes.
Sod. carbon. exsiccat..............
Sod. bicarbon..................... } ãã 15 —
Elæosacch. menth. pip............

M. exactissime, f. pulv. D. ad scatulam.
S. Gros comme la pointe d'un couteau toutes les deux heures.

Chez les chlorotiques l'administration d'une préparation organique de fer (comme l'élixir de peptonate de fer de Pizzala ou de Dietrich, ou la ferratine de Boehringer rend souvent de grands services. Jusqu'à présent nous n'avons parlé que des malades qui peuvent se soumettre au traitement du lit. Chez les malades qui ne peuvent pas rester au lit, on peut essayer les deux méthodes suivantes qui sont maintenant en vogue. J'ai employé les deux quelquefois avec de bons résultats.

L'une est le traitement au « nitrate d'argent », l'autre le traitement au « bismuth ». Pendant que le malade est soumis à l'un ou à l'autre de ces traitements, on lui permet de vaquer à ses affaires et de suivre un régime léger, dans lequel le lait joue le principal rôle.

I. On donne d'abord le nitrate d'argent :

 ℞ Argent. nitr...... .... 30 centigr.
  Aq. dest .... 180 grammes.

D. in vitro negro. S. une cuillerée à bouche dans un verre à vin d'eau trois fois par jour, une demi-heure avant les repas.

Quand cette quantité a été prise, on peut augmenter graduellement la dose et prescrire de $0^{gr},40$ à $0^{gr},60$ de nitrate d'argent pour 180 grammes d'eau. On peut employer ainsi le nitrate d'argent pendant deux ou trois semaines, puis on en discontinue l'usage. La douleur disparaît généralement à la fin de la première semaine de traitement.

II. Sous-nitrate de bismuth. Le sous-nitrate de bismuth a été très souvent employé dans les affections douloureuses de l'estomac à la dose de $0^{gr},20$ à 1 gramme, plusieurs fois par jour. Les médecins français recommandent des doses plus élevées et donnent 5 grammes trois fois par jour.

Fleiner (1) a dernièrement appelé l'attention sur

____

(1) FLEINER, *Verhandl. des XII Congresses f. innere Medicin*, 1893.

l'usage de doses élevées de bismuth, en suspension dans l'eau, dans le traitement de l'ulcère, et Rosenheim (1) partage ses vues. J'ai eu l'occasion d'appliquer cette méthode très souvent et j'ai été satisfait des résultats.

On peut donner au malade de 3 à 5 grammes de bismuth trois fois par jour, à prendre dans un petit verre d'eau, bien mélangés, une demi-heure avant les repas. Il est bon de faire coucher le malade pour qu'il reste tranquille une demi-heure après avoir pris la poudre. On doit continuer le traitement au bismuth pendant deux ou trois semaines sans interruption. Il est à remarquer qu'en général ces grandes doses de bismuth ne causent pas de constipation. Dans tous les cas que j'ai observés, à peu d'exceptions près, les selles avaient lieu tous les jours sans l'aide d'aucun cathartique pendant tout le temps de la médication au bismuth. Il me semble que le traitement au bismuth mérite d'être chaudement recommandé.

Hémorragie. — Dans les cas d'hémorragie de l'estomac le traitement est le même que dans la forme grave de l'ulcère, avec cette exception que l'on fait sur l'estomac des applications froides au lieu d'employer des cataplasmes chauds. Le repos complet est ici absolument nécessaire. Le malade doit rester tranquille et éviter tout mouvement; il ne lui est même pas permis de se tourner d'un côté à l'autre. Il faut lui défendre de parler, excepté pour demander ce dont il a besoin.

Si l'hémorragie est considérable ou s'il y a des signes indiquant que le sang ne s'est point encore

____

(1) ROSENHEIM, Die neueren Behandlungsmethoden des Magens (*Berliner Klinik*, mai 1894).

arrêté, on doit recourir aux injections hypodermiques d'ergotine. Une seringue de Pravaz de la solution suivante doit être injectée deux ou trois fois par jour dans la région gastrique :

℞ Extr. secal. cornut. (ext. de seigle ergoté).................................. 2^{gr},50.
Aq. destil........................... ⎱
Glycérine .... ⎰ āā 5 grammes.

Le chlorure de fer (5-15 gouttes dans de l'eau) et l'acétate de plomb, 0^{gr},05, une poudre toutes les deux heures, que l'on employait autrefois fréquemment, n'ont pas beaucoup d'effet en réalité.

Dans le cas, cependant, où l'hématémèse se répète souvent, et où le malade court le risque de mourir, Ewald (1) recommande d'avoir recours au lavage avec de l'eau glacée. Dans ce but, il faut bien badigeonner le pharynx avec de la cocaïne, et faire le lavage avec les plus grandes précautions.

Collapsus. — Dans les cas où le malade tombe dans le collapsus, il faut faire des injections hypodermiques de camphre ou d'éther. Il faut administrer un lavement de vin chaud seul ou avec un œuf, et réchauffer les pieds à l'aide d'un sac à eau chaude. Dans le cas où une grande anémie mettait la vie du malade en danger, on faisait autrefois fréquemment la transfusion du sang. Aujourd'hui on emploie les injections sous-cutanées de la solution physiologique de sel (4 à 6 NaCl pour 1000 aq. dest.) et on en injecte de 1 demi-litre à 1 litre. La solution et l'appareil (sac en caoutchouc) doivent être soigneusement stérilisés, et on se sert

____

(1) C. A. Ewald, *loc. cit.*, p. 274.

d'une ou deux grosses aiguilles de Pravaz. La solution, chauffée à la température du sang, est alors injectée dans la région sous-claviculaire.

Perforation. — Si la perforation se produit, le repos absolu est nécessaire ; on ne doit rien donner par la bouche, il faut mettre de la glace sur l'abdomen et administrer de grandes doses d'opium, de préférence sous forme de suppositoires. Dans le cas où l'estomac contient beaucoup d'aliments, Ewald suggère de laver l'estomac et de le faire avec toutes les précautions nécessaires après avoir insensibilisé le pharynx à la cocaïne. Aussitôt que les symptômes de callapsus apparaissent, on doit employer le traitement que nous avons décrit plus haut. Comme le pronostic de la perforation est fort défavorable, malgré tout traitement médical, on a eu dernièrement recours à la laparotomie pour se rendre maître de la situation par la chirurgie.

Procédés chirurgicaux dans le traitement de l'ulcère gastrique et de ses conséquences. — L'ulcère gastrique peut quelquefois persister d'une façon opiniâtre, et ne point céder au traitement médical. Ses complications, les hémorragies (qui peuvent être très abondantes ou fréquentes) et la perforation mettent la vie en danger ; cette dernière, par le fait, se termine presque toujours fatalement. Barling (1) dit que 95 p. 100 des malades ayant une perforation meurent, à moins qu'ils ne soient opérés. Pour cette raison, Nelson C. Dobson (2), en 1883, recommanda l'intervention chirurgicale dans l'ulcère perforant par l'une des méthodes suivantes. 1. Section abdominale simple avec nettoyage du péri-

(1) Barling, *Birmingham medical review*, août 1895.
(2) Dobson, *Bristol medical and surgical journal*, 1893, p. 196.

toine en laissant l'ulcère se cicatriser tout seul par le repos et les lavements nutritifs. 2. Fermeture de la perforation par la suture, en avivant ou sans aviver les bords. 3. Suture de l'estomac à la paroi abdominale au point de la perforation pour établir une fistule gastrique.

Quelques années plus tard ce mode de traitement fut mis en pratique par plusieurs chirurgiens en Europe et en Amérique.

Robert F. Weir (1), de New-York, fut un des premiers à opérer en Amérique. Son dernier compte rendu d'un cas de ce genre opéré avec succès mérite les plus grands éloges. J'estime qu'il est utile de relater ce cas en me servant des propres paroles du Dr Foote.

« Marie B... vint me consulter au mois d'août 1894 pour une toux opiniâtre, avec peu d'expectoration, des douleurs à la région sternale et à la région scapulaire droite, de la dyspnée au moindre effort, des maux de tête, de l'anorexie et de la constipation. Elle avait craché deux fois un peu de sang. Pendant quatre mois elle avait eu des sueurs nocturnes. La malade était alors âgée de quinze ans, forte, mais anémique. A l'examen physique on trouva de la matité et des râles humides fins au sommet du poumon gauche, et à la base du poumon droit en arrière ; elle avait de la fièvre dans l'après-midi. Sous l'influence d'une médication tonique et expectorante, et d'un mois de séjour dans les montagnes du Comté de Sullivan, état de New-York, elle engraissa et les râles disparurent, excepté à la base du

____

(1) Robert F. Weir et E. M. Foote, The Surgical Treatment of round ulcer of the stomach and its Sequelæ, with an account of a case successfully Treated by laparotomy (*Medical News*, 25 avril et 2 mai 1896).

poumon droit. L'hiver suivant elle ne se soigna pas, et, quand je la revis en avril 1895, sa toux avait empiré, les râles humides avaient envahi la plus grande partie des deux poumons et elle avait perdu six livres. Quoique pauvre, elle pût, grâce à des amis, passer trois mois d'été dans les montagnes, et elle ne revint en ville qu'à la fin de septembre 1895 quand elle trouva une place de servante où le travail n'était pas dur et où elle pouvait bien se nourrir. Sa santé était excellente, la toux et les râles avaient disparu, et son poids, de cent dix livres et demie, était plus grand qu'il n'avait été auparavant. Je n'ai jamais pu examiner les crachats, mais les signes de la tuberculose pulmonaire étaient trop bien marqués pour qu'on pût en douter.

« Elle avait eu souvent des indigestions et à plusieurs reprises des vomissements, mais ces symptômes n'étaient pas les principaux. Vers le 20 novembre 1895, elle commença à avoir des douleurs gastriques vives et perdit l'appétit. Elle ne parla à personne de son mal, et continua à travailler, quoique ne mangeant presque rien. La douleur était quelquefois si violente qu'elle était obligée de se coucher. Le 27 novembre, à 10 heures du matin, elle fut prise d'une douleur à la région gastrique, si violente qu'elle se roulait sur le plancher dans l'agonie, et elle vomit un peu de café, la seule nourriture qu'elle eût prise ce jour-là. Vers midi elle fut un peu soulagée et rentra chez elle par le chemin de fer élevé. Pour cela, elle eut à marcher environ un quart de mille et à monter et à descendre une cinquantaine de marches. Plus tard, dans l'après-midi, elle me fit dire qu'elle avait une « attaque de douleur au cœur ». A 6 heures et demie du soir je la trouvai couchée sur le dos, tranquille et sans beaucoup de douleur. Pouls 120, température 102° F. (39° C.). Le facies, quoique pas trop marqué, dénotait purement le type abdominal. La poitrine ne révéla rien d'anormal. L'abdomen était quelque peu rigide, plus du côté gauche qu'à droite. Il y avait une sensibilité modérée à la pression, à la région épigastrique et à la région iliaque gauche. Il n'y avait pas de distension ni de tympanite. La respiration était presqu'entièrement thoracique. La palpation ne révélait que le siège de la sensibilité. La douleur commençait à gauche de la ligne médiane sous le rebord des côtes, et s'étendait de là à l'aine gauche et dans la cuisse gauche. L'appendicite était hors de question, et les symptômes ne paraissaient pas être ceux d'aucune forme d'obstruction intestinale. On fit le diagnostic d'ulcère gastrique perforé et on conseilla l'opération immédiate. Le Dr Weir reçut la malade dans son service à l'hôpital New-York, où il fit la laparotomie et sutura l'estomac à neuf heures et demie du soir, un peu plus de onze heures après le début des accidents.

« Sous le chloroforme, on fit au-dessus de l'ombilic une incision médiane longue de quatre pouces et demi. Une quantité anormale de tissu adipeux sous-péritonéal masquait le péritoine. Quand on en ouvrit la cavité, l'estomac se présenta à l'ouverture. La grande courbure parut normale. Il n'y avait pas de péritonite générale. La surface antérieure de l'estomac adhérait au foie par de la lymphe récente. En l'en séparant, on entendit un sifflement dû au gaz s'échappant de l'estomac par la perforation.

« L'ouverture fut trouvée sans difficulté. Elle était

petite, avait un diamètre de moins d'un quart de pouce, avec ses bords nécrosés, et se trouvait au centre d'un anneau épais de tissu fibreux inflammatoire qui comprenait toute l'épaisseur de la paroi de l'estomac. Cette surface épaissie avait environ deux pouces de long sur un de large, et était située sur la paroi antérieure de l'estomac, à environ mi-chemin èntre la grande et la petite courbure et au tiers à peu près de la distance du pylore à l'ouverture du cardia.

« L'opération dura environ une heure, et la malade quitta la table d'opération en bon état, avec le pouls à 150. Pendant deux jours, elle eut des vomissements fréquents et douloureux que soulageait temporairement un petit lavage avec une solution diluée de Thiersch. Après le second jour les vomissements se calmèrent, et on permit de l'eau par la bouche. Le troisième jour, on donna des aliments liquides, et les lavements nourrissants et stimulants que l'on administrait toutes les six heures depuis l'opération furent supprimés le quatrième jour. A aucun moment il n'y eut de signes de péritonite générale. La guérison se fit sans plus d'accidents. »

Dans son intéressant rapport, Weir donne un tableau contenant 72 cas de laparotomie pour perforation aiguë d'ulcère gastrique. Parmi les noms de ceux qui ont opéré en Amérique nous remarquons ceux de F. Markoe, Robert F. Weir, Mc Cosh, C. P. Parker, Kirkpatrick, Armstrong et Stimson.

Quant aux résultats de l'opération, Weir donne le tableau suivant, qui démontre clairement l'importance de la prompte intervention chirurgicale.

TEMPS ÉCOULÉ.	GUÉRISON.	MORT.	MORTALITÉ p. 100.
Moins de douze heures............	14	9	39
De douze à vingt-quatre heures...	4	13	76
Plus de vingt-quatre heures......	4	28	87
Pas mentionné...................	1	5	..
Total.............	23	55	71

Les opérations dont nous venons de parler pour le
traitement de l'ulcère gastrique perforant peuvent aussi
rendre service dans le cas d'un ulcère perforant du
duodénum. Un cas heureux de ce genre a été publié
récemment par A. Landerer et G. Glücksmann (1).

On a dernièrement conseillé, pour le traitement des
cas très invétérés d'ulcère gastrique, des procédés
chirurgicaux qui consistent dans l'excision de l'ulcère,
ou dans l'établissement d'une gastro-entérostomie. La
chirurgie, en brisant les adhésions formées à la suite
d'ulcère gastrique, a servi à soulager les malades des
douleurs violentes et persistantes causées par ces adhésions. (Lauenstein) (2).

(1) A. LANDERER und G. GLÜCKSMANN, Mittheilungen aus den Grenz-
gebieten der Medizin und Chirurgie, Bd. I, p. 168. Iéna, 1856.
(2) LAUENSTEIN, *Arch. f. Klin. Chirurgie*, Bd. XIV.

CHAPITRE VII

MALADIES ORGANIQUES AVEC LÉSIONS CONSTANTES (*Suite*).

Érosions de l'estomac.

Définition. — État dans lequel la membrane muqueuse de l'estomac devient le siège de petites exfoliations superficielles.

Remarques générales. — Comme l'on sait bien, le terme « érosion » signifie un défaut de nature superficielle. On trouve souvent à l'autopsie des érosions de l'estomac. Dernièrement on a publié des cas intéressants sur l'anatomie pathologique de cette affection et sur des cas rares d'érosions associés à des ulcères de l'estomac typiques.

Dans son excellent article « Ueber geschwürige Processe im Magen », D. Gerhardt (1) décrit les érosions de l'estomac de la façon suivante : « Des sections des érosions montrent généralement qu'à la base des ulcérations presque toute la moitié inférieure de la membrane muqueuse est encore préservée. Dans l'épithélium des glandes qui restent on ne peut rien noter de remarquable ; sur les côtés, les glandes deviennent plus longues ; les premières qui sont intactes se courbent habituellement sur le défaut et le couvrent en partie.

(1) D. Gerhardt, *Virchow's Archiv*, Bd. CXXVII, p. 85.

La guérison semble se faire par la croissance des restes de glandes. »

La question a été bien discutée et étudiée au point de vue de l'anatomie pathologique par Gerhardt, Virchow (1), Langerhans (2), Harttung (3), et Ewald (4), mais on a fait très peu au point de vue clinique. Quoique les érosions de la membrane muqueuse de l'estomac soient mentionnées dans quelques livres classiques, on ne dit nulle part comment cet état peut être reconnu pendant la vie.

Dans le *Médical Record*, du 23 juin 1894, j'ai (5) publié un article avec des observations sur sept malades chez lesquels on avait trouvé souvent des petites portions de la membrane muqueuse de l'estomac dans l'eau du lavage stomacal. Ces cas ressemblent l'un à l'autre sous tant de rapports qu'ils paraissent appartenir à une seule maladie. On peut les considérer mieux comme des érosions de la membrane muqueuse gastrique.

Les description des « érosions de l'estomac » que je vais donner par la suite est basée sur l'article que je viens de mentionner.

Étiologie. — Dans la vaste majorité des cas le catarrhe gastrique chronique est probablement la cause des érosions. Dans quelques cas, cependant, les érosions peuvent être dues à quelques facteurs encore inconnus.

Symptomatologie. — Les symptômes subjectifs sur-

(1) R. Virchow, *Virchow's Archiv*, Bd. V, p. 363.
(2) B. Langerhans, *Virchow's Archiv*, Bd. CXXIV, p. 373.
(3) O. Harttung, *Deutsche med. Wochenschr.*, 1890, n° 38, p. 847.
(4) C. A. Ewald, Diseases of the stomach, p. 336, 1892.
(5) Voy. aussi : Max Einhorn, Further remarks on erosions of the stomach (*The Journal of the american medical association*, 20 mai 1899).

tout sont prononcés et consistent en douleur, émaciation, et une sensation de faiblesse.

La douleur, qui n'est généralement pas intense, se montre immédiatement après les repas, indépendamment des aliments que le malade a pris. Elle persiste pendant un laps de temps variable (une à deux heures) et disparaît graduellement. Nous n'avons jamais observé des cas caractérisés par des attaques de douleur vive. Il y a des intervalles complètement sans douleur d'une durée variable pendant lesquels le malade est fort bien. Dans de rares occasions les douleurs sont constantes et indépendantes de l'ingestion des aliments.

Émaciation. — La plupart du temps les malades maigrissent pendant la première période de leur maladie, mais après ils conservent leur poids presque constamment. Ils ont la figure plutôt amaigrie (les mâchoires avancent, les joues sont maigres et quelque peu creuses), mais ils n'ont pas cette couleur cachectique que nous sommes habitués à voir dans le carcinome et d'autres maladies chroniques graves.

Sensation de faiblesse. —Tous les malades se plaignent d'une sensation de lassitude, de faiblesse, de manque d'énergie, d'incapacité au travail et d'une diminution de la force corporelle. Ces symptômes sont surtout marqués de suite après les repas, et diminuent un peu quelque temps après (une demi-heure ou une heure). Chez l'un de mes malades (G. B), il y avait une fois par semaine, ou tous les quinze jours, une exacerbation de ces symptômes associée à une anorexie complète, qui durait deux jours environ. Pendant ce temps de déperdition le malade pouvait à peine marcher.

Objectivement le point suivant est de la plus grande

importance : en lavant l'estomac, quand le malade est
à jeun, on trouve de un à quatre petits morceaux de la
membrane muqueuse gastrique. Ils sont d'environ
0,3 à 0,4 cm. de long sur presque autant de large, et
ont une couleur rouge sang. Sous le microscope on voit
des glandes bien conservées et une accumulation de

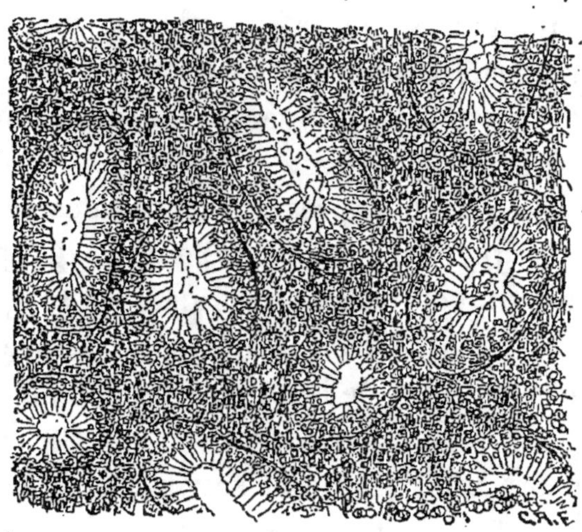

Fig. 53. — Morceau de la muqueuse gastrique (malade M. G.), montrant
les glandes, la plupart coupées verticalement, et une accumulation
de corpuscules rouges du sang au coin inférieur droit.

corpuscules rouges du sang. (voy. Fig. 53). On trouve
constamment ces morceaux de la muqueuse gastrique
si on lave l'estomac du malade quand il est à jeun.
Nous n'avons pas affaire ici à une lésion fortuite causée
par le tube, car d'un côté, cela arrive même si on fait
le lavage sans aspiration et au moyen d'un tube souple,
et, d'un autre côté, on n'observerait pas dans un cas
fortuit une telle constance.

Dans la plupart des cas on ne trouve jamais de sang
dans l'eau du lavage où viennent les morceaux de la
membrane muqueuse. L'eau du lavage a rarement une

couleur teintée ; ceci arrive seulement si le malade a des quintes de toux fréquentes pendant le lavage. Outre qu'elle contient des morceaux de la muqueuse gastrique, l'eau est alors légèrement teinte en rouge.

Les morceaux de la muqueuse gastrique que l'on trouve dans l'eau du lavage proviennent probablement de la desquamation de la membrane muqueuse se produisant partiellement ou en entier quelque temps avant le lavage. Ceci expliquerait pourquoi il n'y a pas de sang pendant le lavage. Les points où les exfoliations se produisent et qui présentent ainsi des « érosions » peuvent expliquer les sensations pénibles qu'éprouvent les malades. On comprend aussi aisément l'apparition du sang provenant des points malades et causée par les violentes contractions de l'estomac pendant une quinte de toux.

Il est encore très difficile de savoir si les exfoliations se produisent toujours sur le même point — la membrane muqueuse se reconstituant et se desquamant constamment — ou si la totalité (ou une grande partie) de la surface intérieure de l'estomac est affectée à un tel degré que de petits morceaux de la muqueuse s'en détachent çà et là facilement. On ne peut répondre à cette question qu'après une longue étude clinique et anatomo-pathologique. Ces exfoliations ont lieu (soit toujours sur le même point ou sur des points différents) tous les jours dans l'estomac des malades et produisent des érosions temporaires.

État du suc gastrique. — Dans la plupart des cas on trouve une diminution de la sécrétion de l'acide chlorydrique et de l'acidité du contenu de l'estomac. Dans quelques cas on trouve toujours une quantité considérable de mucosités. De temps en temps, cependant, il y a de l'acidité excessive causée par l'augmentation de la sécrétion de HCl.

Durée. — La durée de cet état pathologique est très prolongée. Plusieurs des malades semblent en souffrir depuis bien des années. Quoiqu'il puisse y avoir des intervalles de parfait bien-être (probablement à ce moment la couche intérieure de l'estomac est complètement intacte), pendant une période de temps, longue ou courte, les vieux symptômes reviennent, cependant, tôt ou tard.

On pourrait s'imaginer que les érosions de l'estomac sont un terrain très favorable pour le développement d'ulcères. Ceci, cependant, ne semble pas être le cas, car chez aucun des malades il n'y a eu de suppositions justifiées de croire à l'existence d'un ulcère pendant la longue durée de la maladie.

Comme types de cette affection, nous mentionnerons les deux cas suivants :

Cas I... 11 février 1898. H. S..., 35 ans, négociant, souffre de troubles digestifs depuis deux ou trois ans. Ceux-ci consistent principalement en douleurs de suite après les repas ; les douleurs ne sont point vives ; elles ont pour effet, cependant, de faire moins manger le malade. Il y a une sensation de plénitude ; constipation Le malade se sent toujours faible et fatigué.

Le résultat de l'examen est : organes de la poitrine sains ; la région gastrique est sensible à la pression ; il y a un son de clapotage s'étendant à deux travers de doigts au-dessous de l'ombilic ; rein droit flottant.

L'examen du contenu de l'estomac une heure après le déjeuner d'épreuve d'Ewald donne : HCl $+$; acidité $= 60$.

13 février. — A jeun, estomac vide. Lavage : dans l'eau du lavage on trouve trois petits morceaux rouges de la membrane muqueuse. Vaporisation avec le nitrate d'argent.

14 février. — Galvanisation introgastrique.

15 février. — Lavage : dans l'eau du lavage on trouve trois petits morceaux rouges de la membrane muqueuse. Une préparation microscopique fraîche montre des glandes gastriques. Vaporisation au nitrate d'argent.

16 février. — Le malade se sent mieux, c'est-à-dire qu'il est plus fort, peut manger davantage et n'a plus de douleur. Galvanisation directe de l'estomac.

17 février. — Lavage : pas de morceaux de la membrane muqueuse. Vaporisation au nitrate d'argent.

18 février. — Galvanisation intragastrique.

19 février. — Lavage : pas de morceaux de la membrane muqueuse. Vaporisation au nitrate d'argent.

20 février. — Galvanisation intragastrique.

21 février. — Examen du contenu de l'estomac une heure après le déjeuner d'épreuve : HCl +; acidité = 54 ; pas de morceaux de la membrane muqueuse.

22 février. — Galvanisation directe de l'estomac.

23 février. — Lavage : pas de morceaux de la membrane muqueuse. Vaporisation au nitrate d'argent.

24 février. — Galvanisation intragastrique. Le malade est obligé de revenir chez lui, à Chicago, pour des affaires urgentes. J'ai appris récemment qu'il allait bien tout le temps, sauf par intervalles.

Cas II. — 19 avril 1893. — B. M. S., vingt-six ans, négociant, se plaint depuis deux ans et demi de troubles digestifs. Au début le malade souffrait du manque d'appétit, de douleurs après les repas; et de nausées, mais pas de vomissements. Sensation de fatigue et d'ennui ; constipation. Après un traitement suivi et un voyage au Sud, l'état du malade s'améliora pendant quelque temps ; mais bientôt il empira de nouveau. Depuis deux ans, le malade éprouve de la douleur constamment de suite après les repas, avec très peu d'exceptions, et se sent très faible.

État présent. — Organes de la poitrine sains ; la région gastrique est sensible à la pression. Quand le malade a bu un demi-verre d'eau, on peut produire le son de clapotage qui s'étend jusqu'à un ou deux travers de doigts au-dessus de l'ombilic. Le foie n'est pas agrandi ; l'urine ne contient ni sucre ni albumine.

20 avril. — Examen du contenu de l'estomac une heure après le déjeuner d'épreuve d'Ewald, résultats : HCl $+$; acidité $= 60$; mélange de beaucoup de mucosités.

Diagnostic. — Gastrite glandulaire muqueuse chronique.

21 avril. — A jeun, l'estomac est vide. Lavage : dans l'eau du lavage, il y a trois morceaux rouges de la membrane muqueuse gastrique. (Un spécimen frais dans la glycérine montre les glandes gastriques). Vaporisation au nitrate d'argent.

23 avril. — Galvanisation intragastrique.

25 avril. — Lavage : on trouve trois morceaux rouges de la membrane muqueuse dans l'eau du lavage. Vaporisation au nitrate d'argent.

27 et 29 avril. — Galvanisation directe de l'estomac.

Le malade est obligé de quitter New-York pour ses affaires et revient le 17 mai.

18 mai. — A jeun, l'estomac est vide. Lavage : on

trouve trois morceaux de la membrane muqueuse dans l'eau du lavage. Vaporisation au nitrate d'argent.

20 mai. — Galvanisation intragastrique.

22 mai. — Lavage : on trouve deux morceaux rouges de la membrane muqueuse dans l'eau du lavage. Vaporisation au nitrate d'argent.

24 mai. — Le malade se sent mieux, a meilleur appétit et presque pas de douleur. Lavage : on ne trouve pas de morceaux de la membrane muqueuse. Vaporisation au nitrate d'argent.

26 mai. — Galvanisation directe de l'estomac.

30 mai. — Lavage : pas de morceaux de la membrane muqueuse. Vaporisation au nitrate d'argent.

2 juin. — Galvanisation intra-gastrique. Le malade se sent bien et est alors renvoyé.

Diagnostic. — On fait le diagnostic d'érosions de l'estomac si les symptômes subjectifs décrits plus haut existent, et si on trouve fréquemment des morceaux de la muqueuse gastrique dans l'eau du lavage, quand le lavage est fait lorsque le malade est à jeun.

Traitement. — Le traitement local de l'estomac joue ici un grand rôle. L'effet astringent des solutions de nitrate d'argent dans des affections similaires plus accessibles me donna l'idée d'appliquer cette substance directement à l'intérieur de l'estomac. C'est par la vaporisation qu'on peut le mieux y arriver. C'est à cette occasion que j'ai fait construire l'appareil vaporisateur ou à spray gastrique (voy. fig. 39, p. 141), et recommandé son usage dans les maladies de l'estomac (1).

____

(1) MAX EINHORN, *New York medical journal*, septembre 1832.

Par le fait, les bons résultats de ce mode de traitement se voient mieux dans l'affection en question, car, après qu'on a fait plusieurs fois la vaporisation, les petits morceaux de la muqueuse gastrique cessent d'apparaître. Associée aux symptômes objectifs il y a une amélioration dans la sensation subjective du malade ; la douleur diminue considérablement ou disparaît entièrement, et les forces augmentent.

On donne le traitement de la façon suivante : on lave d'abord l'estomac, à jeun, avec de l'eau tiède ; quand on a vidé toute l'eau, on retire le tube de l'estomac. On remplit l'appareil à spray avec 10 c. c. d'une solution de nitrate d'argent de $0^{gr},10$ à $0^{gr},20$ p. 100, on plonge le tube dans de l'eau chaude et on l'introduit dans l'estomac (longueur du tube, 50 centimètres) ; alors on vaporise, ou spray, toute la solution de la bouteille, ou au moins la plus grande partie ; la bouteille est alors ouverte, et on retire le tube à spray de l'estomac.

D'habitude je combine le traitement de la vaporisation au nitrate d'argent avec la galvanisation intragastrique, en appliquant alternativement le spray ou la galvanisation. La raison de l'usage de la galvanisation dans ces cas tient à ce fait que j'ai eu ces bons résultats dans deux autres cas d'érosions probables de l'estomac, compliqués de maladie de cœur (1), au moyen de la galvanisation seule. L'application méthodique de la galvanisation intragastrique combinée avec la vaporisation semble augmenter les effets curatifs.

Récemment, j'ai employé l'extrait de capsules surré-

____

(1) Max Einhorn, *New York medical journal*, 8 juillet 1893.

nales (Armour and Co), — en poudrant l'estomac à jeun, tous les deux jours, avec environ trois grains 0^{gr},18), — au lieu de la vaporisation au nitrate d'argent, aussi avec de très bons résultats.

Dans le cas où le traitement local, que nous venons de décrire, ne peut se faire, on peut donner avec avantage de grandes doses de sous-nitrate de bismuth (2 grammes trois fois par jour, une demi-heure avant les repas).

Quant au régime, il n'est pas besoin d'être très rigoureux dans ces cas. De fréquents repas, en évitant les légumes lourds, les salades et les pâtisseries, est tout ce que je prescris habituellement.

Il faut recommander chaudement les ablutions froides, la gymnastique légère et la vie au grand air.

Comme médicaments, on emploie fréquemment le condurango et la noix vomique ; et une bonne préparation de fer facilement assimilable est toujours à propos.

Quoique [ces médicaments soient de quelque valeur, nous devons compter, dans mon opinion, principalement sur le traitement local.

CHAPITRE VIII

MALADIES ORGANIQUES AVEC LÉSIONS CONSTANTES *(Suite)*.

Cancer de l'estomac (carcinoma ventriculi).

Définition. — Croissance épithéliale maligne dans l'estomac.

Étiologie. — L'estomac est plus souvent affecté de cancer que tout autre organe du corps. Les statistiques de Virchow (1) de toutes les maladies cancéreuses qui ont eu lieu à Würzburg entre 1852 et 1855 donnent pour l'estomac la proportion de 34,9 p. 100. Selon Lebert (2), Willigk (3) et Brinton (4), le cancer de l'estomac comprend environ un quart de tous les cas de cancer.

Haeberlin (5) donne 41 p. 100 de cas de cancer de l'estomac pour les années de 1877 à 1886. Selon Wyss (6), la mortalité par cette maladie est de 1,9 p. 100. Ce chiffre, cependant, peut varier beaucoup. Haeberlin a le premier appelé l'attention sur ce fait

(1) Virchow, Cité par Debove et Rémond, *loc. cit.*, p. 297.

(2) Lebert, Traité pratique des maladies cancéreuses. Paris, 1851, p. 97.

(3) Willigk, *Prager Vierteljahresschrift*, Bd. X, 2, 1853.

(4) W. Brinton, *British and Foreign Medico-Chirurg. Review*, janvier 1857.

(5) Haeberlin, *Deutsch. Arch. f. klin. Medicin.* 1889, Heft III und IV, p. 461.

(6) Wyss, *Blätter f. Gesundheitspflege*, Zürich, 1872-74.

très curieux et décourageant que la fréquence du cancer de l'estomac augmente d'une façon continue. Les statistiques de cet auteur pour la Suisse donnent une mortalité pour le cancer de l'estomac pour 100 habitants les chiffres suivants : en 1877, 0,61 ; 1878, 0,66 ; 1879, 0,72 ; 1880, 0,77 ; 1881, 0,85 ; 1882, 0,87 ; 1883, 0,85 ; 1884, 0,84 ; 1885, 0,90 ; 1886, 0,99.

Joseph D. Bryant (1), de New-York, a aussi démontré dernièrement que la maladie cancéreuse augmente constamment. Selon cet éminent auteur, la moyenne de la mortalité pour le cancer à New-York pendant ces dix dernières années est de 2,17 p. 100 de la mortalité totale, et celle des dix années précédentes était seulement de 1,82 p. 100. Le tableau suivant, donné par Bryant, est très instructif par rapport à l'augmentation du cancer aux États-Unis.

ANNÉE.	POPULA-TION.	TOTAL des décès.	MORTS par cancer.	MORTS par cancer pour 100.000 de la mortalité totale.	MORTS par cancer sur 100.000 vivants.
1850.........	23.191.876	323.023	2.088	646	9,0
1860.........	31.443.321	394.153	3.672	932	11,7
1870.........	38.558.371	492.263	6.224	1.264	16,0
1880.........	50.155.783	756.893	13.068	1.815	26,05
1890.........	62.622.250	875.521	20.984	.....	33,5

La fréquence du cancer paraît être différente dans les différents pays, et il semble qu'il y a des régions où des cas se produisent très rarement.

Les statistiques d'Haeberlin que nous venons de

(1) Joseph D. Bryant, *The Wesley M. Carpenter lecture. New York medical journal*, 18 mai 1895.

mentionner pour toute la Suisse donnent une mortalité
pour le cancer de l'estomac de 3 p. 100 pour les cantons du nord, de 1,5 p. 100 pour les cantons de l'ouest,
et de 1 p. 100 pour les cantons du sud. Griesinger (1)
dit qu'il n'a jamais observé le cancer de l'estomac en
Égypte, et Heinemann (2) rapporte qu'il n'a jamais vu
qu'un seul cas à Vera-Cruz en six ans.

Age. — Quant à l'âge auquel le cancer de l'estomac
a lieu, Brintow a recueilli 600 cas dont l'âge à la mort
était en moyenne de cinquante ans. La plus grande
partie (les trois quarts, ou 435) de ces 600 cas eurent
lieu entre quarante et soixante ans. Arrangé par
périodes de dix ans, le chiffre maximum (deux septièmes,
ou 162) se trouve entre 50 et 60. En comparant ces
chiffres avec le chiffre des personnes vivantes dans ces
périodes de dix ans, on obtient une estimation du danger relatif de la maladie aux âges correspondants.
Brintow donne le maximum du danger aux âges entre
soixante et soixante-dix ans. Jusqu'à l'âge de vingt ans,
le risque entier est inférieur au cinquantième de ce
qu'il atteint entre vingt et trente. Ce dernier risque se
multiplie dans les périodes suivantes de dix ans par
3, 6, 8 et 10 respectivement. Le maximum semble alors
tomber à un peu plus de la moitié pendant les deux
périodes de dix ans qui suivent pour finir à l'âge
extrême de cent ans. Pour l'âge, Lebert donne les
chiffres suivants dans ses statistiques : au-dessous de
trente ans, 1 p. 100; de trente à quarante ans,
17, 6 p. 100; de quarante à soixante, 60, 7 p. 100; de
soixante à soixante-dix, 16, 3 p. 100; au-dessus de

(1) Griesinger, *Arch. f. phys. Heilkunde*, 1854, p. 528.
(2) Heinemann, *Virch. Arch.*, Bd. LVIII, p. 180.

soixante-dix, 4, 4 p. 100. Les statistiques de Welch, sur 2,075 cas de cancer de l'estomac, donnent la distribution suivante pour les différents âges : de 10 à 20, 2 ; de 20 à 30, 55 ; de 30 à 40, 271 ; de 40 à 50, 499 ; de 50 à 60, 620 ; de 60 à 70, 428 ; de 70 à 80, 140.

Selon toutes ces statistiques, le maximum de danger de cancer de l'estomac est compris entre quarante et soixante ans. Il est très rare avant trente ans. Wilkinson et Wiederhoefer (1), cependant, mentionnent chacun un cas où la maladie était congénitale. M. Mathieu (2) a réuni tous les cas de cancer de l'estomac au-dessous de trente ans mentionnés dans les écrits médicaux, et leur nombre était de 27. Debove (3) a publié récemment un cas de cancer de l'estomac chez un jeune homme de vingt-quatre ans, et j'ai eu un cas semblable il y a deux ans chez un homme de vingt-sept ans. Dans ce dernier cas, la maladie a été vérifiée par une opération.

Sexe. — L'influence du sexe est beaucoup plus difficile à déterminer que celle de l'âge. Brinton mentionne 784 cas, dont 440 chez l'homme et 344 chez la femme. Les tables de Fox (4), comprenant les comptes rendus de sept auteurs montrent que sur 1,303 cas, 680 se produisirent chez des hommes et 623 chez des femmes. Ceux de Welch, sur 2,214 cas, donnent 1,233 pour les hommes et 981 pour les femmes.

Ces chiffres dénotent une moyenne pour cent plus élevée chez l'homme que chez la femme, mais ceci n'est

(1) Cités dans Eichhorst, Lehrbuch der spec. Path. und Therapie.
(2) Max Mathieu, *Gaz. des hôpitaux*, 1884, p. 118.
(3) Debove, *Société méd. des hôpitaux*, novembre 1889.
(4) Fox, The diseases of the stomach (*London*, 1872, p. 184).

pas toujours absolument vrai, car cette moyenne plus grande chez les hommes peut résulter de ce qu'un plus grand nombre d'hommes a été traité dans les hôpitaux où ces statistiques ont été faites.

Hérédité. — La plupart des auteurs s'accordent pour dire que dans quelques familles on trouve plusieurs membres atteints de cancer, et sont enclins à attribuer ce fait à l'hérédité. Tout médecin a observé des cas où le père et un ou deux fils ont été atteints de cancer. Dans quelques exemples, il y a chez les parents quelque histoire de cancer relative peut-être à un organe autre que l'estomac. Comme, cependant, le cancer est une maladie fréquente, il est assez difficile de dire si ces faits observés de temps en temps sont suffisants pour prouver que l'hérédité joue un rôle important, ou si c'est une simple coïncidence. Lebert et Haeberlin donnent sur ce point des chiffres statistiques. Le premier a trouvé une histoire héréditaire dans 7 p. 100, le second dans 8. Snow a trouvé dans 1,075 cas de cancer, dans différentes parties du corps, 176 cas, ou 15, 7 p. 100, dans lesquels la maladie cancéreuse avait existé dans la famille.

Cause. — On attribue à beaucoup de facteurs un rôle important dans l'origine du cancer. Ainsi, on rend souvent un traumatisme dans la région gastrique responsable d'une affection cancéreuse. Il n'est pas douteux qu'il y a des cas où, quelques semaines avant la découverte d'une tumeur dans l'abdomen, il y a eu un traumatisme dans la région affectée. Mais on aurait certainement tort d'attribuer dans tous ces cas le néoplasme au traumatisme préalable; car il y a certainement des cas où le néoplasme existait déjà avant que le traumatisme n'eût lieu ; où ce dernier a simplement attiré un peu plus l'attention du malade sur la région affectée, et a fait ainsi reconnaître la tumeur un peu plus tôt. L'usage fréquent du cidre et des vins acides, dit-on (Eichhorst et Cloquet), favorisent la formation du cancer. Les chagrins et les soucis ont été regardés, probablement à tort, comme prenant part à la cause de cette affection.

Brinton a suggéré l'explication suivante pour le cancer du cardia et du pylore : les fibres musculaires de ces deux orifices sont sujettes à plus de travail (contraction) que le reste de l'estomac. Le tissu connectif qu'elles contiennent est sujet à la contraction et à la distension. Tout ceci cause une nutrition plus vive de ces parties, et peut donner lieu à une prolifération du tissu glandulaire pour former un néoplasme.

Des états inflammatoires de la membrane muqueuse gastrique ont été fréquemment décrits comme facteurs prédisposants de la maladie. Ménétrier (1) a essayé de démontrer qu'il existe une relation entre quelques formes de gastrite chronique (polypes) et le cancer. Je suis, cependant, d'accord avec Ewald et Rosenheim pour dire qu'il n'y a pas de raison de croire que la gastrite favorise le développement du cancer, car dans la plupart des cas nous pouvons affirmer que la maladie cancéreuse s'est développée plus ou moins subitement sans l'histoire préalable de troubles dyspeptiques de longue date. La gastrite que l'on trouve à l'autopsie dans les cas de cancer de l'estomac est plutôt un état secondaire ou concomitant qu'un état ou

(1) Ménétrier, *Arch. de physiolog.*, 15 février 1888.

facteur primitif de la maladie. Les ulcères chroniques de l'estomac appartiennent sans aucun doute aux facteurs prédisposants. On a rapporté plusieurs cas où la formation d'un cancer sur le bord d'un ulcère gastrique ou sa cicatrice pouvait se voir clairement. Ainsi, Hauser (1) a démontré histologiquement la transition de l'ulcération à la prolifération carcinomateuse, et prétend que dans un des cas qu'il a observés il a trouvé non seulement le développement secondaire du carcinome dans un ulcère gastrique de longue date, mais que quelquefois un cancer peut se développer sur une affection des glandes gastriques.

Théorie parasitique. — Tous les facteurs étiologiques mentionnés peuvent peut-être nous aider à mieux comprendre le développement du carcinome, mais n'expliquent pas du tout la cause définitive de cette affection maligne. Dernièrement, la théorie parasitique des maladies infectieuses a renforcé la croyance dans l'existence d'un micro-organisme auquel nous aurions affaire dans le cancer. Récemment beaucoup d'investigateurs ont fait de nombreuses études et expériences pour étudier cette question. Scheuerlen (2) croit avoir découvert un bacille qui serait l'origine du cancer. Plus tard, cependant, d'autres recherches ont démontré que ses assertions étaient fausses. Coley (3), de New-York et Emmerich (4), de Munich, ont eu de bons résultats dans le traitement du sarcome, et aussi du

(1) HAUSER, Das chronische Magengeschwür und dessen Beziehung zur Entwickelung des Magencarcinoms. Leipzig, 1883.

(2) SCHEUERLEN, Verhandl. des Ver. f. innere medicin. (*Deutsche med. Wochenschr.*, 1887, n° 48.

(3) COLEY, *American Journal of the medical Sciences*, 1894.

(4) EMMERICH, *Deutsche med. Wochenschrift*, 1895.

carcinome, avec les injections de sérum de cheval inoculé avec les cocci de l'érysipèle. Ce fait parle en faveur de l'origine parasitique de cette tumeur maligne. On a souvent trouvé des psorospermies dans les cellules cancéreuses. Le Dr Bra (1) prétend avoir trouvé le parasite du cancer qui serait une coccidie. On ne sait cependant pas encore si ces corps sont de vraies psorospermies ou des cellules désséchées ou changées. Mais nous devons avouer que, malgré les nombreuses recherches dans la pathologie du cancer, nous sommes encore entièrement dans l'ignorance quant à son origine.

Anatomie pathologique. — Il a été d'abord établi par les recherches de Waldeyer (2) que le processus cancéreux prend son origine dans les éléments glandulaires de la membrane muqueuse, son caractère consistant principalement en une prolifération atypique des follicules gastriques. L'origine du néoplasme est donc dans la muqueuse, d'où il pénètre dans la sous-muqueuse pour former là un dépôt plus ou moins grand. Fréquemment la partie la plus grande de la tumeur est située sous la muqueuse. Après un certain temps cette infiltration maligne peut attaquer la musculaire et s'étendre ensuite à la séreuse. La propagation de l'infiltration a généralement lieu le long des fibres du tissu connectif. Le néoplasme, après avoir atteint un certain degré de développement, peut s'exfolier en partie, donnant lieu ainsi à des points irréguliers et ulcérés. Ceci arrive très fréquemment dans certaines formes de cancer.

Le cancer de l'estomac, comme celui d'autres organes, peut présenter les variétés suivantes :

(1) Bra, *Presse méd.*, 22 février 1899.
(2) Waldeyer, *Virch. Arch.*, Bd. LV, p. 54.

1. *Épithélioma.* — L'adéno-carcinome ou épithélioma forme des tumeurs molles présentant des nodules assez marqués et s'exfoliant très lentement. Il consiste en tubuli pseudo-glandulaires, entourés de tissu connectif et infiltrés de corpuscules blanc du sang. Ces nodules ne sont pas réguliers et n'ont pas d'issue.

Au début on peut distinguer l'épithélium cylindrique, mais à mesure que la tumeur avance l'arrangement régulier de l'épithélium se perd et les espaces tubulaires se remplissent de cellules, le produit de la multiplication des cellules épithéliales. Ces dernières subissent différentes formes de dégénérescence, et peuvent former de petits kystes contenant de la matière glandulaire et du liquide.

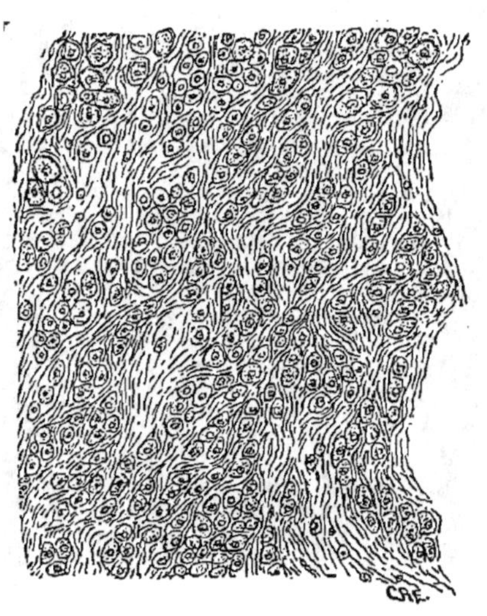

Fig. 54. — Section d'un carcinome de l'estomac (Mme J.), forme de squirrhe. × 140.

2. *Carcinome médullaire.* — Le carcinome médullaire est caractérisé par des masses grandes, plates, molles, croissant comme un fongus et faisant saillie au-dessus de la membrane muqueuse. La tumeur a un strome de très peu de tissu connectif, mais est riche en vaisseaux et en cellules. Elle est spongieuse et, à la section, présente une couleur jaune blanc et ressemble à la matière cérébrale en couleur et en consistance. Cette forme de tumeur peut produire des hémorragies

fréquentes (dans le cas où la tumeur a l'air noirâtre à cause du pigment du sang, on l'appelle « mélanotique »), et très souvent subit la dégénérescence en laissant des surfaces ulcérées. Des métastases secondaires sont des complications très fréquentes.

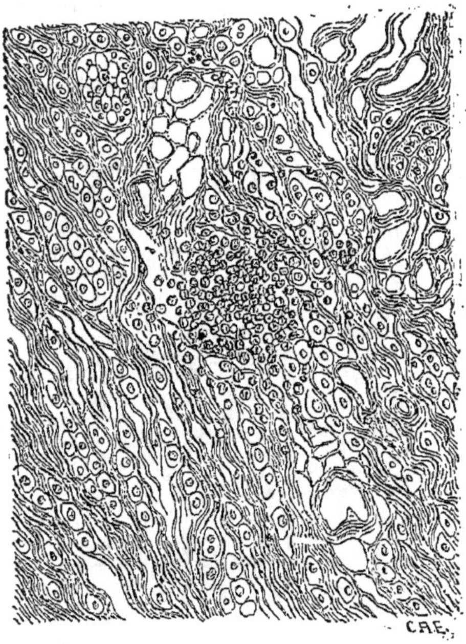

3. *Squirrhe* (carcinome simple ou fibreux). — Le squirrhe est caractérisé par l'abondance du tissu connectif. Le strome est encerclé par des fibres denses de tissu connectif, et contient relativement peu de cellules. La tumeur a une structure ferme et compacte. On ne peut pas la couper facilement, et à la section, elle présente un tissu presque car-

Fig. 55. — Section transversale d'un cancer de l'estomac (S.), montrant l'infiltration du tissu connectif par les cellules cancéreuses. Petite surface d'inflammation au centre. ×140.

tilagineux d'une couleur jaune blanc grisâtre, avec des points jaunes ou rouges éparpillés tout autour. Cette tumeur a peu de tendance à s'ulcérer au début, mais on la trouve souvent ulcérée à une période plus avancée. Il y a peu de tendance à la métastase secondaire.

4. *Carcinome colloïde.* — Les cellules des alvéoles des deux premières formes de cancer décrites peuvent subir une dégénérescence colloïde ou muqueuse. Toute la

tumeur prend alors une apparence gélatineuse. Ainsi se forme le carcinome colloïde. Son apparence est très caractéristique : le strome de la tumeur entoure des masses transparentes, ressemblant à de la gélatine, qui consistent en cellules cancéreuses à l'état de dégénérescence colloïde. Par la coupe et le râclage, il ne vient pas de vrai liquide cancéreux, mais on obtient à sa place des fragments gélatineux.

Les formes de cancer décrites ci-dessus ne sont pas toujours caractérisées typiquement, mais on trouve souvent dans une même tumeur différentes formes. Quelquefois la forme de la tumeur change et passe d'une des variétés de cancer que nous venons de nommer à l'autre. Le squirrhe est la forme la plus commune : sur 180 cas de cancer, Brinton en a trouvé 130 de cette variété (72 p. 100); 32 étaient des cancers médullaires, 14 colloïdes, 3 mélanotiques, et 1 épithélioma.

Rapports topographiques du cancer de l'estomac. — Dimension. — Quant à la dimension on peut distinguer deux variétés de tumeurs. Le caractère de l'une est de croître très peu au-dessus de la surface et d'affecter une grande étendue de la membrane muqueuse. L'autre s'étend seulement sur une petite portion de la muqueuse, et se développe beaucoup en épaisseur Ces tumeurs ont une surface plate couverte de masses nodulaires rudes. Il arrive fréquemment qu'il se fait des extravasations de sang et des adhésions aux organes voisins. La seconde forme appartient à la variété squirrhe. La tumeur affecte une petite portion circonscrite de l'estomac et a une tendance à croître en hauteur et en profondeur.

Situation. — Le cancer de l'estomac peut se développer dans plusieurs endroits, dans les orifices (cardia ou pylore), ou dans l'intérieur de l'estomac lui-même. Il est plus important de reconnaître la situation du cancer que de distinguer ses différentes formes, parce que les trois différentes situations du cancer s'accompagnent d'un ensemble de symptômes caractéristiques, qui peuvent le faire reconnaître pendant la vie et qui demandent un mode de traitement spécial. Quant à la fréquence avec laquelle sont atteintes de cancer les différentes régions de l'estomac, Brinton a trouvé les rapports suivants : sur 360 cas le pylore était affecté 219 fois, proportion exacte de 60 p. 100 ; 36 cas étaient des cancers de cardia donnant une proportion exacte de 10 p. 100 ; dans les 30 p. 100 restant la lésion se trouvait sur la grande et la petite courbures. C'est le fond qui est le moins fréquemment atteint ; sur 1300 cas de cancer de l'estomac rapportés par Welch, 19 seulement étaient situés au fond. Les chiffres donnés par Lebert (1), Katzenellenbogen (2) et d'autres auteurs se rapprochent beaucoup de ceux de Brinton. Il est facile de voir que la situation du cancer diffère d'une façon très marquée de celle de l'ulcère, car, dans cette dernière affection, les orifices de l'estomac sont ceux qui sont le moins fréquemment atteints.

Forme de l'estomac. — Les différentes situations du cancer ont une influence sur la forme et la position de l'estomac. Cet organe se trouve rétracté et devient plus

(1) Lebert, Traité pratique des maladies cancéreuses. Paris, 1851, p. 97,

(2) Katzenellenbogen, Beiträge zur Statistik des Magencarcinoms (*Inaug. Diss. Iéna*, 1878).

petit dans tous les cas de cancer de l'œsophage et du cardia. Il devient très dilaté dans les cas de cancer du pylore. La forme de l'estomac se trouve être tordue dans le cas où la tumeur, située près du pylore, descend par son propre poids et entraîne l'estomac dans le bassin. Des distortions et des contractions de l'estomac peuvent avoir lieu comme conséquences d'adhésions inflammatoires avec les viscères voisins.

Le cancer de l'estomac est presque toujours primitif, et les tumeurs secondaires de l'estomac doivent être considérées comme un fait très rare. Il peut, cependant, coexister avec un cancer primitif de quelque autre organe, l'utérus ou les ovaires, par exemple. Ewald cite un cas dans lequel il a trouvé un immense cysto-sarcome de l'utérus et une inflammation carcinomateuse du pylore.

Changements secondaires accompagnant le cancer de l'estomac. — A part la lésion cancéreuse, la surface affectée de l'estomac est généralement le siège de plusieurs changements anatomiques. Ainsi, on observe fréquemment l'épaississement de la muqueuse causé par hypertrophie du tissu connectif et des fibres musculaires. Ewald a observé le premier que la muqueuse tout entière peut présenter les lésions caractéristiques de la gastrique chronique. Dans quelques endroits les glandes ont disparu; dans d'autres elles présentent des changements muqueux; et ailleurs encore on trouve des kystes.

Métastases cancéreuses. — Il arrive fréquemment dans le cancer de l'estomac qu'il se produit des dépôts cancéreux secondaires dans d'autres organes. Sur 437 cas Brinton a vu cette complication 210 fois, ou

48 fois sur 100. Les formes médullaire et colloïde du cancer sont celles qui sont plus souvent associées à un cancer secondaire que la forme squirrheuse. Parmi les organes où se montrent les dépôts cancéreux secondaires, le foie vient en première ligne. Brinton donne pour les dépôts secondaires dans le foie le chiffre de 25 p. 100 de tous les cas de cancer, tandis que Lebert donne pour les métastases dans le foie le chiffre de 40,9 p. 100 de toutes les métastases. Cet auteur donne les chiffres suivants pour les métastases dans les autres organes : péritoine, 37,5 p. 100 ; poumons, 8,3 p. 100 ; ovaires, 4,5 p. 100. Dans quelques cas, cependant, le cancer secondaire du foie est associé à des dépôts dans d'autres organes ; par exemple le péritoine, le pancréas, les reins. Les intestins et les poumons peuvent être affectés en même temps. L'infection métastique se fait généralement par le courant sanguin ou les vaisseaux lymphatiques. Quelquefois, cependant, la tumeur cancéreuse peut s'étendre directement par continuité à un organe voisin. C'est ainsi que le cancer du pylore s'étend au foie ou à la vésicule biliaire, ou qu'un cancer situé sur la grande courbure atteint le colon, ou encore, un cancer de la petite courbure affecte le pylore ; ces cas s'observent souvent.

Les glandes lymphatiques sont fréquemment enflées, mais ce symptôme ne s'observe pas dans le cancer de l'estomac aussi souvent que dans le néoplasme d'autres organes. Brinton a observé ce symptôme dans 23,5 p. 100 de ces cas. Le gonflement des glandes est souvent causé par des dépôts cancéreux ; quelquefois, cependant, le gonflement peut être dû simplement à un état d'irritation.

Les dépôts cancéreux peuvent apparaître sur un seul point et former une nouvelle tumeur dont la dimension varie selon l'organe ; quelquefois, surtout si la matière cancéreuse a été transportée par les lymphatiques, il peut exister de nombreux petits dépôts, et l'organe entier paraît semé de tubercules miliaires. Cet état se voit fréquemment dans la plèvre. Il est assez difficile à première vue de savoir quelle est la vraie nature de ces dépôts de tubercules. Le microscope résout vite le problème. Le bacille de Koch se trouve dans les vrais tubercules, tandis qu'on ne voit pas de bacilles dans les dépôts cancéreux qui révéleront la structure caractéristique du néoplasme. Les dépôts cancéreux peuvent prendre quelquefois cette forme simulant une affection tuberculeuse, mais ce dernier état peut exister indépendamment du cancer de l'estomac, c'est-à-dire que les deux affections, le cancer et la tuberculose, peuvent exister chez le même sujet.

Symptomatologie. — Dans un cas typique la marche de la maladie est la suivante : le malade, généralement d'un âge moyen, qui s'est bien porté jusqu'alors, éprouve après les repas des sensations de malaise ; l'appétit est diminué, le sommeil plus ou moins troublé et les forces s'affaiblissent. Quoique peu marqués d'abord, ces symptômes persistent et résistent à tous les modes de traitement. Par la suite, ils deviennent de plus en plus graves. Les douleurs apparaissent, sont toujours fort désagréables, et quelquefois il y a des exacerbations ; elles prennent alors un caractère aigu et intense. Il y a d'abord des renvois, de temps en temps rejet d'une petite quantité d'aliments, mais plus tard les vomissements se montrent qui privent le ma-

·lade de toute nourriture. Plus tard encore les hémorragies apparaissent. Quoique la quantité de sang rejeté ne soit pas grande, ce symptôme, cependant, débilite beaucoup le malade, car généralement cela arrive plusieurs fois de suite. Vers l'époque où les hémorragies apparaissent la tumeur devient perceptible dans la région gastrique. Le malade présente alors un aspect cachectique et s'affaiblit de jour en jour. Il devient extrêmement faible et abattu, et généralement la mort survient par inanition.

Quand on analyse les symptômes qui accompagnent un néoplasme de l'estomac, il est important de les diviser : A, en ceux causés par la tumeur elle-même (symptômes généraux); et B, en ceux produits par la situation de la tumeur — (a) cardia ; (b) pylore ; (c) estomac proprement dit.

A. *Symptômes généraux.* — Ceux-ci sont en partie subjectifs, en partie objectifs, et on peut les énumérer comme suit:

1. *Anorexie*, ou perte de l'appétit, est un symptôme très fréquent, quoique pas très caractéristique, du cancer de l'estomac. Brinton l'a trouvé présent 85 fois sur 100. Il n'apparaît quelquefois qu'à une période comparativement tardive. L'anorexie dans ce cas n'est pas causée par la crainte de la douleur provoquée par l'ingestion des aliments, mais doit être attribuée à une lésion directe des centres nerveux de la faim : Il y a perte réelle de l'appétit, il n'y a pas de désir, pas de besoin de prendre des aliments. Dans quelques cas il y a même de l'aversion pour les aliments, surtout pour toute espèce de viande et d'aliments riches en albumine et quelquefois alors il y a un désir ardent d'ali-

ments fortement assaisonnés, comme les conserves au vinaigre, le hareng, etc.

2. *Douleur*. — La douleur est le plus constant de tous les symptômes. On la trouve, selon Brinton, environ 92 fois sur 100, et selon Katzenellenbogen le pourcentage des cas est encore plus grand. La situation de la douleur ne correspond pas toujours au siège de la lésion. Ainsi, un cancer du pylore peut causer des douleurs non seulement dans l'hypochondre droit mais aussi au sternum ou dans l'hypochondre gauche. La douleur prend alors généralement un caractère lancinant. Elle apparaît à une période comparativement précoce et bientôt sa violence est bien marquée. Souvent elle est si intense que tous les autres symptômes sont relégués au second plan. Une des caractéristiques de la douleur dans le cancer de l'estomac est de ne jamais disparaître complètement. Il peut y avoir des rémission dans l'intensité de la douleur, mais il n'y a jamais de moments de calme. Au contraire de la douleur de l'ulcère gastrique, l'ingestion d'aliments a peu ou pas d'influence. Jamais elle ne cesse à la fin de la digestion gastrique ni après les vomissements. Les malades caractérisent leurs douleurs par une sensation de lourdeur, de rongement ou de brûlure ; quelquefois c'est une sensation de poids, d'oppression, de serrement ou de distension à l'épigastre ; d'autres fois c'est une sensation pénible ou de la sensibilité à la pression dans cette région. Il y a fréquemment des exacerbations de la douleur causées par des processus ulcératifs ayant lieu à la surface du cancer, ou quelquefois par les adhésions inflammatoires qui se forment avec les organes voisins

3. *Vomissements*. — Les vomissements sont aussi un

symptôme des plus fréquents. Brinton l'a constaté dans 87,9 p. 100 des cas qu'il a observés, et Arnold dans 86 p. 100. La fréquence de ce symptôme dépend surtout de la situation du cancer; on le trouve plus souvent dans les cas de cancer du pylore ou du cardia. Mais il peut exister même quand le cancer n'a aucune connexion avec les orifices de l'estomac. Les vomissements ont lieu soit quelque temps après l'ingestion des aliments ou indépendamment des repas. Ainsi, quelques malades vomissent le matin en se levant, et rejettent une certaine quantité de mucus ou, plus fréquemment, des parcelles d'aliments non digérés et décomposés. Les matières vomies ont souvent une mauvaise odeur, et, généralement, contiennent de nombreux micro-organismes, sarcines, cellules de levure, et quelquefois du sang altéré.

4. *Hémorragies.* — On observe les vomissements de sang, selon Brinton, dans 42 p. 100 environ des cas de cancer de l'estomac. La quantité de sang rejeté est quelquefois suffisante pour qu'on puisse le reconnaître à première vue. Le plus souvent cependant, le sang n'est pas vomi à l'état pur, mais mélangé avec du suc gastrique, des aliments, du mucus; quelquefois il a subi bien des changements pendant son séjour dans l'estomac, et paraît alors noirâtre, brunâtre ou couleur marc de café. La quantité de sang vomie est en général moindre dans le cancer que dans l'ulcère de l'estomac; mais tandis que dans l'ulcère l'hémorragie, une fois arrêtée complètement, se reproduit très rarement, c'est tout différent dans le cancer; car alors de petites hémorragies se produisent successivement pendant longtemps avec un intervalle de quel-

ques jours. L'hémorragie s'accompagne quelquefois de méléna (sang dans les selles). On le trouve cependant moins fréquemment que dans l'ulcère gastrique. L'hémorragie, généralement, provient des petits vaisseaux des plexus sous-muqueux ou des capillaires de la couche superficielle de la muqueuse qui recouvre le néoplasme. Très rarement c'est un gros vaisseau qui s'ouvre, et dans ce cas le résultat est fatal. L'hémorragie a aussi pour cause divers processus ulcératifs ayant lieu dans les vaisseaux de la masse cancéreuse.

5. *Tumeur*. — La présence d'une tumeur dans la région gastrique est un des signes pathognomoniques les plus sûrs du cancer. Sa reconnaissance dépend de sa dimension et de sa position. Plus la tumeur est grande, plus sa situation est superficielle, plus il est facile de la reconnaître. L'inspection seule suffit quelquefois pour faire soupçonner l'existence d'une tumeur maligne ; en regardant dans la région gastrique, quand le malade est couché ou debout, on remarque une protusion soit au-dessous de l'apophyse ensiforme ou sur le rebord des côtes à droite ou à gauche. Le résultat de l'inspection doit toujours être corroboré par la palpation. Cette dernière méthode est plus sûre et bien plus efficace. Les doigts, en palpant, rencontrent un corps résistant, de dimension et de forme variables, présentant l'apparence d'une masse dure, irrégulière et nodulée, mais quelquefois petite et lisse ne différant pas beaucoup d'un muscle abdominal contracté.} Un pareil cas est très difficile à reconnaître et c'est à peine si l'on peut faire le diagnostic positif de l'existence d'une tumeur. La percussion est un autre moyen de vérifier les résultats de la palpation. Quand il existe

une tumeur de l'estomac, la percussion modérée donne un son mat; et la percussion forte, quelquefois un son tympanique.

A l'aide de la méthode suivante on peut déterminer s'il existe une tumeur de l'estomac et quelle est la région de cet organe qu'elle occupe : une tumeur de la petite courbure descend légèrement quand on fait faire au malade une grande inspiration, et elle se voit moins ou disparaît complètement quelquefois quand le malade fait une grande expiration. En distendant l'estomac avec du gaz acide carbonique ou de l'air, on trouve une résistance juste au-dessus de la région gastrique. Les tumeurs du pylore, quand elles ne sont pas adhérentes au foie, descendent à l'inspiration et ne remontent pas à l'expiration si on les maintient avec la main dans cette position; si elles adhèrent au foie elles remontent pendant l'acte de la respiration. Une tumeur du pylore disparaît quelquefois quand l'estomac est plein, à cause des différentes positions que l'estomac occupe à l'état vide ou à l'état plein. Une tumeur de la grande courbure remonte et descend pendant l'inspiration et l'expiration, et descend aussi quand l'estomac est distendu avec de l'air; elle occupe alors le bord le plus inférieur de la surface distendue.

Selon mon expérience, la transillumination de l'estomac donne les meilleurs résultats pour reconnaître l'existence d'une tumeur et sa situation. La tumeur n'étant pas translucide fait une tache noire dans la zone transilluminée de la paroi abdominale. Elle apparaît à la partie supérieure de la zone quand elle occupe la petite courbure, et à la base de la surface transilluminée quand elle est située sur la grande courbure. La tache noire se voit à droite quand la tumeur est au pylore. Dans quelques cas la transillumination révèle la présence d'une tumeur même quand celle-ci n'est pas encore accessible à la palpation.

6. *Fièvre*. — La fièvre n'est pas un symptôme régulier dans le cancer de l'estomac. Elle existe, cependant, beaucoup plus souvent qu'on ne le croit généralement. Elle apparaît en général aux dernières périodes de la maladie, et elle est de mauvaise augure, car fréquemment alors l'issue fatale est imminente. Dans des cas rares la température s'élève à certaines périodes et cette fièvre présente une similitude marquée avec celle d'origine paludéenne. Hampeln (1) cite un cas présentant cette particularité. La plupart du temps la fièvre n'est point régulière ; la température, généralement n'est pas très élevée et il y a de fréquentes intermissions. La fièvre est probablement due soit à un travail inflammatoire qui se fait dans le voisinage de la tumeur, ou, plus souvent, à l'absorption de matières toxiques provenant de points ulcérés de la tumeur. Cette dernière circonstance peut aussi provoquer un état comateux que l'on rencontre quelquefois dans ces cas-là, surtout aux dernières périodes de la maladie.

7. *Constipation*. — Dans la majorité des cas de cancer de l'estomac il existe plus ou moins de constipation opiniâtre. Selon Ewald la régularité des selles ne se voit que dans 4 ou 5 p. 100 des cas. La constipation peut quelquefois alterner avec la diarrhée ; cette dernière est le résultat d'un état catarrheux de la membrane muqueuse intestinale dû à l'irritation produite par des

---

(1) P. HAMPELN, *Zeitschr. f. klin. Med.*, Bd. VIII, p. 232.

scybales dures ou des produits de décomposition.

Fréquemment il y a de la diarrhée quand il se produit des exfoliations du néoplasme. C'est souvent l'indication d'un danger imminent, et il n'est pas rare que ce soit la cause immédiate de la mort.

8. *Cachexie*. — La cachexie se rencontre dans presque tous les cas de cancer de l'estomac quand la maladie a progressé assez longtemps et, quand elle existe, c'est un symptôme important. Son absence, cependant, n'est pas du tout un signe en faveur de la non-existence du cancer. Brinton regardait la cachexie comme un signe pathognomonique du cancer, puisqu'elle serait le résultat d'une maladie des humeurs. Aujourd'hui la plupart des auteurs s'accordent à dire que la cachexie est le résultat, dans la plupart des cas, non pas d'un poison spécifique circulant dans le sang, mais d'une nutrition insuffisante. Avec mon expérience, j'ai fait souvent le diagnostic de cancer de l'estomac chez des malades qui avaient l'apparence de la santé et qui n'étaient pas émaciés. Le diagnostic a été confirmé plus tard soit à l'opération soit à l'autopsie. Dans un cas de cancer du pylore chez un homme de quarante-deux ans qui avait un peu maigri, mais qui était encore bien nourri, le malade engraissa de 8 à 10 livres dans les premières semaines de traitement. Il fut opéré quelque temps après ; on pratiqua la résection du pylore, mais le malade succomba un an plus tard.

9. *OEdème*. — Au début du cancer il y a quelquefois de l'œdème des malléoles qui dure peu. Boas (1) a trouvé ce symptôme dans 12 p. 100 des cas qu'il a

(1) BOAS, Spec. Diagnostik und Therapie der Magenkrankheiten, 2te Aufl., p. 185.

obs rvés. Cet œdème fugace n'est cependant pas un signe pathognomique, car il peut se produire, selon Boas, dans d'autres affections de l'estomac de nature non maligne. Dans les dernières périodes de la maladie on voit fréquemment apparaître l'ascite ou l'anasarque, ou les deux.

10. *Métastases.* — Comme nous l'avons dit en parlant de la pathologie, il se produit fréquemment des tumeurs métastatiques. C'est ainsi que l'on trouve des glandes gonflées, d'une consistance ferme, d'un caractère nodulaire qui sont la conséquence de dépôts cancéreux. Une infiltration nodulaire du foie ayant une surface inégale et dure se voit souvent dans le cancer de l'estomac. Une métastase carcinomateuse dans le thorax s'accompagne de symptômes de pleurésie (matité, douleurs, bruit de friction). Quoique ces métastases n'aient lieu généralement que tard, elles peuvent aider, quand elles existent, à éclairer le diagnostic.

11. *État du sang.* — Laache (1) a été le premier à constater une diminution dans le nombre des corpuscules rouges du sang dans cette affection, et Haeberlin (2) a trouvé une grande diminution de l'hémoglobine. Selon cet auteur, la quantité de cette dernière n'est plus que de 50 p. 100 de la normale. Eisenlohr (3) et Schneider (4) ont trouvé une augmentation des leucocytes. Quoique tous ces états aient leur importance comme suggestifs du cancer, ils ne sont pas du tout spécifiques et on les trouve dans d'autres affections.

(1) S. Laache, Die Anämie. Christiania, 1883.
(2) Haeberein, *Münchener med. Wochenschrift*, 1888, n° 22.
(3) Eisenlohr, *Deutsch. Arch. f. klin. Med.*, Bd. XXX, p. 495.
(4) G. Schneider, *Inaugural dissertation*, Berlin, 1888.

Récemment, Schneyer (1) a prétendu que l'augmentation habituelle dans le nombre des leucocytes, que l'on trouve normalement pendant la période de digestion gastrique, fait défaut dans tous les cas de cancer de l'estomac ; c'est-à-dire que le nombre des leucocytes à jeun et en pleine digestion gastrique reste le même. Ce symptôme promet d'être d'une grande valeur, et devrait certainement faire l'objet de recherches ultérieures.

12. *État de l'urine.* — Klemperer (2) et Müller (3) ont découvert que dans les cas de cancer de l'estomac l'urine contient plus d'azote qu'il n'en est introduit par les aliments. On a trouvé, cependant, que ce symptôme n'est pas constant. En outre, pour élucider ce fait il faut des recherches compliquées et laborieuses que l'on peut faire dans une clinique mais pas dans la clientèle privée. Les chlorures sont fréquemment diminuées, tandis que les subtances formant indigo sont souvent augmentées. La peptonurie s'observe occasionnellement ; elle indique toujours qu'il se fait une absorption provenant d'une surface ulcérée (néoplasme) dans les voies digestives, et par conséquent elle a son importance.

B. *Symptômes produits par la situation de la tumeur.* On peut les diviser en trois groupes, selon la situation du néoplasme.

(a) *Cardia. Symtômes subjectifs.* — La dysphagie est un des principaux symptômes du cancer du cardia. Le malade remarque d'abord qu'il ne peut pas manger aussi vite qu'il le voudrait. Souvent il est obligé de s'arrêter au milieu du repas, il éprouve une sensation

(1) Schneyer, *Zeitschr. f. klin. Med.*, 1895.
(2) Klemperer, *Berl. klin. Wochenschr.*, 1889, n° 40.
(3) Müller, *Zeitschr. f. klin. Med.* Bd. XVI, p. 496.

comme si les aliments ne descendaient pas dans l'estomac. Ceci n'arrive qu'avec les aliments solides. Le malade, généralement, apprend lui-même à obvier à cet inconvénient en buvant plusieurs gorgées. Bientôt cette difficulté augmente en gravité et en fréquence, et le malade peut à peine manger des aliments solides sans boire en même temps. Plus tard encore, il lui est impossible de prendre des aliments solides ; car il ne peut pas les faire passer dans l'estomac même en buvant. S'il essaie quand même, les aliments restent dans l'œsophage et lui causent une sensation d'oppression et de malaise extrême. Il est obligé généralement de vomir après beaucoup d'efforts. A cette période de la maladie le malade ne peut subsister qu'à l'aide d'aliments liquides. Plus tard, lorsque la sténose est très prononcée, le malade est incapable de prendre assez de liquide, car le cardia rétréci ne laisse passer qu'une petite quantité de liquide ou rien du tout. Outre cette difficulté pour manger et boire, le malade se plaint souvent soit de douleurs ou d'une sensation de brûlure au scrobicule ou un peu au-dessus. Le « vomissement, » ou plus correctement l'expulsion d'un peu de mucus avec ou sans quelques parcelles d'aliments provenant de l'œsophage a lieu, surtout pendant la nuit, quand le malade se trouve dans la position couchée.

Symptômes objectifs. — 1. Bruit de déglutition. Le bruit de déglutition, quand il existe, est fréquemment retardé, et s'entend vingt secondes environ après l'absorption de l'eau ; normalement on doit l'entendre sept secondes après. Ce signe, cependant, n'est pas pathognomonique ; car, d'un côté, j'ai vu des cas de cancer du cardia où le bruit de déglutition se produisait en temps normal de sept secondes, et, d'un autre côté, j'ai observé un cas où il n'y avait pas de lésion organique et cependant le bruit de déglutition n'avait lieu que longtemps après.

2. *Examen avec le tube*. — Le mieux est d'examiner le malade avec des bougies de différents calibres. L'objet et le but de cet examen doivent être les suivants :

Perméabilité. — Il est de la plus grande importance de faire passer le tube par l'œsophage dans l'estomac, et de s'assurer s'il y a ou non de la résistance à quelque endroit du passage. Si on sent une résistance, il faut marquer à quelle distance de la bouche elle se trouve située et s'assurer si on peut la vaincre sans trop de force. Il ne faut jamais employer trop de force ; si le tube employé rencontre de la résistance dans l'œsophage, il faut en essayer un autre d'un calibre moindre. De cette façon on peut se rendre compte du degré de sténose.

Fragments de la tumeur. — En enlevant le tube de l'œsophage, il faut toujours en fermer l'ouverture avec le pouce, et en vider alors le contenu dans une soucoupe en porcelaine. Quelquefois on trouve des fragments du néoplasme qui, examinés au microscope, révéleront la nature du mal et nous aideront à faire le diagnostic positif de cancer.

Sang. — Le tube contient quelquefois soit du sang pur, à l'état frais, ne sentant pas mauvais, ou du sang noirâtre, décomposé, mélangé avec du mucus et ayant une odeur désagréable et quelquefois fétide. On observe très fréquemment ce dernier état dans les rétrécissements du cardia de nature maligne, et c'est souvent un signe pathognomonique du cancer. Du sang pur, frais, se trouvant constamment à l'examen avec le tube, doit faire penser à une lésion du cardia de nature maligne, même si on ne constate pas encore de rétrécissement. Ce symptôme, cependant, n'en est pas un positif, car il y a d'autres états qui peuvent le produire.

Le cas suivant fera voir l'importance qu'il y a à constater la présence de sang à la partie inférieure de l'œsophage :

Le malade, âgé d'environ quarante-cinq ans, se plaignait depuis un an de douleurs et d'une sensation de brûlure à la région épigastrique. Il n'éprouvait aucune difficulté en mangeant. Il n'était pas émacié, avait de bonnes couleurs et l'apparence de la santé. A l'examen, la région gastrique était un peu sensible, mais pas douloureuse à la pression. Les limites de l'estomac étaient normales. Le bruit de déglutition s'entendait sept secondes après l'absorption d'eau. L'examen avec le tube, une heure après le déjeuner d'épreuve, ne révéla aucun état anormal. Le tube passa dans l'estomac sans la moindre résistance. Par l'analyse du contenu de l'estomac on constata la présence d'acide chlorhydrique libre, l'absence d'acide lactique et un degré d'acidité égal à 60. Dans l'eau provenant du lavage de l'estomac, qui fut fait à jeun, on ne trouva pas d'aliments de la veille, et l'eau revint assez claire. Cependant, quand l'eau finissait de couler et qu'on retirait le tube en partie, il s'écoulait généralement une petite quantité de sang pur mélangé avec un peu d'eau lorsque le bout du tube passait dans le voisinage du cardia. Quand on fermait le tube à sa partie supérieure et qu'on le retirait entièrement on y trouvait du sang presque pur. Pendant deux mois de nombreux examens furent faits et donnèrent le même résultat ; on trouvait toujours du sang à la fin du lavage ou en retirant le tube. Le traitement du repos de l'ulcère ne fit aucun bien au malade. On fit le diagnostic probable de cancer du cardia, et le malade mourut un an après dans un sanatorium bien connu d'Allemagne, où le diagnostic de cancer fut confirmé.

3. *Rétention des aliments dans l'œsophage.* — Dans la plupart des cas de sténose du cardia quelques parcelles d'aliments demeurent dans l'œsophage au-dessus du point rétréci. Généralement elles se décomposent et causent une irritation ou une inflammation des parois œsophagiennes. La rétention des aliments dans l'œsophage est un signe important, et on peut le constater une heure après un petit repas de la façon suivante : on introduit dans l'œsophage un tube de calibre ordinaire (pas trop étroit) jusqu'à 1 ou 2 centimètres au-dessus du point rétréci et on dit au malade de se comprimer le thorax après avoir fait une grande inspiration. En général, un peu du contenu revient alors par le tube. On en ferme l'ouverture, on retire le tube, on le vide et en examine le contenu au point de vue de l'aspect (aspect macroscopique) ; de la réaction, on voit si celle-ci est acide ou non, s'il y a de l'acide lactique, de l'acide chlorhydrique ou des ferments. On prend ensuite un tube de calibre moindre qui puisse franchir le rétrécissement et on l'introduit dans l'estomac.

Par la méthode ordinaire d'expression on recueille alors le contenu de l'estomac. On en fait la comparaison avec la première portion obtenue à l'aide du tube de calibre moindre et on en examine l'aspect macroscopique, ainsi que les propriétés chimiques, c'est-à-dire acidité, présence d'acide chlorhydrique et ferments. Dans les cas de rétention des aliments dans l'œsophage, la première portion offre les caractères suivants : réaction neutre, alcaline, ou légèrement acide ; absence d'acide chlorhydrique et de ferments ; présence d'acides organiques de temps à autre. Les parcelles d'aliments n'ont subi aucun changement et sont dans le même état que lorsqu'elles ont été avalées. La seconde portion, provenant de l'estomac, présente l'apparence du chyme, a une réaction franchement acide ; on y constate la présence d'acide chlorhydrique à l'état libre ou combiné, souvent celle de ferments, surtout de présure, et elle donne la réaction du biuret.

La rétention des aliments dans l'œsophage n'est pas un signe pathognomonique du cancer du cardia, car on la rencontre dans la dilatation de l'œsophage causée soit par un rétrécissement bénin du cardia ou par un trouble de l'action péristaltique de l'œsophage. Ces deux derniers états, cependant, sont assez rares, de sorte que le symptôme de la rétention a une grande importance pour le diagnostic du cancer du cardia.

4. A l'aide de l'œsophagoscope on peut souvent voir le néoplasme.

(b) *Pylore. Signes subjectifs.* — Outre les douleurs, il existe une sensation franche de plénitude et des crises assez fréquentes de vomissements.

Signes objectifs. — 1. Tumeur. — On peut très fréquemment la découvrir située un peu à droite de la ligne blanche entre l'ombilic et les côtes. Nous avons décrit plus haut les méthodes employées pour diagnostiquer les néoplasmes du pylore. — 2. Matières vomies.

Elles consistent en grandes quantités de chyme (un ou deux litres ou davantage), et, en général, contiennent des aliments pris un ou deux jours avant les vomissements. — 3. Ischochymie. Cet état (rétention du chyme) est très prononcé. En examinant l'estomac du malade à jeun avec le tube, on trouve une quantité considérable de chyme, contenant plus ou moins d'aliments décomposés des jours précédents. Très fréquemment les parcelles d'aliments sont assez grossières et obstruent les trous du tube. En pareil cas, il est souvent très difficile de vider l'estomac complètement, même par le lavage, et on peut à peine le faire dans une seule séance.

(c) *Estomac proprement dit. Symptômes subjectifs.* — 1. Douleurs. Il y a très fréquemment une douleur rongeante constante au creux épigastrique s'irradiant dans le dos. — 2. L'anorexie est très marquée.

Symptômes objectifs. — 1. Tumeur. Présence d'une tumeur située à gauche de la ligne blanche (Voy. p. 281). — 2. Vomissements. Vomissements de petites quantités d'aliments ayant fréquemment une couleur noirâtre. — 3. Ischochymie légère. L'examen de l'estomac à jeun au moyen du tube révèle la présence d'une petite quantité de chyme avec des parcelles d'aliments qui sont assez menues.

Diagnostic. — Le diagnostic du cancer du cardia se fait d'après l'étude des symptômes décrits plus haut et les résultats de l'examen avec le tube. Celui du cancer du pylore et celui de l'estomac proprement dit se font de la même façon. Quoique l'on n'ait pas réalisé l'espérance de trouver une caractéristique certaine, pathagnomonique dans les propriétés chimiques du contenu de l'estomac proprement dit atteint de cancer, cependant l'analyse chimique révèle plusieurs points qui certainement aident à établir le diagnostic de cette affection. Van den Velden (1), en 1879, fut le premier à dire qu'il y avait absence d'acide chlorhydrique dans le cancer de l'estomac. Il se servait comme réactif de certaines couleurs d'aniline (violet de méthyle et du Congo). Cahn et von Mering (2) ont employé une méthode analytique exacte et ont trouvé que, dans quelques cas de cancer de l'estomac, le contenu de celui-ci révèle la présence d'une quantité considérable d'acide chlorhydrique. Ewald dit justement dans son livre que la question de la présence ou de l'absence d'acide chlorhydrique dans le cancer de l'estomac a été déjà entamée expérimentalement dès 1842 par le médecin anglais Golding Bird (3). Chez un homme de quarante-deux ans, avec cancer du pylore et dilatation, cet auteur a déterminé le rapport de l'acide chlorhydrique et des acides organiques dans une série d'examens faits avec les matières vomies. Les résultats de ces examens conduisirent Bird à conclure que « pendant les périodes les plus irritantes de la maladie il y a présence d'acide chlorhydrique libre dans les matières vomies en quantité considérable, mais qu'il diminue graduellement en proportion de la perte des forces du malade, et que les acides organiques augmentent proportionnellement à la diminution de l'acide chlorhydrique libre ».

(1) Van den Velden, *Arch. f. klin. Med.*, Bd. XXII, p. 369.
(2) Kahn und von Mering, *Berl. klin. Wochenschr.*, 1885-
(3) Golding Bird, Contributions to the chemical Pathology of some forms of morbid Indigestion (*London med. Gazette*, 1842, p. 391).

Sur 40 cas de cancer de l'estomac Boas (1) a constaté l'absence d'acide chlorhydrique dans 35, et dans les cinq autres il y avait de l'acide chlorhydrique libre. Parmi les cas de cancer de l'estomac que j'ai vus dans ces dernières années, j'en puis citer six où il y avait présence d'acide chlorhydrique libre en quantité normale ou en grande quantité. Ces cas de cancer de l'estomac, où l'on trouve de l'acide chlorhydrique, diminuent certainement la valeur du symptôme de Van den Velden pour la reconnaissance de la maladie ; mais ce symptôme perd encore de son importance si nous considérons que l'absence d'acide chlorhydrique libre est associée à bien d'autres états outre le cancer. Les formes graves de catarrhe gastrique, et surtout l'achylie gastrique, donnent sans aucun doute une plus grande proportion de cas avec absence d'acide chlorhydrique que le cancer de l'estomac lui-même.

Acide lactique. — Quoique l'on sût que les acides organiques augmentent dans le cancer de l'estomac, et qu'il se produit de l'acide lactique fréquemment, on doit savoir gré à Boas (2) d'avoir insisté sur la présence de l'acide lactique dans cette affection; il attribue même à ce symptôme une valeur pathognomonique. Selon cet auteur, l'acide lactique, s'il n'est pas introduit dans l'estomac tout formé avec les aliments, se produit dans l'estomac et ceci arrive exclusivement dans le cancer de cet organe. Après un lavage complet de l'estomac, Boas donne au malade un repas d'épreuve composé d'un plat de soupe d'orge. Une heure après on examine le contenu de l'estomac soit par la méthode

(1) Boas, *loc. cit.*
(2) J. Boas, *Deutsche med. Wochenschr.*, 1892, n° 17.

d'Uffelmann ou celle de Boas au point de vue de la présence de l'acide lactique. Ce repas d'épreuve ne contient pas d'acide lactique, et, si la présence de ce dernier est constatée, c'est qu'alors il s'est formé dans l'estomac. Boas ne nie pas qu'il y ait des cancers de l'estomac qui ne présentent pas ce symptôme. En général, dans ces cas-là on trouve de l'acide chlorhydrique. Cependant, selon Boas, la formation d'acide lactique est un signe spécifique. Beaucoup d'auteurs ont fait dernièrement des recherches sur cette question de la présence de l'acide lactique. La plupart s'accordent à dire que l'acide lactique existe en grande quantité dans la majorité des cas de cancer de l'estomac, mais que ce n'est pas du tout un signe spécifique, Klempérer (1), Thayer (2), Rosenheim (3) et moi-même (4) avons publié des cas de troubles gastriques de nature non maligne où l'on trouvait de l'acide lactique dans le contenu de l'estomac.

L'absence d'acide chlorhydrique libre et la présence d'acide lactique, quoique n'étant pas, comme nous l'avons vu, des signes pathognomoniques, ont cependant leur importance et aident fréquemment à faire un diagnostic correct.

Le diagnostic de cancer peut se faire d'une façon positive dans les conditions suivantes :

1. Quand on trouve des fragments de tumeur (dans l'eau provenant du lavage ou dans le tube) qui, sous le

(1) Klemperer, *Deutsche med. Wochenschr.*, 1895.
(2) Thayer, *Johns Hopkins Hosp. Bullet.*, 1893, n° 31.
(3) Rosenheim, *Berl. klin. Wochenschr.*, 1894, n° 39.
(4) Max Einhorn, Stenosis of the Pylorus (*Medical Record,* 19 janvier 1895).

microscope, en révèlent la vraie nature maligne.

2. Quand il y a présence dans l'estomac d'une tumeur plus ou moins grande, avec une surface inégale et associée à des symptômes dyspeptiques.

3. Quand il y a présence d'une tumeur avec de fréquentes hématémèses.

4. Quand il y a des douleurs constantes, des vomissements fréquents, de l'ischochymie, de l'émaciation — tous ces symptômes étant presque en permanence et ne durant pas depuis une période de temps trop longue (six mois à un an).

5. Quand il y a tumeur et ischochymie.

6. Quand il y a émaciation, ischochymie, présence d'acide lactique.

7. Quand il y a de l'anorexie et des douleurs constantes ne cédant pas au traitement et accompagnées de petites hémorragies fréquentes (couleur marc de café).

Diagnostic différentiel. — Quand on constate l'existence d'une tumeur, il faut en déterminer l'origine et savoir si elle a son siège dans l'estomac ou dans un autre organe, si elle est de nature bénigne ou maligne. La première question de savoir à quel organe elle se rapporte a été discutée plus haut. Quant à la seconde question, nous avons à différentier entre une tumeur située dans l'estomac proprement dit et une tumeur du pylore. Les tumeurs bénignes, comme les fibromes, les myomes et les lipomes (1) situées dans l'estomac, ou les corps étrangers, comme un calcul gastrique ou une

______

(1) Les tumeurs de l'estomac de la nature de la gomme syphilitique appartiennent aussi à cette classe. J'ai observé récemment un cas de ce genre. La présence d'autres manifestations syphilitiques rappellera cette possibilité.

masse de cheveux, qui peuvent simuler un néoplasme, sont extrêmement rares et quand on fait le diagnostic il est à peine besoin de les prendre en considération. Dans les tumeurs situées au pylore nous trouvons beaucoup plus fréquemment le type bénin comme un épaississement cicatriciel ou une simple hypertrophie. La dimension de la tumeur, l'état de sa surface, lisse ou nodulaire, nous aident souvent à décider la question. Une tumeur de nature bénigne n'est généralement pas trop grande (environ la dimension d'une noix), elle est lisse et n'augmente pas ; tandis que les tumeurs malignes sont plus grosses, ont fréquemment une surface inégale et augmentent de volume. Ces données ne suffisent cependant pas pour former une opinion décisive, et il faut les compléter par toutes celles que l'on peut obtenir. Ainsi, une longue durée de la maladie — deux ou trois ans et plus — parle en faveur d'une tumeur bénigne, tandis qu'une durée courte — six mois ou un peu plus — doit plutôt faire penser à une tumeur maligne.

Dans tous les cas où il n'y a pas de tumeur le diagnostic différentiel du cancer doit exclure l'ulcère, la sténose bénigne du pylore (pas palpable), le catarrhe gastrique chronique, l'achylie gastrique, et les formes très graves de neurasthémie gastrique.

1. *Ulcère*. — Dans l'ulcère on trouve généralement la langue propre, un point circonscrit douloureux à la pression, quelque rapport de la douleur avec la digestion gastrique, des intervalles de calme parfait, de grandes hémorragies ne se reproduisant pas très fréquemment et pas d'anorexie réelle.

Dans le cancer, au contraire, la langue est presque

toujours très chargée, le point douloureux s'étend généralement à la plus grande partie de la région gastrique, les douleurs n'ont aucun rapport avec la digestion, les hémorragies sont plutôt petites et se reproduisent très souvent et il y a de l'anorexie réelle ou de l'aversion pour les aliments.

2. *Sténose bénigne du pylore.* — C'est une maladie longue avec des périodes de bien-être qui durent un certain temps (un an ou deux, ou trois mois); le contenu de l'estomac révèle généralement la présence d'acide chlorhydrique libre et une augmentation de l'acidité. La sténose du pylore de nature maligne a une durée plus courte; il n'y a pas d'intermission, et le contenu de l'estomac ne contient pas la plupart du temps d'acide chlorhydrique libre, et on y constate la présence d'acide lactique en grande quantité. Le degré d'acidité varie; il est quelquefois augmenté par les acides organiques.

3. *Catarrhe gastrique chronique.* — Une forme grave de catarrhe gastrique chronique peut au début créer une difficulté considérable pour faire le diagnostic entre les deux affections. Quelquefois c'est d'abord impossible. En mettant le malade en observation pendant un certain temps on réussit souvent à éclairer le diagnostic, le catarrhe chronique cède et l'état s'améliore sous l'influence d'un traitement rationnel, tandis que dans le cancer de l'estomac, ou il n'y a pas d'amélioration du tout, ou seulement une très légère, et les principaux symptômes de la maladie continuent comme avant le traitement.

4. *Achylie gastrique.* — Dans l'achylie gastrique, la langue est quelquefois propre, le contenu de l'estomac

ne contient pas du tout de suc gastrique, ni de mucus, on y trouve un liquide neutre ou légèrement acide (acidité de 2 à 6), pas de ferments, pas d'acide lactique. Les parcelles d'aliments sont très grossières. L'estomac est vide quand le malade est à jeun ; il n'y a pas d'hémorragies. Dans le cancer de l'estomac la langue est toujours chargée ; dans le contenu de l'estomac, généralement, on trouve une quantité considérable de mucus et un degré d'acidité beaucoup plus élevé, même s'il y a absence d'acide chlorhydrique libre. Les parcelles d'aliments ne sont pas si grossières que dans l'état précédent, il y a fréquemment présence d'acide lactique, et on trouve presque toujours dans le contenu de l'estomac de nombreux micro-organismes.

5. *Forme grave de neurasthénie gastrique.* — Il n'arrive pas souvent qu'on fasse une erreur de diagnostic entre le cancer de l'estomac et les formes graves de neurasthénie. L'état névrotique que l'on trouve chez le malade, et qui intéresse plusieurs autres organes outre l'estomac, aidera à faire le vrai diagnostic.

Durée et pronostic. — Les tumeurs malignes se terminent en général fatalement environ un an après le début de la maladie. Il y a cependant des cas où celle-ci se prolonge et dure de dix-huit mois à deux ans. D'un autre côté, on a observé des cas, dits foudroyants, où la mort arrive en quatre ou six semaines. La durée de la maladie dépend, premièrement, de la situation du néoplasme qui donne lieu à des troubles plus nombreux et à une mort plus rapide quand il occupe le cardia ou le pylore et obstrue ces orifices ; secondement, de la nature de la tumeur (quelques-unes, comme la forme médullaire, se développent rapidement); et troisièmement, des complications qui arrivent par suite d'ulcérations, d'hémorragies ou de métastases cancéreuses.

Le pronostic du cancer de l'estomac est toujours désespéré. Le seul espoir pour le malade, a dit justement Oser, est que le médecin ait fait une erreur de diagnostic. On n'a pas encore découvert de remède spécifique pour ce mal, et même la chirurgie a été jusqu'à présent impuissante à combattre cette maladie avec succès.

Traitement. — Le traitement comprend : A, l'intervention chirurgicale; B, le traitement médical.

A. *Intervention chirurgicale.* — La futilité du traitement médical étant reconnue, on a fait appel à la chirurgie, et plusieurs opérations hardies ont été proposées, auxquelles on peut avoir recours selon le cas. On peut les diviser en opérations radicales et en opérations palliatives.

a. *Les opérations radicales* comprennent :

1. Résection du pylore. — 2. Excision de la tumeur.

Billroth (1) fut le premier à prouver, en 1878, que l'excision du pylore carcinomateux était possible. Depuis cette époque, des chirurgiens distingués du monde entier ont travaillé dans cette branche de la chirurgie abdominale, et ont grandement contribué au développement ultérieur de ce mode héroïque de traitement. Le but de la résection totale de la tumeur est de guérir radicalement le malade, c'est-à-dire d'enlever toutes les parties cancéreuses de l'organe. Il est facile de voir que cette opération est indiquée aussitôt que

____

(1) Billroth, *Wiener klin. Wochenschr.*, 1891, n° 34.

l'on peut diagnostiquer un néoplasme accessible au couteau et qui peut être opéré. Plus tôt on fait le diagnostic plus il y a de chances pour l'intervention radicale. Jusqu'à présent il n'y a que quelques cas connus dans la littérature médicale où l'excision de la tumeur ou la résection du pylore aient été suivies d'une guérison réelle. La raison pour laquelle ces procédés opératoires n'ont pas eu le succès qu'on en attendait est qu'on y a recours en général trop tard. Le cancer de l'estomac est rarement diagnostiqué avant qu'il se soit produit des adhésions avec d'autres organes, ou avant que des dépôts métastatiques se soient formés ailleurs. Les contre-indications de l'opération sont : 1. Quand on découvre des métastases cancéreuses dans d'autres organes (foie, glandes, etc.). — 2. Quand il y a des adhésions, c'est-à-dire quand la tumeur n'est pas parfaitement mobile et adhère à d'autres organes. — 3. Quand la tumeur est très grosse. — 4. Quand il y a anémie et cachexie très prononcées. — 5. Quand le malade est très âgé.

b. Opérations palliatives. — On se propose deux buts dans les opérations palliatives :

1. De faciliter un meilleur moyen d'introduire des aliments dans les voies digestives.

2. De supprimer autant que possible l'effet irritant des aliments sur la surface affectée.

Les opérations à cet effet sont :

1. *La gastrostomie*, dans les affections malignes du cardia ou de l'œsophage.

2. *La gastro-entérostomie* pour les affections malignes du pylore ou de son voisinage immédiat.

La gastrostomie consiste à faire une ouverture entre

l'estomac et la paroi abdominale pour introduire des aliments par cette nouvelle voie. La technique de cette opération a été dernièrement améliorée considérablement, et c'est la méthode de Witzel qui donne les meilleurs résultats. L'opération est indiquée lorsqu'il existe de la dysphagie prononcée et que le malade ne peut plus prendre assez d'aliments liquides et semi-liquides pour maintenir son poids. Il ne convient pas d'attendre que même des petites quantités de liquide ne puissent passer par le cardia dans l'estomac sans causer du malaise et des douleurs, car, à cette période de la maladie, l'opération, en général, est plus dangereuse et soulage moins le malade. Les contre-indications de cette opération sont l'état de faiblesse de l'organisme causée par la cachexie prononcée, l'âge très avancé, ou d'autres conditions.

La gastro-entérostomie consiste à établir une nouvelle communication entre l'estomac et l'intestin grêle, pour permettre au chyme de passer directement dans l'intestin sans passer d'abord par le pylore. Cette opération est indiquée aussitôt qu'on a constaté la présence d'une tumeur maligne dans cet organe, compliquée de symptômes d'ischochymie, surtout si l'opération radicale ne paraît pas faisable. Plus tôt on la fait, mieux cela vaut. Par ce moyen on peut prolonger la vie des malades et la leur rendre plus agréable que par tout autre traitement. Les contre-indications sont les mêmes que celles données ci-dessus pour la gastrostomie.

La laparotomie exploratrice, que l'on pratique souvent dans cette maladie, n'est guère permise que dans le cas où le diagnostic, quoique pas positif, admet la possibilité de faire quelque opération qui amène soit

la guérison ou au moins le soulagement du malade.
Faire une laparotomie simplement par amour du dia-
gostic ne me semble pas justifiable..

B. *Traitement médical.* — Le traitement médical a
pour objet les points suivants :

Fortifier l'organisme par un mode approprié de
nutrition, prolonger par là la vie autant que possible,
et adoucir les phénomènes morbides. Le premier point
peut s'obtenir par un régime approprié. Plus on peut
faire prendre d'aliments au malade, mieux cela vaut.
C'est le principe le plus important qui doit nous
guider. Il faut considérer une ample variété dans le
menu et les penchants individuels des malades. Trousseau dit qu'on doit permettre au malade de manger ce
qu'il croit lui-même pouvoir supporter. On peut suivre
les règles générales suivantes : le régime doit consister
en lait, kumys, matzoon ; en farineux ; en soupes
contenant des aliments légumineux finement divisés
(en poudre); œufs, soit crus ou à la coque, ou bien
battus dans du lait ou de la soupe ; petites quantités
de viande, soit crue, râpée, ou grillée ; blanc de
poulet ; jeune pigeon, cervelle de veau, ris de veau,
huîtres, poisson, pain blanc français ; petits biscuits
secs avec un peu de beurre ; du thé, du café, du vin, de
la bière légère. Dans une période plus avancée de la
maladie bien des aliments que nous venons de nommer ne
conviennent pas, et la question de nutrition devient de
plus en plus difficile. C'est alors qu'il faut employer les
aliments artificiels, les diverses préparations de peptone (jus de viande de bœuf de Wyeth, peptone de
Kemmerich ou de Rudisch, gelée de viande de bœuf de
Mosquera, peptone de bœuf de Armour, somatose).

Traitement médicinal. — Jusqu'à présent on n'a pas encore trouvé le remède spécifique du cancer. Le traitement ne peut donc être que palliatif, et dirigé surtout contre les manifestations morbides les plus prononcées pour les combattre et soulager la douleur. Dans les rétrécissements du cardia, Boas (1) recommande l'iodure de potassium. Il cite un cas de cancer de l'œsophage où il a prescrit l'iodure de sodium (2 à 3 grammes, par jour) pendant plus de six mois. Pendant tout ce temps le malade n'a pas eu de symptômes et a même engraissé de 9 livres. J'ai aussi administré ce médicament dans plusieurs cas de sténose du cardia, et j'ai souvent obtenu de bons résultats passagers. On a aussi donné l'arsenic dans cette affection (solution de Fowler, 3 gouttes trois fois par jour), quelquefois avec de bons résultats. Un des principaux remèdes que l'on emploie dans le cancer de l'estomac est le condurango. Ce médicament fut recommandé par Friedreich (2), en 1874, comme spécifique du cancer. Cependant, quoique des recherches ultérieures n'aient pas confirmé ce rapport favorable, mais aient plutôt prouvé que le condurango n'avait aucune action spécifique sur le cancer, beaucoup d'auteurs s'accordent à dire que c'est un excellent stomachique et que comme tel il est d'un grand secours pour adoucir quelques-uns des symptômes gastriques qui accompagnent les affections malignes de l'estomac. Ewald, Rosenheim, Boas recommandent chaudement l'emploi de ce médicament. Je le prescris aussi dans la majorité des cas. Ewald l'emploie généralement en même temps que l'acide chlorhydrique.

(1) Boas, *l. c.*
(2) Friedreich, *Berl. klin. Wochenschr.*, 1874.

On peut donner le condurango sous forme de décoction, 25 grammes pour 200 grammes d'eau, une cuillerée à soupe toutes les quatre heures ; ou sous forme d'extrait fluide dont on peut prescrire 20 gouttes ou davantage trois ou quatre fois par jour. Une autre drogue dont j'ai vu quelquefois les bons effets dans cette maladie est le bleu de méthyle. J'ai (1) été le premier à en recommander l'usage interne dans les cas de cancer. Je l'ai employé dans huit cas d'affections cancéreuses de l'œsophage ou de l'estomac. Dans trois de ces cas j'ai pu noter une grande amélioration dans la plupart des phénomènes morbides. Dans un cas, la tumeur, qui était considérable et occupait la région gastrique, sembla diminuer quelque peu après l'administration de cette drogue pendant trois semaines environ. Le malade prit le bleu de méthyle pendant huit à neuf mois sans interruption, resta tout ce temps sans douleurs et sans maigrir, tandis que la tumeur n'augmentait pas. Par la suite, la tumeur commença à grossir de nouveau et le malade succomba rapidement. Le mieux est de donner le bleu de méthyle en capsules, 20 centigrammes une ou deux fois par jour. Je ne crois pas que ce médicament puisse guérir une maladie cancéreuse d'une façon permanente, mais mon opinion est qu'elle semble exercer une action salutaire dans quelques cas de cancer.

Dans les cas où il se produit une décomposition des aliments ou une ulcération, un des meilleurs médicaments pour soulager cet état et les malaises qui s'en suivent est l'hydrate de chloral. Ewald a été le premier à le conseiller et je le recommande aussi chaudement.

(1) MAX EINHORN, Ueber die Anwendung des Methylenblau (*Deutsche med. Wochenschr.*, 1891, n° 18).

On peut le donner sous forme de solution à 3 p. 100, une cuillerée à soupe toutes les deux ou trois heures. Les autres médicaments sont simplement symptomatiques; ainsi, en cas de douleur, on administre l'opium, la morphine, la codéine. Un opiacé avec de la belladone convient très bien. S'il survient une hémorragie considérable, on la traite comme celle qui se produit dans l'ulcère. Les vomissements incoercibles doivent être combattus à l'aide des opiacés ou par un lavage de temps en temps, s'ils sont dus à une stagnation des aliments dans l'estomac. Contre la constipation, qui est si fréquente, on prescrira soit des purgatifs légers (rhubarbe, cascara sagrada, de la poudre de réglisse composée), soit des lavements, ou des suppositoires à la glycérine. De temps en temps ou peut administrer les pilules suivantes :

℞ Extrait d'aloès.................... ⎫ ãã 2 grammes.
   Extrait de rhubarbe composé... ⎭

M. f. pil. n° XX. D. S. Une à deux pilules le soir.

CHAPITRE IX

MALADIES FONCTIONNELLES AVEC LÉSIONS DIVERSES (1).

HYPERSÉCRÉTION.

HYPERCHLORHYDRIE.

Synonymes. — Hyperacidité; superacidité; hypersécrétion.

Définition. — Le terme hyperchlorhydrie s'applique à un état dans lequel la sécrétion gastrique est
plus acide qu'à l'état normal et plus riche en ferments.
Souvent la quantité de suc gastrique est aussi augmentée, mais il n'est sécrété que pendant la digestion.

Remarques générales. — Quoique les vieux auteurs
connussent, jusqu'à un certain point, les désordres
digestifs accompagnés d'hyperacidité du suc gastrique,
ce n'est que récemment que cet état a été bien étudié
et placé sur des bases vraiment scientifiques. Autrefois
on croyait que dans la plupart des troubles de l'estomac
la sécrétion du suc gastrique était insuffisante. Aujour-
d'hui, depuis les publications de Riegel (2), Reich-

----

(1) Ce titre comprend les affections dans lesquelles il y a un trouble
soit des fonctions de sécrétion ou des fonctions motrices (prochorèsis)
de l'estomac formant les principaux symptômes. Il n'y a pas toujours
alors de lésions anatomiques, et, s'il y en a, elles sont souvent diverses.

(2) RIEGEL, *Zeitschr. f. klin. Med.*, Bd. XI et XII.

mann (1), Jaworski et Glusinski (2), Ewald (3) et
d'autres, nous savons que chez presque la moitié des
malades souffrant de troubles digestifs la sécrétion du
suc gastrique est plutôt augmentée.

Selon ma propre expérience, les troubles gastriques
accompagnés d'hyperchlorhydrie forment plus de la
moitié du nombre des malades qui souffrent d'affections de l'estomac. A ce point de vue, le tableau suivant
que j'ai publié dans le *Medical Record* de novembre
1895 peut être de quelque intérêt :

*Tableau des malades de la clientèle privée dont on a analysé le contenu
de l'estomac, de 1889 à 1895.*

Nombre de malades avec hy- pochlorhydrie, 187.........	Chez 89 : HCl = 0, acidité = 2 à 40 Chez 31 : HCl = 0, acidité = 40 à 80 Chez 67 : HCl +, acidité = 15 à 40
Nombre de malades avec eu- chlorhydrie, 91............	Chez 91 : HCl +, acidité = 40 à 60
Nombre de malades avec hy- perchlorhydrie, 286........	Chez 286 : HCl +, acidité = 60 à 140

Total des malades : 564.

Ainsi, dans plus de la moitié des cas il y avait un
état hyperacide du suc gastrique.

Il est difficile de décider si l'on doit considérer l'hyperacidité comme une maladie *sui generis* ou non.
L'hyperacidité se rapporte certainement à un seul symptôme, voulant dire que la sécrétion est augmentée sans
spécifier aucune lésion anatomique définie; mais ce
symptôme peut être de la plus grande importance, et

(1) Reichmann, *Berl. klin. Wochenschr.*, 1882, n° 40; 1884, n° 48;
1887, n° 12.
(2) Jaworski, *Zeitschr. f. klin. Med.*, Bd. XI, Heft 2 et 3.
(3) Ewald, *loc. cit.*

très souvent c'est la base des souffrances subjectives du malade et du traitement rationnel que nous devons instituer. C'est pour cette raison que j'ai cru mieux faire en faisant de l'hyperchlorhydrie un chapitre spécial.

L'hyperchlorhydrie donne-t-elle toujours lieu à des troubles digestifs et à d'autres symptômes ? Pour répondre à cette question le mieux est de déterminer plus exactement où commence l'hyperchlorhydrie, c'est-à-dire quel est le degré d'acidité auquel nous devons appliquer ce terme. Selon l'expérience d'Ewald et d'autres, à laquelle je puis ajouter la mienne, le degré d'acidité du contenu de l'estomac, une heure après le déjeuner d'épreuve d'Ewald, varie, généralement, à l'état de santé, entre 40 et 60. Un degré d'acidité de 70 et au-dessus est donc considéré comme un cas d'hyperacidité. La question ci-dessus se pose alors de la façon suivante : les personnes dont le contenu de l'estomac a une acidité de 70 et au-dessus doivent-elles présenter des phénomènes morbides ? Je dois répondre à ceci par la négative. J'ai une grande expérience et puis dire que j'ai quelquefois vu des personnes dont le degré d'acidité du contenu de l'estomac était aussi élevé que 100 et même plus et qui n'éprouvaient aucun malaise. Cet état n'a pas besoin d'être passager, mais peut durer des années et ne causer aucun désordre. Cependant, ce n'est pas la règle, et le plus grand nombre des personnes dont le suc gastrique a un excès d'acidité ne sont pas exemptes de malaises, mais présentent plutôt un ensemble très caractéristique de symptômes. Nous disons qu'il y a hyperchlorhydrie pathologique quand cet état s'accompagne de troubles subjectifs.

Étiologie. — Comme nous l'avons dit plus haut, l'hyperchlorhydrie est très fréquente. On la rencontre principalement chez les adultes, quoique les personnes jeunes et les vieillards n'en soient pas exempts. Dans la majorité des cas on peut en attribuer l'origine à une cause psychologique, telle que les chagrins, les soucis, ou à un travail mental excessif. Généralement elle est plus fréquente chez les personnes riches et cultivées, comme les avocats, les banquiers, etc., mais on la trouve aussi chez les gens pauvres. En outre de cette soi-disant action réflexe du cerveau comme facteur étiologique de la maladie, il y a aussi des causes directes; par exemple, l'habitude de manger des mets très épicés, de boire beaucoup d'eau glacée et des boissons alcooliques fortes peut la produire.

Symptomatologie. — La maladie se développe en général graduellement. Au début le malade éprouve une sensation de malaise deux ou trois heures après le dîner. Plus tard ce malaise se change en vraie douleur à la région épigastrique apparaissant deux heures environ après chaque repas au lieu de se produire après le dîner seulement. Cette douleur dure une heure ou deux, et même trois et disparaît. Très souvent le pyrosis accompagne la douleur et il y a quelquefois de la régurgitation ou des eaux brûlantes. On peut généralement calmer la douleur en prenant quelques aliments, surtout ceux qui sont riches en albumine; ainsi, le blanc d'œuf, le lait, ou la viande peuvent faire cesser la douleur, qui disparaît aussi après l'ingestion d'un alcalin comme l'eau de Vichy ou du bicarbonate de soude. L'appétit n'est ordinairement pas diminué, mais plutôt fréquemment augmenté. La soif est généralement augmentée. Dans la plupart des cas il existe de la constipation.

La composition des aliments a une grande influence sur le caractère de la douleur, qui est moins intense chez les personnes mangeant beaucoup de viande et d'œufs et beaucoup plus vive chez celles qui suivent principalement un régime végétal.

Outre les crises de douleur, les malades atteints d'hyperchlorhydrie souffrent très souvent de grands maux de tête ou de vertiges indépendamment des douleurs d'estomac ou en même temps qu'elles. Les malades, en général, ne maigrissent pas, excepté dans des cas rares où le régime a été mauvais ou insuffisant pendant longtemps.

Symptômes objectifs. — A la palpation on trouve souvent la région gastrique sensible à la pression, mais pas réellement douloureuse ; cette sensibilité n'est pas limitée à un point circonscrit, mais s'étend à une grande partie de la région gastrique. Fréquemment on trouve que les dimensions de l'estomac ne sont pas normales et que ses contours occupent des limites plus étendues, quoique ce ne soit pas là une caractéristique de l'affection en question. On peut produire le bruit de clapotage après l'ingestion d'eau ou après les repas, mais pas à jeun.

En examinant l'estomac avec le tube à jeun on le trouve vide, ou l'on n'obtient qu'un peu de suc gastrique (5 ou 10 centimètres cubes). Une heure après le déjeuner d'épreuve d'Ewald, ou deux ou quatre heures après le dîner d'épreuve de Leube-Riegel, il y a dans le contenu de l'estomac une abondance d'acide chlorhydrique et de ferments, l'acidité étant, en général, plus élevée qu'à l'état normal (deux ou trois fois plus élevée). Un disque d'albumine d'œuf est digéré dans le liquide filtré de ce contenu en très peu de temps (quelquefois en une demi-heure). Dans le contenu de l'estomac recueilli trois ou quatre heures après le dîner d'épreuve on voit macroscopiquement que la viande a été parfaitement digérée, tandis que les substances amylacées sont encore ou intactes ou très peu altérées. Le liquide filtré du contenu de l'estomac, soit après le dîner ou le déjeuner d'épreuve, révèle la présence d'amidon ou de grandes quantités d'érythrodextrine. L'addition de quelques gouttes de solution de luzol à ce liquide filtré produit une couleur bleue ou rouge foncé intense.

Un degré élevé d'acidité est le plus souvent dû à l'acide chlorhydrique libre. La différence entre la quantité d'acide chlorhydrique libre (déterminée par la méthode de Mintz ou de Toepfer) et l'acidité totale n'est pas grande, le chiffre étant très fréquemment de 10 à 20.

D'ordinaire la faculté motrice de l'estomac n'est pas altérée ; dans quelques cas elle est plutôt augmentée. Ainsi deux heures après le déjeuner d'épreuve, ou six ou sept heures après le dîner d'épreuve, on trouve l'estomac soit vide ou contenant seulement très peu d'aliments. De même l'épreuve du salol démontre la présence d'acide salicylurique dans l'urine une heure après l'ingestion du salol.

Le degré d'acidité de l'urine est fréquemment diminué pendant la période de la digestion. Ce n'est cependant pas toujours le cas, car on peut trouver quelquefois que le degré d'acidité de l'urine et celui du contenu de l'estomac augmentent en même temps.

Marche de la maladie. — Au début l'hyperchlorhydrie est le plus souvent intermittente. Le malade peut souffrir de cette affection pendant plusieurs jours, des semaines ou même des mois, puis guérir pour un temps qui varie entre plusieurs semaines et des mois ou même des années. Après cet intervalle l'affection reparaît spontanément sans aucune cause apparente, ou causée par un choc mental ou des chagrins. Plus tard les périodes de rémission peuvent se raccourcir, les périodes d'hyperchlorhydrie s'allongent, et finalement ce dernier état peut devenir permanent.

L'observation suivante est un cas typique d'hyperchlorhydrie :

N. B. O., vingt-trois ans, se plaint depuis deux ans et demi de troubles digestifs consistant en pyrosis, sécheresse de la gorge, assoupissement et constipation. Ces symptômes étaient toujours présents et s'aggravaient à certaines périodes. Le malade n'a jamais beaucoup maigri. Pendant les trois derniers mois il a souffert de douleurs dans la région gastrique apparaissant assez régulièrement une heure et demie à deux heures après les repas et durant une heure et demie à deux heures. Avant les repas et peu de temps après, le malade se sentait bien. L'appétit était bon.

État actuel. — Le malade a l'air un peu pâle. Langue propre, seulement un peu chargée à la base. Région gastrique pas douloureuse à la pression ; pas de dilatation de l'estomac.

Une heure après le déjeuner d'épreuve : HCl $+$; acidité $=$ 100 ; HCl libre $=$ 88 ; dextrine $+$ traces ; érythrodextrine $+$ beaucoup.

A jeun, l'estomac est vide.

L'observation suivante est un cas atypique d'hyperchlorhydrie :

La malade (M. A —) souffre depuis quatre ou cinq ans de douleurs d'estomac et de vomissements fréquents. Quelquefois les douleurs cessent pendant deux ou trois semaines pour reparaître après ce temps. Elles ont lieu immédiatement après les repas. La malade vomit de grandes quantités d'aliments. A l'examen j'ai trouvé l'estomac un peu sensible à la pression; autrement rien d'anormal. Quant au diagnostic, il fallait savoir si on avait affaire à un ulcère ou à quelque trouble fonctionnel de l'estomac. On donna à la malade le traitement régulier de l'ulcère (régime lacté, repos, grandes doses de bismuth), mais après une période de trois semaines les symptômes n'avaient pas diminué. Les douleurs avaient la même intensité et les vomissements persistaient. Comme le traitement n'avait donné aucun résultat, il était probable qu'il n'y avait pas d'ulcère. On fit un examen une heure après le déjeuner d'épreuve, et on trouva : HCl $+$; acidité $= 100$; HCl libre $= 86$. A jeun l'estomac était vide. On fit le diagnostic d'hyperchlorhydrie et le traitement fut prescrit en conséquence. La malade alors se remit très vite et guérit complètement.

Pronostic. — Le pronostic de l'hyperchlorhydrie est en général assez bon, excepté dans quelques cas prolongés et de nature grave, où le pronostic est mauvais en ce qui concerne la disparition complète de cet état, quoiqu'il n'y ait pas de danger d'une issue fatale.

Diagnostic. — On fait le diagnostic d'hyperchlorhydrie à l'aide des symptômes subjectifs seuls ou avec le résultat de l'examen chimique du contenu de l'estomac. Les symptômes subjectifs caractéristiques de l'hyperchlorhydrie sont :

1. La douleur apparaissant constamment deux ou trois heures après les repas. La douleur s'apaise immédiatement après l'ingestion d'un alcalin, ou un peu après celle d'aliments, surtout d'aliments albumineux.

2. L'appétit et la soif sont à l'état normal ou augmentés.

3. Pas de cachexie marquée.

4. Constipation.

Quoique tous ces symptômes rendent probable le diagnostic d'hyperchlorhydrie, on ne peut le faire avec certitude qu'après avoir fait des examens répétés du suc gastrique.

1. Quand on examine l'estomac à jeun on trouve qu'il est vide ou qu'il contient seulement quelques centimètres cubes du suc gastrique.

2. Une heure après le déjeuner d'épreuve d'Ewald on trouve le degré d'acidité augmenté de beaucoup à cause de la grande quantité d'acide chlorhydrique libre.

Diagnostic différentiel. — En faisant le diagnostic d'hyperchlorhydrie, nous avons à exclure tous les états dans lesquels il peut y avoir des symptômes similaires ; par exemple, l'ulcère de l'estomac, l'hypersécrétion permanente et la colique hépatique. Les symptômes caractéristiques de l'ulcère ont été décrits plus haut, et nous ferons seulement remarquer ici que la douleur de l'ulcère, même si elle s'accompagne d'hyperchlorhydrie, ne disparaît pas complètement après l'ingestion

d'un alcalin à hautes doses. L'hypersécrétion permanente s'accompagne très fréquemment de vomissements,
et les crises les plus vives de douleur gastrique apparaissent, en général, au milieu de la nuit ou le matin
de bonne heure. A l'examen avec le tube, à jeun, on
trouve dans l'estomac une quantité considérable de suc
gastrique (80 à 100 centimètres cubes).

La colique hépatique, sans ictère et sans gonflement
palpable de la vésicule biliaire, peut donner lieu à
une erreur en ce qui concerne la cause réelle de la
douleur. Dans la colique hépatique, cependant, les
douleurs apparaissent en général plus tard que dans
l'hyperchlorhydrie (quatre ou cinq heures après les
repas), et l'ingestion d'aliments ou d'alcalis ne les
calme pas. Un autre moyen de faire le diagnostic différentiel est de se rappeler que les douleurs, dans la
colique hépatique, s'étendent presque toujours à droite
aux régions épigastrique et hypochondriaque, tandis
que dans l'hyperchlorhydrie, elles restent plus au
milieu de l'épigastre, quoiqu'elles s'irradient quelquefois plus loin à droite.

Traitement. — Hygiène. — Comme l'hyperchlorhydrie
est le plus souvent causée par un travail mental
excessif, on doit se rappeler qu'il faut régler la vie des
malades, c'est-à-dire la somme de travail, d'exercice
physique, de repos mental et de plaisirs qu'on doit
leur permettre. A ce point de vue, les mêmes règles ne
s'appliquent pas à tous, et il faut individualiser chaque
cas. Ainsi, il faut envoyer à la campagne les hommes
d'affaires, dont la responsabilité est grande, les avocats,
les politiciens et les médecins pour qu'ils soient loin de
leurs affaires et que leur cerveau puisse se reposer de

toute fatigue. Les femmes de la haute société, qui prennent part à toutes sortes de fêtes mondaines, doivent se restreindre à mener une vie plus tranquille. Aux malades qui, au contraire, ayant de la fortune, n'ont aucune occupation et qui se rendent plus malades en faisant trop attention à leur état physique, il est nécessaire de prescrire quelque travail pour occuper leur esprit.

Des bains froids à l'éponge le matin, des exercices corporels pendant huit à dix minutes tous les matins sont, dans la plupart des cas, très utiles. Il faut recommander la marche pendant une demi-heure à une heure, une ou deux fois par jour, les promenades à cheval, à bicyclette, en voiture en conduisant soi-même.

Régime. — Il faut défendre aux malades toutes les substances qui peuvent amener une excitation trop grande des glandes de l'estomac. Tous les acides, y inclus les acides organiques (citrique, tartrique, acétique), toutes les épices, comme le poivre, la moutarde, le raifort, etc., doivent donc être prohibés. Les aliments doivent consister en substances riches en albumine, et l'on doit diminuer la quantité de substances amylacées. Ainsi, il faut boire du lait, manger de la viande de toute espèce (même du gibier), du poisson, des huîtres; des œufs, en grande quantité. Le pain et le beurre sont permis. Les pommes de terre, les épinards, les asperges, les petits pois, la semoule et le riz ne doivent être permis qu'en petite quantité. En général, il ne faut boire, ni vins, ni liqueurs. On peut prendre, en quantité modérée, du thé faible, du café faible et de la bière.

Comme règle générale on doit conseiller aux malades de faire cinq ou six repas par jour, trois grands et deux ou trois petits.

Les grands repas ne doivent pas différer beaucoup du menu ordinaire, mais les petits doivent consister en un verre de lait ou de matzoon avec du pain et du beurre, ou en une tasse de cacao et quelques biscuits secs, ou de temps en temps une tasse de bouillon avec un œuf battu dedans et un peu de pain, ou une demi-douzaine d'huîtres avec des biscuits secs et un verre de bière. Il faut faire comprendre au malade l'importance qu'il y a à bien mastiquer les aliments, à manger lentement et à se reposer aussi quinze ou vingt minutes après chaque repas.

Aperçu du régime dans l'hyperchlorhydrie.

7 h. 30 mat.	Deux œufs	160	calories.
	Pain de froment, 50 gr	128	—
	Beurre, 20 gr	163	—
	Lait, 250 gr	169	—
10 h. 30 mat.	Matzoon ou lait, 200 gr	135	—
	Biscuits secs ou pain, 30 gr	77	—
	Beurre, 10 gr	81	—
1 h. après-midi.	Viande grillée, 100 gr	210	—
	Purée de pommes de terre, 50 gr.	63	—
	Pain, 30 grammes	77	—
	Beurre, 100 gr	81	—
	Thé faible ou eau de Vichy, 200 gr.		
3 h. 30 soir.	Même chose qu'à 10 h. 30 du matin.	293	—
6 h. 30 soir.	Soupe (avec orge ou vermicelle), 200 gr	100	—
	Pain et beurre (pain, 30 gr., beurre, 10 gr.)	158	—
	Viande (grillée ou cuite), 100 gr..	210	—
	Pommes de terre au four, 50 gr..	60	—
	Légumes (épinards, petits pois), 50 gr	80	—
	Café (moitié de lait), 100 gr	34	—
10 h. soir.	Huîtres et biscuits secs, ou sandwich de viande froide, un verre de bière	260	—

2539 calories.

Médicaments. — Tous les alcalins peuvent être employés dans le traitement de cette affection.

Quand l'hyperchlorhydrie n'est pas compliquée de constipation, on peut donner du bicarbonate de soude soit seul ou avec du sucre de lait ou du sucre avec essence de menthe (pharmacopée allemande), à la dose d'une demi-cuillerée à une cuillerée à café trois fois par jour, deux heures après les repas. La magnésie calcinée et la magnésie ammoniaco-phosphorique neutralisent quatre fois plus d'acide que le bicarbonate de soude. Les prescriptions suivantes rendent donc de bons services :

℞ Sodii bicarbon..................   ) āā 20 grammes.
    Magnes. ust.....................   )

M. exactissime, f. pulv. D. ad scatulam. S. Demi-cuillerée à une cuillerée à café trois fois par jour, deux heures après les repas.

ou

℞ Sodii bicarbon .... 20 grammes.
    Magnes. ust.....................   ) āā 10   —
    Magnes. ammonio-phosph ....   )

M. exactissime, f. pulv. D. ad scatulam. S. Une demi-cuillerée à une cuillerée à café trois fois par jour, deux heures après les repas.

Dans les cas qui s'accompagnent de constipation, on peut ajouter de la magnésie calcinée et de la rhubarbe, et voici une prescription que j'emploie fréquemment :

℞ Magnes. ust.....................   ) āā $7^{gr},50$
    Pulv. rad. rhei ....   )
    Sodii carbon. exsiccat...........   )
    Sodii bicarbon ....   } āā 15 grammes.
    Elæosacch. menth. pip...........   )

M. exactissime, f. pulv. D. ad scatulam. S. Une demi-cuillerée à une cuillerée à café, trois fois par jour, deux heures après les repas, à prendre dans de l'eau pure ou de l'eau de Vichy.

Bouveret emploie le bicarbonate de soude à la dose de 2 grammes à prendre deux heures après le repas de midi et après le dîner, et fait répéter cette dose à une heure d'intervalle. Le traitement alcalin peut être suivi pendant longtemps sans le moindre inconvénient. Quand il y a des troubles plus prononcés du côté du système nerveux (insomnie, maux de tête, excitabilité exagérée), il faut donner une bonne dose de bromure de strontium. J'ai l'habitude de prescrire le bromure de strontium :

> ℞ Stront. brom. puriss............... 12 grammes.
> Aq. menth. pip..................... 60   —
>
> S. Une cuillerée à café deux fois par jour dans du lait au moment des repas.

On peut employer aussi de la même façon le bromure de sodium et le bromure d'ammonium. On ne doit, cependant, prescrire les bromures que pendant une semaine ou deux ; on en discontinue l'usage pendant quelque temps et on les reprend pendant la même période de temps. Boas conseille de donner des petites doses de morphine ou de codéine. Il prescrit souvent :

> ℞ Magnesia ust...................... 15 grammes.
> Morphinæ hydrochlor .... 10 centigr.
>
> M. f. pulv. D. ad scat. S. Gros comme la pointe d'un couteau à une cuillerée à café, trois fois par jour.

J'ai été rarement obligé de prescrire la morphine ou la codéine dans cette affection.

Les eaux qu'on peut le mieux recommander sont celles de Vichy et de Neuenahr. Quand les malades suivent le traitement chez eux, le mieux est de leur faire prendre ces eaux en petite quantité.

Électricité. — Quand la maladie se prolonge,

l'application directe du courant électrique à l'intérieur de l'estomac rend souvent de grands services. Dans la plupart des cas, il faut employer le courant faradique, mais quand les douleurs sont très vives, on doit appliquer la galvanisation. Pour le mode d'application du courant et le temps qu'il faut employer à ce traitement, lisez le paragraphe sur l'électricité. Le courant électrique appliqué de cette façon exerce une influence tonique, stimulante, non seulement sur l'estomac, mais aussi sur l'intestin grêle et le gros intestin. J'ai souvent vu des cas d'hyperchlorhydrie, accompagnés de constipation la plus opiniâtre, guérir parfaitement au moyen du courant, même sans avoir eu besoin de prescrire un seul médicament.

GASTROSUCCORRHÉE CONTINUE PÉRIODIQUE (MALADIE
DE REICHMANN).

Synonymes. — Gastroxynsis (Rossbach); sécrétion continue périodique de suc gastrique.

Définition. — La maladie de Reichmann est une forme de dyspepsie caractérisée par la sécrétion constante du suc gastrique donnant lieu à des états aigus qui se traduisent par des crises de vomissements et de douleurs.

Remarques générales. — Il y a quelquefois dans cette affection des lésions organiques du système nerveux central ou périphérique, quoiqu'on la rencontre chez des personnes qui apparemment n'ont aucun trouble nerveux. Reichmann (1) fut le premier à appeler l'atten-

____

(1) Reichmann, *Berl. klin. Wochenschr.*, 1882, n° 40.

tion sur la sécrétion continue périodique du suc gastrique ; quelques années auparavant Rossbach (1) avait décrit, sous le nom de gastroxynsis, une affection nerveuse de l'estomac, caractérisée par l'apparition subite d'un grand mal de tête accompagné de douleurs d'estomac et de vomissements de chyme ou suc gastrique très acide. D'accord avec Boas, je considère la maladie de Rossbach et la maladie de Reichmann comme une seule et même affection, et je ne crois pas qu'il faille en parler sous deux dénominations différentes.

Symptomatologie. — En pleine santé on éprouve une sensation de malaise dans la région gastrique accompagnée d'agitation. Bientôt après, ce malaise se change en une sensation pénible et des nausées surviennent. Le malade est obligé de se coucher. Les symptômes continuent, s'aggravent même, et au bout d'une heure ou deux les nausées se terminent par des vomissements du contenu de l'estomac en grandes quantités. Le malade se sent alors soulagé pour peu de temps; car les mêmes symptômes se reproduisent bientôt. L'appétit disparaît complètement et est remplacé par une soif extrême. Généralement, plus le malade boit, plus il vomit.

S'il s'abstient de boire, les vomissements sont moins fréquents, mais persistent quand même. Au milieu de la nuit ou le matin de bonne heure, il est obligé de vomir une grande quantité d'un liquide aqueux qui est très acide, clair ou verdâtre parce qu'il est mélangé à de la bile. Si l'on examine ce liquide on y trouve de

______

(1) Rossbach, *Deutsch. Arch. f. klin. Med.*, 1885, Bd. XXXV.

l'acide chlorhydrique libre, ainsi que les ferments
(présure et pepsine) en grande quantité. On ne trouve
pas de parcelles d'aliments dans ce liquide. Il consiste
en suc gastrique pur ou mélangé à de la bile. Après
une pareille crise, les nausées persistent et le malade
souffre des efforts douloureux qu'il fait pour vomir.
Souvent, un quart d'heure après le dernier paroxysme,
les efforts du malade finissent par lui faire vomir une
petite quantité de bile jaune pure. Quand même le
malade s'abstient absolument de boire et de manger,
quelques heures après il vomit encore une grande
quantité de suc gastrique. Dans ces conditions, il peut
à peine se reposer et dormir quelque temps, car les
douleurs le réveillent bientôt après qu'il s'est endormi.

L'abdomen, en général, est creusé. Le malade est
très pâle et il a les extrémités froides. Ces symptômes
s'accompagnent souvent de grands maux de tête et la
constipation est presque toujours la règle. Quand cet
état a duré deux ou trois jours, ou quelquefois davantage, les nausées commencent à disparaître, les douleurs se calment, et le malade éprouve pour la première
fois le besoin de manger. Il peut le faire sans vomir,
et un ou deux jours après il est aussi bien portant
qu'auparavant. Ce qui caractérise cette affection c'est
que les symptômes disparaissent presque subitement,
et que le malade, qui paraissait être dans un état
déplorable quelques heures auparavant, se trouve alors
presque bien.

Après une période de santé, qui varie de plusieurs
semaines à quelques mois ou un an ou même plus
longtemps, une attaque semblable peut se reproduire.
Les attaques peuvent alors survenir après la même pé-

riode de temps, ou bien les intervalles de santé deviennent de plus en plus courts ; de sorte que, finalement, le malade vient à peine de se remettre d'une attaque qu'il en a une autre. C'est là un état intermédiaire entre la forme chronique et la forme périodique de la maladie de Reichmann.

Pendant les intervalles de santé la sécrétion gastrique se fait d'une manière parfaitement normale, ou bien il existe de l'hyperchlorhydrie. Dans les deux cas, cependant, l'estomac, quand il est vide, ne sécrète rien.

Les cas suivants sont de bons exemples de cette affection :

CAS I. — R. B. I..., âgé de trente-sept ans, négociant. En 1890 et 1891 le malade a eu plusieurs attaques de grippe. En décembre 1892, après une troisième attaque de grippe, il eut une affection de l'estomac, dont il décrivit la nature de la façon suivante : « Je fus pris subitement de vomissements, vidant complètement en apparence mon estomac, mais cette attaque fut suivie d'autres successivement, à un intervalle d'une à deux heures, et accompagnées de la plus vive douleur. Cet état durait de vingt-quatre à trente-six heures, et quelquefois quarante-huit, après quoi l'estomac se calmait graduellement et je pouvais prendre quelques aliments sous forme de lait — lait chaud ou koumyss — en petite quantité toutes les deux heures environ jusqu'à ce que l'état normal revînt, ce qui arrivait habituellement en deux ou trois jours.

« Je vomissais d'abord des aliments non digérés, puis un liquide fortement acide, blanc et finalement vert, consistant principalement en bile. Après chaque attaque de vomissements, la douleur vive se calmait et je m'endormais — pour être réveillé par le retour de la douleur, — les intervalles de sommeil et de souffrances variant entre une heure et trois heures, à mesure que j'étais mieux et continuant jusqu'à ce que les vomissements aient cessé.

« Pendant tout le temps de ces attaques j'étais très nerveux — le moindre bruit ou vibration me causait de la douleur et quelquefois amenait les vomissements. Quand je pouvais quitter le lit j'étais dans un état général de faiblesse, car j'avais perdu dix ou vingt livres, selon que les attaques étaient de longue ou de courte durée.

« Pendant l'année 1893 j'ai été quatre ou cinq fois malade; en 1894, aussi souvent; et en 1895 quatre fois Je pesais, avant d'avoir la grippe, de 135 à 138 livres; depuis, mon poids varie entre 125 et 133. »

État présent. — 22 juillet 1895. — Organes de la poitrine normaux. La palpation de l'abdomen ne révèle rien d'anormal. On peut produire facilement le bruit de clapotage dans la région gastrique, et il s'étend en bas jusqu'à environ deux travers de doigt au-dessous de l'ombilic. Le réflexe tendineux rotulien existe. L'urine ne contient ni sucre ni albumine. En outre des attaques de vomissements décrits plus haut, le malade se plaint d'une sensation de pesanteur dans la région gastrique, se produisant une heure environ après les repas, et d'un peu de constipation.

23 juillet. — Examen du contenu de l'estomac une heure après le déjeuner d'épreuve d'Ewald : HCl+, acidité $= 100$, acide HCl libre $= 86$.

8 octobre. — Le malade est au lit souffrant d'une des attaques dont nous venons de parler ; il a vomi plusieurs

fois dans la journée et la douleur est fort vive. A l'inspection l'abdomen est légèrement creux; à la palpation
toute la région gastrique est extrêmement sensible et
douloureuse à la pression. Les mains et la figure (surtout le nez et le front) sont un peu froides; pouls, 110;
température, 98° F. (37° C). Les matières vomies consistent en un liquide assez clair avec un mélange assez
abondant de mucus; on ne trouve pas de parcelles
d'aliments dans ce liquide. A l'examen chimique on y
trouve en grande quantité de l'HCl libre, ainsi que
de la pepsine et de la présure. Le malade se plaint
d'une soif intense. Sous l'influence des opiacés son état
s'améliora et il put quitter son lit trois jours après.

Cas II. — Georges N. J..., quarante-deux ans, com-
merçant, souffre depuis cinq ans d'attaques de douleur
dans la région de l'estomac se reproduisant fréquemment. Ces attaques s'accompagnent d'habitude de vomissements de substances fort acides; elles reviennent
toutes les trois ou quatre semaines et durent trois jours
environ. Pendant l'attaque le malade est dans un état
misérable et découragé, souffrant de douleurs vives;
ne peut rien manger et vomit fréquemment. Quand
l'attaque est finie, le malade est fort bien, sauf que son
sommeil est un peu troublé.

Le résultat de l'examen physique est : poitrine et
organes abdominaux, sains; existence du réflexe patellaire; pas de dilatation de l'estomac (la position de
l'estomac a été déterminée à l'aide de la gastro-dia-
phanie).

31 août 1891. — Une heure après le déjeuner
d'épreuve : HCl +, acidité = 66.

Le malade fut traité pendant deux mois par la gastro-faradisation directe. Il n'a pas eu d'attaques pendant tout le temps du traitement, ni après ; et aujourd'hui il dort bien, se sent fort et plein de vie.

Diagnostic. — Le diagnostic de la maladie de Reichmann peut se faire à l'aide des symptômes que nous venons de décrire et de l'examen des matières vomies, qui consistent principalement en suc gastrique pur sans mélange de beaucoup d'aliments, ou par l'examen de l'estomac à jeun, à l'aide du tube avec lequel on obtient une quantité considérable de suc gastrique pur. Comme de semblables attaques peuvent se produire comme conséquence soit d'un ulcère ouvert ou d'une cicatrice dans l'estomac, au pylore ou au duodénum, il est nécessaire d'exclure ces affections organiques avant de faire le diagnostic de maladie de Reichmann, que nous considérons comme une affection nerveuse. Il est important aussi d'exclure les lésions organiques d'origine spinale ou cérébrale qui peuvent causer des troubles réflexes.

Pronostic. — Le pronostic de la maladie de Reichmann simple n'est, en général, pas mauvais. Dans beaucoup de cas on peut par un traitement rationnel rendre les attaques moins vives, ou quelquefois amener la guérison.

Traitement. — Il faut toujours analyser le suc gastrique du malade pendant les intervalles de calme. Si on trouve de l'hyperchlorhydrie, on doit la traiter (voy. p. 316), même quand il n'y a pas de symptômes subjectifs, car elle est fréquemment, quoique pas toujours, la cause de pareilles attaques. De toutes façons le médecin doit prescrire un mode de vie hygiénique. J'ai l'habitude de donner une bonne dose de bromure aussitôt que le malade sent qu'il va avoir une attaque, et j'ai constaté quelquefois que ce médicament arrête l'attaque dès le début. D'autres fois, l'attaque, quoique non arrêtée dans son cours, est rendue moins vive. Quand l'attaque vient, le malade doit se mettre au lit. On lui applique un sac d'eau chaude sur la région gastrique, et, si les douleurs sont vives, on administre un opiacé seul ou avec de la belladone. Pendant le premier jour de l'attaque on ne doit donner aucun aliment. On peut faire prendre au malade une cuillerée d'eau fraîche ou un petit morceau de glace de temps en temps, s'il a très soif. Le lendemain, on lui donne un peu de lait, de matzsoon ou de l'eau albumineuse, par cuillerée à bouche, une ou deux toutes les heures. Le surlendemain, on peut augmenter la quantité d'aliments et donner une demi-tasse à la fois toutes les deux heures; outre les aliments liquides ci-dessus, on peut ajouter le blanc d'un œuf dur, haché en tout petits morceaux (un ou deux œufs par jour). Le quatrième jour, on peut essayer la viande (râpée, crue ou grillée); puis, on ordonne graduellement le régime comme dans les cas d'hyperchlorhydrie. Ce régime, tel qu'il est indiqué ici pour chaque jour, depuis le début de l'attaque, dépend certainement de l'état du malade et doit être modifié selon les circonstances. Comme il existe toujours de la constipation pendant l'attaque, le mieux est de provoquer les selles, le second ou le troisième jour, par un suppositoire à la glycérine ou par un grand lavement d'eau (un litre d'eau avec une cuillerée à café de sel) ou d'huile d'olive (un demi-litre).

GASTROSUCCORRHÉE CONTINUE CHRONIQUE (REICHMANN).

Synonyme. — Sécrétion continue chronique de suc gastrique; maladie de Reichmann.

Définition. — Reichmann (1), en 1882, décrivit sous ce nom une maladie caractérisée par la sécrétion constante du suc gastrique, même en l'absence d'aliments dans l'estomac. On peut retirer de l'estomac une quantité considérable de suc gastrique le matin, même quand le malade est à jeun.

Remarques générales. — En décrivant cette nouvelle maladie, Reichmann, en 1887, cite seize cas qu'il a observés. Cependant, dans six de ces cas seulement on a fait un diagnostique scientifique exact. « Dans les cas restants », dit Reichmann, « j'ai pu trouver dans l'estomac, le matin, à jeun, une grande quantité d'un liquide contenant de l'acide chlorhydrique et de la pepsine, ayant des propriétés digestives, mais contenant aussi beaucoup de peptone et des restes d'aliments amylacés. »

Parmi les six cas que Reichmann considère comme typiques de sa maladie, je crois qu'il n'y en a qu'un seul (cas n° 3) qui mérite ce nom, car les cinq restants, à part la sécrétion constante de suc gastrique, présentaient d'autres lésions importantes de l'estomac, qui, en toute probabilité, étaient plutôt la cause que le résultat de la sécrétion constante du suc gastrique. Dans tous les cas décrits par Reichmann, excepté dans le cas numéro 3, l'estomac à jeun contenait une quantité considérable

(1) REICHMANN, *Berl. klin. Wochenschr.*, 1882, n° 40; 1884, n° 48; et 1887, n° 12.

de liquide, consistant en suc gastrique avec des restes d'aliments amylacés. Quand on a lavé l'estomac la nuit précédente et que le malade n'a ni bu ni mangé, le matin l'estomac contient tout de même du suc gastrique pur. Dans ce cas, il y a, sans aucun doute, de la dilatation de l'estomac, ou, pour mieux dire, de la sténose du pylore, auquel cas l'hypersécrétion doit être considérée comme un facteur concomitant. Reichmann, et avec lui les auteurs français surtout, Bouveret (1), Debove et Rémond (2); et, parmi les Allemands, Riegel (3), ont trop peu insisté sur la distinction entre la sécrétion constante du suc gastrique et la dilatation de l'estomac due à la sténose du pylore. C'est pourquoi la description, donnée par ces auteurs, de la vraie gastrosuccorrhée chronique ressemble de plus près, sur bien des points, à celle de la dilatation de l'estomac qu'à celle de l'affection en question. Comme le traitement des cas de sténose du pylore diffère dans ses points les plus essentiels des cas de gastrosuccorrhée (j'ai à peine besoin de mentionner que le traitement rationnel de la première est le traitement chirurgical), il est absolument nécessaire de différencier strictement ces deux états.

Il y a environ deux ans, Schreiber (4), de Königsberg, publia un article très complet où il exprime ses doutes sur l'existence de la nouvelle maladie, considérant les cas décrits par Reichmann comme des cas de dilatation de l'estomac avec stagnation d'aliments. Peu

(1) Bouveret, Traité des maladies de l'estomac.
(2) Debove et Rémond, Les maladies de l'estomac.
(3) Riegel, *Deutsche med. Wochenschr.*, 1893, nos 31 et 32.
(4) Schreiber, *Deutsche med. Wochenschr.*, 1893, nos 29 et 30.

de temps après, deux autres articles importants parurent sur la question. Riegel défendait les vues de Reichmann, tandis que Martius (1) était enclin à favoriser l'opinion de Schreiber. Il est assez difficile de décider si les vues de Schreiber, qui prétend que l'estomac sécrète normalement du suc gastrique à l'état vide, sont correctes ou non, quoique mon opinion personnelle soit que, quand il n'y a pas d'aliments dans l'estomac, il n'y a pas de sécrétion. Mais, à part la question physiologique de l'estomac, il n'est pas douteux, en général, que l'estomac à jeun ne contient pas une quantité considérable de suc gastrique. Donc, quand on en trouve une grande quantité on doit considérer l'estomac comme affecté.

Étiologie. — La maladie de Reichmann est beaucoup plus fréquente chez l'homme que chez la femme. Dans quelques cas, en plus de cette affection, il y a présence de quelque autre trouble nerveux fonctionnel. Dans trois des cas que j'ai observés, ce dernier était très marqué. Ainsi, un des malades se plaignait d'une sensation de brûlure dans tous les membres, qui dura trois mois et disparut tout à coup. Comme l'hyperchlorhydrie, la gastrosuccorrhée semble provenir d'un grand chagrin ou souci.

Symptomatologie. — Le malade a déjà depuis une période de temps plus ou moins longue différents troubles dyspeptiques, qui ressemblent à ceux causés par l'hyperchlorhydrie, quand il éprouve une vive sensation de douleur peu de temps avant de manger et plusieurs heures après les repas. Bientôt les vomis-

—————

(1) MARTIUS, *Deutsche med. Wochenschr.*, 1894.

sements surviennent comme nouveau symptôme. Au début, ils ont lieu de temps en temps, mais ils deviennent de plus en plus fréquents ; enfin il peut y avoir une ou plusieurs attaques de vomissements par jour. Les vomissements surviennent le plus fréquemment peu de temps après le déjeuner, et quelquefois aussi après le dîner. Dans quelques cas seulement ils ont lieu la nuit, vers deux ou trois heures du matin, et ils sont précédés depuis longtemps d'une vive douleur. Les matières vomies sont toujours très acides et plus ou moins liquides. Les vomissements de la nuit consistent généralement en un liquide clair, contenant à peine quelques aliments.

L'appétit est généralement augmenté, quoiqu'il y ait des exceptions à cette règle. Dans quelques cas, des périodes de faim extrême alternent avec des périodes d'anorexie. La plupart du temps la soif aussi est augmentée. Dans tous les cas que j'ai observés il y avait de la constipation prononcée. Quelques malades avaient maigri, mais aucune d'eux n'était émacié d'une façon très marquée.

Diagnostic. — Quoique les symptômes décrits puissent faire soupçonner l'existence d'une gastrosuccorrhée dans certains cas, le diagnostic exact ne peut se faire qu'en examinant plusieurs fois le contenu de l'estomac à jeun. En introduisant le tube dans l'estomac et en disant au malade de comprimer ses muscles abdominaux, on obtient plus ou moins de liquide (60 à 100 c. c.). Ce liquide ne contient pas de parcelles d'aliments, mais il a toutes les propriétés du suc gastrique. Il peut être verdâtre, à cause du mélange avec de la bile, mais cela n'est pas un signe important.

Le degré d'acidité du liquide filtré est généralement un peu augmenté. Il n'y a jamais de produits amylacés (absence d'érythrodextrine, d'achrodextrine et de sucre).

Au microscope on ne trouve ni sarcines ni d'autres signes de décomposition. Fréquemment on trouve des noyaux cellulaires en grand nombre. Quand on examine le malade une heure après le déjeuner d'épreuve d'Ewald, on trouve que l'estomac contient plus de liquide qu'à l'ordinaire et le degré d'acidité est assez élevé (80 à 120). Généralement, le degré d'acidité de ce contenu est plus élevé que celui du suc gastrique que l'on obtient par l'examen à jeun. Et, par rapport aux produits amylacés, on voit que la solution de lugol donne une couleur violet foncé ou même bleue, ce qui démontre que l'amidon n'a pas été beaucoup changé. Un disque mince d'œuf dur dans le liquide filtré à la température du sang, est digéré en une demi-heure ou une heure. C'est après le dîner d'épreuve de Leube-Riegel que l'on peut mieux étudier la différence du degré de digestibilité entre les albuminates et les amylacés (les premiers se digèrent plus vite, les seconds beaucoup plus lentement). Trois ou quatre heures après ce dîner, si on recueille le contenu de l'estomac, on n'y trouve pas de parcelles de viande (elle a été toute digérée), tandis que les aliments amylacés en forment la principale partie. De cette façon, on voit de suite la différence de digestibilité qui existe dans cette affection entre les viandes et les amylacés.

Diagnostic différentiel. — Pour faire le diagnostic de maladie chronique de Reichmann, on doit exclure toutes les lésions organiques de l'estomac (ulcère et sténose du pylore) qui peuvent s'accompagner de gastrosuccorrhée. Selon mon expérience, il est facile d'exclure la sténose du pylore, mais non pas l'ulcère. Dans la sténose du pylore l'estomac à jeun contient aussi un liquide, mais celui-ci est mélangé à des aliments et le liquide filtré démontre toujours la présence de produits amylacés ou sucrés. L'essentiel est que l'on peut voir ces parcelles d'aliments, tandis que le liquide de l'estomac provenant d'un vrai cas de gastrosuccorrhée ne contient pas de parcelles d'aliments, comme nous l'avons dit plus haut. On soupçonnera la présence d'un ulcère s'il y a eu précédemment une hématémèse, ou un méléna ou un point circonscrit dans la région gastrique très douloureux à la moindre pression. L'absence de ces symptômes tendra à justifier le diagnostic de maladie de Reichmann.

Je suis d'accord avec Reichmann pour dire qu'il existe une sécrétion gastrique continue pathologique, mais je réserve ce nom aux cas où il n'y a pas de lésion organique de l'estomac. Quand cette dernière existe, je crois qu'il vaut mieux regarder cette sécrétion concomitante comme la conséquence de la lésion principale que comme la cause de la lésion organique. Selon mon expérience, qui s'accorde avec celle d'Ewald, les cas de vraie gastrosuccorrhée chronique sont assez rares. Ils sont moins fréquents que ceux de gastrosuccorrhée périodique. Pendant ces huit dernières années j'ai observé huit cas de cette affection ; j'en ai publié un en 1887 (1). L'observation suivante est la description d'un cas typique de maladie chro-

(1) Max Einhorn, *New Yorker medicinische Presse*, 1887.

nique de Reichmann, que j'ai observé récemment :

A. S..., vingt et un ans, a souffert de troubles digestifs depuis son enfance. Autant qu'il peut se le rappeler, il a toujours eu faim très peu de temps après les repas (une heure). Quoique les selles fussent d'habitude régulières, il était quelquefois très constipé. Le malade a toujours été très faible et, depuis trois ans, cette faiblesse a beaucoup augmenté. Il a des vertiges après les repas, se sent extrêmement faible et est accablé par le besoin de dormir. La constipation deveint constante. Depuis six ou sept mois il éprouve une sensation de faiblesse extrême aux mains et aux pieds. L'appétit augmente constamment et il a très souvent faim. Depuis trois mois il a une sensation de brûlure à la région gastrique, dont l'intensité augmente une heure ou deux après les repas. Depuis ce moment le malade commença à vomir fréquemment. Les vomissements avaient lieu d'ordinaire peu de temps après un des repas, mais quelquefois au milieu de la nuit ou, le matin, avant le déjeuner.

État présent. — Organes de la poitrine sains. A la palpation la région gastrique est un peu sensible à la pression. Il n'y a cependant pas de point circonscrit douloureux. On peut produire le bruit de clapotage qui s'étend jusqu'à un travers de doigt environ au-dessus de l'ombilic. La langue est très chargée. Les joues et les lèvres ont une assez bonne couleur et le malade n'a pas l'air émacié. Le réflexe rotulien existe, et l'urine ne contient rien d'anormal. L'examen de l'estomac, une heure après le déjeuner d'épreuve, donne pour résultat : une petite quantité de chyme (30 c. c. environ), acide chlorhydrique $+$, acidité $=$ 100.

L'examen de l'estomac à jeun révéla la présence d'une quantité considérable de suc gastrique pur ; on retira par le tube 120 centimètres cubes d'un liquide un peu trouble, ne contenant aucun reste d'aliments. Ce liquide, qui contenait de l'acide chlorhydrique libre, avait une acidité de 80, donnait seulement une réaction faible de biuret, tandis qu'on y constatait l'absence totale d'érythrodextrine, de dextrine et de sucre. Pendant les trois premiers mois de traitement l'état de l'estomac, en ce qui concernait la sécrétion du suc gastrique, ne changea nullement. Des examens répétés, faits à jeun, donnèrent toujours le même résultat : présence d'environ 100 centimètres cubes ou plus de suc gastrique pur.

Le traitement consista d'abord en une diète réglée et en l'administration d'alcalins à hautes doses. Plus tard on pratiqua le lavage de l'estomac et la vaporisation de l'organe avec une solution de nitrate d'argent à 1 et 2 p. 1000. Ces derniers moyens furent plus efficaces que le premier traitement et, environ deux semaines après, on remarqua que l'estomac à jeun contenait du suc gastrique en beaucoup plus petites quantités. Fréquemment, on ne trouva que 30 ou 20 centimètres cubes de suc gastrique. On continua la vaporisation pendant deux mois et, après ce temps, l'estomac à jeun fut ordinairement trouvé vide. Cette amélioration objective coïncida avec l'amélioration subjective de tous les symptômes : les vomissements cessèrent, la faim devint moins vive, les vertiges disparurent ; le malade se sentit plus fort et put se livrer à son travail d'une façon plus assidue. L'examen de l'estomac, une heure après le déjeuner d'épreuve, démontra cependant que l'hyperchlorhydrie persistait encore. Chez ce malade nous avons essayé souvent de déterminer la faculté motrice (transport) de l'estomac. Une heure et demie après le déjeuner d'Ewald, généralement, l'estomac se trouvait vide, ce qui dénotait que cette faculté était plutôt augmentée. Ceci est intéressant, d'autant plus que cela démontre que l'hyperchlorhydrie continue n'a pas besoin d'être associée à une lenteur de l'action musculaire de l'organe, théorie acceptée par la plupart des observateurs qui ont écrit sur ce sujet.

L'observation suivante est encore un cas d'hypersécrétion continue typique :

S..., quarante-six ans, souffre de troubles digestifs depuis 1893. Les principaux symptômes sont : des douleurs apparaissant dans la région gastrique trois heures environ après les repas et aussi le matin, de bonne heure, avant le lever. L'appétit a toujours été bon. La soif est souvent très vive, s'accompagnant d'une sensation de sécheresse dans la bouche.

Les douleurs sont presque toujours calmées par l'ingestion d'aliments ou de bicarbonate de soude. Le travail mental suivi, le souci des affaires aggravaient beaucoup l'état du malade, tandis qu'un séjour à la campagne et le repos amenaient une amélioration des symptômes. Il y a eu plusieurs intermissions d'une durée de quelques mois, mais les symptômes ont toujours reparu. Le malade est très constipé.

A l'examen, on trouve que l'estomac s'étend jusqu'à deux travers de doigt au-dessous de l'ombilic ; la région gastrique n'est pas douloureuse à la pression.

Une heure après le déjeuner d'épreuve : 500 centimètres cubes de chyme (composé de petits morceaux fins de petit pain et d'un liquide aqueux), HCl $+$, acidité = 108, HCl libre = 92, érythrodextrine + beaucoup.

A jeun, l'estomac contient 130 centimètres cubes d'un liquide aqueux, sans aucun mélange de parcelles d'aliments. HCl +, acidité = 100, HCl libre = 90, érythrodextrine = 0.

Plusieurs autres examens donnèrent le même résultat, et pendant quelque temps encore l'estomac contenait d'ordinaire à jeun de 70 à 140 centimètres cubes de suc gastrique pur. Le traitement consistait dans l'application de la galvanisation intragastrique et de la vaporisation avec le nitrate d'argent. Les symptômes disparurent graduellement.

Pronostic. — Selon mon expérience, le pronostic de la gastrosuccorrhée n'est pas mauvais. Généralement, la plupart des malades se portent mieux sous l'influence d'un traitement rationnel. Il y a cependant des rechutes fréquentes. Certains cas sont très persistants et la maladie, quoique cédant un peu au traitement, peut durer des années. Il n'y a cependant pas de danger d'issue fatale résultant de cette maladie seule.

Traitement. — Comme nous l'avons vu, la gastrosucorrhée est toujours associée à l'hyperchlorhydrie. Le traitement de cette dernière, en ce qui concerne le régime, les médicaments et le genre de vie, doit être appliqué ici aussi. Quant au régime, j'ajouterai seulement qu'il est très important de défendre aux malades de boire beaucoup de liquides. Dans cette affection on doit insister sur ce point beaucoup plus que dans l'hyperchlorhydrie.

Médicaments. — Le traitement de la maladie de Reichmann doit tendre à faire diminuer la sécrétion gastrique. Dans ce but, Voinovitch (1) recommande l'usage de l'atropine à la dose de 2 milligrammes par jour. Bouveret préfère la morphine à l'atropine : suivant l'avis de Leubuscher et Schaeffer (2) il administre 2 à 3 centigrammes de sulfate de morphine, trois fois par jour, en injections hypodermiques. Cet auteur, cependant, doute que ce traitement, qui semble efficace au début de l'affection, soit utile dans des cas plus avancés. On peut essayer l'usage de la morphine et de l'atropine, mais il ne faut pas donner ces médicaments pendant trop longtemps. On doit surtout éviter les injections sous-cutanées de morphine, car le malade court le risque de devenir victime de cette habitude.

Le sous-nitrate de bismuth à hautes doses (2 grammes dans un verre d'eau, trois fois par jour, une demi-heure avant les repas) semble produire quelquefois de bons effets. Wolff (3) recommande les sels de Carlsbad ou la prescription suivante :

♃ Sod. sulph..........................	30 grammes.	
Potass. sulph	5	—
Sod. chlorat........................	30	—
Sod. carbon........................	25	—
Sod. bicarbon......................	10	—

M. f. pulv. Une demi-cuillerée à café dans un demi-verre d'eau tiède, trois fois par jour : la première dose doit être prise à jeun ; la seconde deux heures avant le déjeuner de midi ; et la troisième deux heures avant le dîner.

Riegel (4) fait aussi l'éloge de ce mode de traitement.
Lavage. — Reichmann, et plus tard Riegel, recom-

(1) Voinovitch, *La Semaine médicale*, 6 avril 1892.
(2) Leubuscher und Schaeffer, *Deutsche med. Wochenschr.*, 1892.
(3) Wolff, *Zeitschrift f. klin. med.*, Bd. XVI.
(4) F. Riegel, Die Erkrankungen des Magens, Vienne, 1896, p. 268.

mandèrent le lavage de l'estomac comme étant le meilleur moyen d'améliorer l'état de cet organe. Tandis que Riegel pratique le lavage le soir, six ou sept heures après le principal repas, Reichmann et la plupart des auteurs le font à jeun. C'est ainsi que je le fais moi-même; il y a ce double avantage, en vidant l'estomac à jeun : que l'on peut mieux juger de la quantité de suc gastrique qu'il contient, à un moment où, normalement, il ne devrait pas y en avoir du tout; et que l'on ne retire pas d'aliments.

Au lieu de faire le lavage, Boas recommande de vider seulement l'estomac à jeun, à l'aide d'un tube (méthode d'expression).

Pour combattre d'une façon plus efficace la sécrétion anormale, Reichmann recommande d'ajouter du nitrate d'argent à l'eau qui doit servir à faire le lavage de l'estomac. Après avoir lavé cet organe avec de l'eau pure, on y verse 300 centimètres cubes d'une solution de nitrate d'argent à 1 ou 2 p. 1000 ; on l'y laisse cinq minutes environ, et on la retire en faisant siphon.

Vaporisation de l'estomac. — Au lieu de ce dernier procédé j'ai vaporisé l'estomac avec une solution de nitrate d'argent à 1 ou 2 p. 1000, après le lavage. Dans beaucoup de cas j'ai trouvé que ce mode de traitement était très efficace.

Galvanisation directe. — Le premier des cas de maladie de Reichmann que j'ai observés était un cas ancien, et l'affection ne céda pas beaucoup au traitement médical ni au lavage. J'essayai d'une façon empirique la galvanisation directe de l'organe et, après un traitement de quelques semaines, l'estomac commença à être vide le matin ; et depuis plusieurs années cet état s'est maintenu. Depuis, j'ai pris l'habitude d'employer cette méthode dans cette affection, et je dois dire que les résultats ont été très satisfaisants. Très souvent j'emploie les deux méthodes, le spray avec le nitrate d'argent et la galvanisation directe, et je les applique alternativement.

CHAPITRE X

MALADIES FONCTIONNELLES AVEC LÉSIONS DIVERSES.
(*Suite.*)

ACHYLIE GASTRIQUE.

Synonymes. — Atrophie de l'estomac ; anadenia ventriculi ; phthsis ventriculi. — Apepsie.

Définition. — Ce terme comprend une certaine classe de cas dans lesquels il y a un défaut permanent de sécrétion de suc gastrique.

Remarques générales. — En 1892 j'ai suggéré (1) ce terme d' « achylie gastrique » pour désigner l'état dans lequel l'estomac, apparemment, ne sécrète pas de suc gastrique et dans lequel, cliniquement, le diagnostic « d'atrophie de la muqueuse gastrique » semble être justifiable. Dans un article sur ce sujet j'ai essayé de démontrer que l'on doit séparer d'une façon stricte l'achylie gastrique de l'anémie pernicieuse. Cette dernière se termine généralement d'une façon fatale, tandis que la première ne met pas nécessairement la vie du malade en danger. A l'appui de ce fait je citais le cas d'un malade avec achylie gastrique, que j'avais en observation depuis quatre ans, et dont l'état s'était un peu amélioré, et un autre cas où les renseignements

(1) Max Einhorn, *Medical Record*, 11 juin 1892.

donnés par le malade faisaient supposer que l'état de
l'estomac sans sécrétion persistait depuis quarante ans.
Pour ce malade il n'y avait pas de symptômes subjectifs et il mangeait les aliments les plus lourds avec une
parfaite impunité. — Dans tous ces cas l'intestin grêle
agit d'une façon substitutive : il accomplit les fonctions
de digestion à la place de l'estomac.

Pour la littérature médicale sur « l'atrophie de la
muqueuse gastrique » je renvoie le lecteur à l'excellent article de S. Fenwick (1) qui a été le premier à
décrire cet état dans les cas d'anémie pernicieuse, et aux
travaux de Lewy (2), Ewald (3), Henry et Osler (4);
Kinnicutt (5), Nothnagel (6) et George Meyer (7).

Dans tous les cas décrits par ces auteurs (anémie
pernicieuse, pour la plupart) l'autopsie démontra la disparition des glandes gastriques. Henry et Osler ont
publié plusieurs dessins caractéristiques pour illustrer
l'état microscopique dans cette affection.

Dans la plupart des cas d'atrophie de l'estomac, mentionnés dans la littérature médicale, la maladie en
question est décrite comme une maladie où toutes les
fonctions de l'estomac sont dérangées, et qui mène
graduellement à la mort. On a toutefois décrit quelques
cas d'atrophie de l'estomac où les symptômes chi-

(1) S. Fenwick, Atrophy of the Stomach (*The Lancet*, juillet 1877).

(2) B. Lewy, *Berliner klin. Wochenschr.*, 1887, n° 4.

(3) C. A. Ewald, *ibid.*, 1886, n° 32.

(4) Henry and Osler, *American journal of the medical sciences*, vol. XCI, 1886, p. 498.

(5) F. P. Kinnicutt, *American journal of the medical sciences*, vol. XCIV, 1887, p. 419.

(6) Nothnagel, *Deutsch. Arch. f. klin. medicin.*, Bd. XXIV, Heft 4 et 5.

(7) George Meyer, Zur Kenntniss der sogenannten Magenatrophie (*Zeitschrift für klinische Medicin*, Bd. XVI, p. 366).

miques, ou, plus correctement, l'analyse chimique du contenu de l'estomac, conduisit à faire un pareil diagnostic, et cette analyse ne semblait d'aucune façon justifier l'existence d'une aussi terrible maladie. Dans ces cas, l'autopsie n'a pu être faite, et, quoiqu'on puisse conjecturer l'existence de l'atrophie de l'estomac, il n'est pas prouvé qu'elle ait existé réellement. Des cas appartenant à ce dernier groupe ont été décrits par Grundzach (1), Ewald (2), Wolff (3), Jaworski (4), Boas (5), Rosenheim (6), Litten (7), et moi-même (8). Pour ces cas, le nom d'achylie gastrique semble le mieux adapté.

Les observations récentes sur l'achylie gastrique pure (sans complication d'anémie pernicieuse) ne sont pas très nombreuses dans la littérature médicale. En même temps que parut mon article sur « l'achylie gastrique », Ewald (9) en publia un intitulé : « Un cas de défaut chronique de sécrétion gastrique (*anadenia ventriculi?*) ». Les vues d'Ewald sont en parfait accord avec les miennes. Ewald a observé pendant deux ans et demi le malade dont il rapporte le cas. Quoique son état se soit amélioré considérablement sous tous les rapports et que ce malade ait même engraissé de 42 livres,

(1) J. Grundzach, *Berl. klin. Wochenschr.*, 1887, n° 30.

(2) C. A. Ewald, Ueber das Fehlen der freien Salzsäure im Mageninhalt (*Berl. klin. Wochenschr.*, 1887, n° 30).

(3) L. Wolff, *ibid.*

(4) Jaworski, *Wiener medicinische Wochenschr.*, 1886, n°s 49-52.

(5) J. Boas, *Münchener med. Wochenschr.*, 1887, n°s 41 et 42.

(6) Rosenheim, *Berl. klin Wochenschr.*, 1888, n°s 51, 52.

(7) M. Litten et Rosengart, *Zeitschr. f. klin. medicin*, 1888, p. 573.

(8) Max Einhorn, Ein Fall von continuirlichem Magensaftfluss und ein Fall von vollständigem Fehlen der Salzsäure im Magen (*New Yorker medicinische Presse*, septembre 1888).

(9) Ewald, *Berliner klin. Wochenschr.*, 1892, n°s 20 et 27.

l'analyse chimique du contenu de l'estomac démontra
l'absence totale de suc gastrique.

Aux États-Unis, Allen A. Jones (1) a décrit sous le

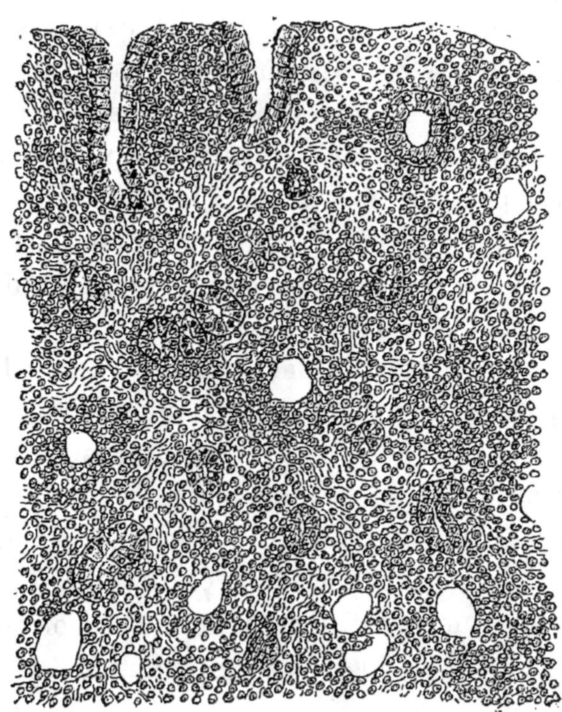

Fig. 56. — Fragment de la muqueuse gastrique (malade D. S. avec
achylie gastrique) trouvé dans l'eau provenant du lavage de l'estomac. Quelques glandes seulement sont visibles; espaces vides là où
il y avait auparavant des glandes; infiltration de petites cellules
rondes. × 80.

nom « d'anacidité gastrique » quatre cas qui appartiennent à ce genre d'affection. Récemment, D. D. Stewart (2) a écrit un article de grande valeur sur le même
sujet.

Anatomie pathologique. — Il n'existe que quelques

(1) ALLEN A. JONES, *New York Medical Journal*, 27 mai 1893, p. 573.
(2) D. D. STEWART, *American Journal of the Medical Sciences*, novembre 1895.

cas d'achylie gastrique où l'autopsie a été faite. Dans un cas observé par moi, on voit l'atrophie complète des tubules gastriques (voyez fig. 47, p. 177)..

Quant à la question de savoir si dans tous les cas d'achylie gastrique il existe nécessairement une lésion anatomique (atrophie des glandes) ou non, c'est-à-dire s'il ne peut pas se produire de l'achylie quand la muqueuse gastrique n'est pas très altérée, je dois dire, d'après mon expérience, que c'est là fréquemment le cas. Voilà pourquoi on observe quelquefois la guérison de cette affection.

Étiologie. — Selon les idées généralement admises, l'achylie gastrique est une conséquence de certains états catarrheux graves de l'estomac. Les livres classiques les plus récents sur les maladies de l'estomac (Ewald, Boas, Bouveret) parlent de cette affection sous le titre de « Gastrite glandulaire chronique ». Je crois certainement que c'est là quelquefois l'origine de l'achylie gastrique. Les cas de catarrhe gastrique chronique, dans lesquels l'acidité est assez basse (10 à 20), et dans lesquels il n'existe pas de HCl libre, mais où l'on trouve la réaction du biuret et de la présure, parlent en faveur de cette opinion. Ils représentent, pour ainsi dire, l'état prodromique de l'achylie gastrique. Malgré cela, il me semble plus que probable que cette affection peut se développer aussi d'une autre façon (comme conséquence de troubles nerveux). Dans ce cas, les couches glandulaires de l'estomac n'ont pas besoin d'être beaucoup altérées, quoiqu'il semble probable qu'après une longue période d'inactivité les glandes puissent subir un commencement d'atrophie.

Symptomatologie. — Par rapport aux symptômes subjectifs, on peut diviser les malades atteints d'achylie gastrique en trois groupes :

1. Malades sans aucun symptôme et jouissant d'un bien-être parfait.

2. Malades pré- sentant divers symp- tômes gastriques as- sociés à des troubles intestinaux légers.

3. Malades sans aucun symptôme gastrique apparent, mais avec des trou- bles intestinaux, graves et invétérés.

Les malades du premier groupe sont assez rares. Je ne crois donc pas inu- tile de décrire ici un cas sans aucun symptôme gastrique

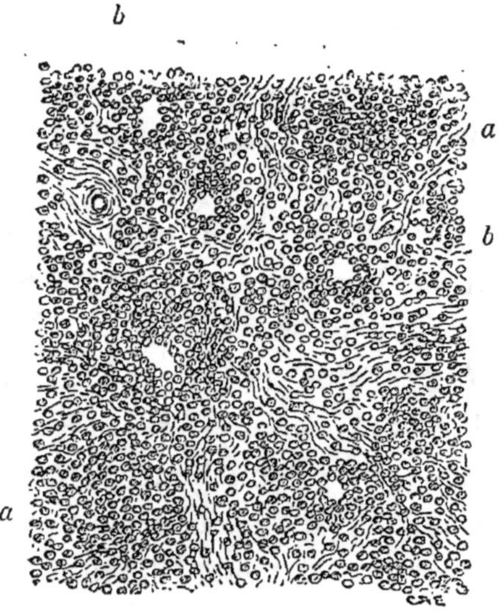

Fig. 57. — Fragment de la muqueuse gastrique (malade R. H., avec achylie gastrique); pas de glandes visibles; *a*, infiltration générale de petites cel- lules rondes; *b*, espaces vides là où les glandes existaient auparavant. × 80.

ou intestinal, d'autant plus intéressant qu'il se com- pliquait de rumination.

Achylie gastrique avec rumination. — Auguste R..., âgé de cinquante-deux ans, charpentier, s'est toujours bien porté et n'a pas consulté de médecin depuis vingt ans. A souffert dans son enfance de maux de tête, de crampes dans l'abdomen et de diarrhée jusqu'à l'âge de vingt ans. Le malade attribue ces tranchées, à cette époque, à la croissance et aux conditions mauvaises et misérables dans lesquelles il vivait; en général, il avait très peu à manger ; de temps en temps, cependant, il trouvait à travailler à la campagne chez des paysans, où il avait beaucoup de bonnes choses à manger, et alors il se surchargeait l'estomac.

De l'âge de cinq ans à l'âge de quatorze ans, le malade n'a presque pas du tout mangé de viande; sa principale nourriture consistait en pommes de terre, soupe de fécules, pain et eau — de la soupe seulement de temps en temps; il ne mangeait de la viande que de loin en loin quand il visitait ses parents. Il n'aimait ni le café ni le lait caillé.

Autant que ses souvenirs le lui rappellent, le malade a toujours ramené les aliments de l'estomac dans la bouche, une demi-heure environ après les repas, pour les mâcher et les avaler de nouveau. Quand il mangeait des cerises il avait l'habitude d'en avaler les noyaux aussi, qu'il crachait après, quand les aliments revenaient dans la bouche.

Le malade ruminait surtout quand il se portait bien. Il prenait autant de plaisir à mâcher les aliments une seconde fois que la première fois. Souvent les aliments revenaient par morceaux sans qu'il y pensât. Il ne vomissait presque jamais, excepté quand il était ivre — ce qui ne lui était arrivé que deux fois dans sa vie — et une autre fois en traversant la mer pour aller en Allemagne.

Actuellement, ce malade mange vite : il mâche les substances lourdes quand elles lui reviennent dans la bouche.

Il peut ruminer quand il veut, excepté quand l'estomac ne contient que très peu d'aliments ou qu'il est presque vide. Quand il rumine, il prend soin de s'isoler, de se cacher pour n'être pas vu ; il ne parle à personne de cette habitude, et sa femme même l'ignore complètement.

État présent. — C'est un homme de courte stature, mais fortement bâti ; il est bien nourri avec un bon pannicule adipeux ; les organes de la poitrine sont sains ; l'estomac est dilaté, le bord inférieur s'étend à un travers de doigt au-dessus de l'ombilic. Le malade ne se plaint de rien, jouit d'un bon appétit, ses selles sont régulières, et il se sent bien sous tous les rapports. La seule chose qui le frappe comme étant anormale, et pour laquelle, après avoir été traité pendant quelque temps en Allemagne, il est venu me voir, c'est qu'il a la langue chargée.

27 octobre. — Une heure après le déjeuner d'épreuve : le malade ramène spontanément une petite quantité du contenu de l'estomac (environ 20 centimètres cubes). Avec le tube on ne peut en obtenir aussi qu'une petite quantité. Les parcelles de petit pain ne sont pas très bien mâchées ni presque pas altérées. $HCl = 0$; acidité $= 2$; présure $= 0$; propeptone $= 0$; peptone $= 0$; érythrodextrine $= 0$.

Bruits de déglutition de Meltzer : le malade boit de l'eau ; à la première gorgée, on entend immédiatement un bruit à l'appendice xyphoïde (*Durchspritzgeräusch*) ; à la seconde gorgée (une ou deux minutes plus tard), on entend un bruit huit secondes après environ (*Durchpressgeräusch*) ; à la troisième gorgée, on entend le *Durchspritzgeräusch* immédiatement ; et dix secondes après le *Durchpressgeräush*.

J'ai eu l'occasion d'examiner le malade pendant trois mois, et j'ai toujours trouvé le contenu de l'estomac dans le même état décrit plus haut, avec le même résultat pour l'analyse chimique.

L'histoire de ce malade semble indiquer que l'état anormal de l'estomac s'est développé dans son enfance ; car ce n'est qu'à cette époque qu'il éprouvait des symptômes, tandis que plus tard il n'avait aucune maladie. Ceci démontrerait clairement que l'achylie gastrique peut exister pendant quarante ans sans mettre en péril les fonctions vitales de l'organisme.

Le second groupe, c'est-à-dire les malades qui présentent des symptômes gastriques, comprend le plus grand nombre de cas. Les symptômes sont la perte de l'appétit, une sensation de plénitude ou de douleur aux régions gastrique ou épigastrique, et des vomissements. Quelquefois, il n'existe qu'un seul de ces symptômes, tandis que d'autres fois les symptômes mentionnés apparaissent alternativement. Il y a souvent des maux de tête et la constipation d'un caractère peu prononcé est aussi plus ou moins la règle.

Dans quelques cas les symptômes sont presque identiques à ceux que l'on trouve dans l'hyperchlorhydrie (1) : douleur une ou deux heures après les repas, que l'on peut soulager par l'ingestion d'aliments ou de boissons.

L'observation suivante peut être considérée comme un cas typique de ce groupe :

Mme G..., âgée d'environ quarante-cinq ans, se plaint de son estomac depuis douze ans. Elle a presque toujours des douleurs après les repas aux régions gastrique et épigastrique. Appétit mauvais. Intestins plutôt constipés. Les vomissements existent, mais rares. La

___

(1) MAX EINHORN, *Achylia gastrica simulating hyperchlorhydria. Jacobi Festschrift*, New-York, 1900.

malade a maigri considérablement pendant la première année de sa maladie; après, son poids resta stationnaire. En 1891, elle alla à Carlsbad, mais son état ne s'améliora pas du tout.

État présent. — La malade est petite et maigre. Pannicule adipeux un peu maigre. Lèvres et joues pâles. La langue n'est pas chargée. Organes de la poitrine normaux. La palpation de l'abdomen ne révèle la présence d'aucune tumeur. La région épigastrique est sensible à la pression, mais pas tout à fait douloureuse. On peut produire le bruit de clapotage jusqu'à environ trois travers de doigt au-dessous de l'ombilic. L'urine ne contient ni sucre ni albumine.

27 octobre 1892. — Examen de l'estomac une heure après le déjeuner d'épreuve d'Ewald : $HCl = O$; acide lactique $= O$; acidité $= 6$; présure $= O$; réaction du biuret $= O$; érythrodextrine $= O$; Sucre $+$. La quantité du contenu de l'estomac n'est pas grande, et il y a très peu de liquide. Les parcelles de pain ne sont pas menues. Il n'y a pas de mucus.

30 octobre. — A jeun, l'estomac est vide.

8 janvier 1893. — Examen de l'estomac une heure après le déjeuner d'épreuve d'Ewald : $HCl = O$; acide lactique $= O$; acidité $= 4$; présure $= O$; pepsine $= O$; réaction du biuret $= O$; érythrodextrine $= O$; Sucre $+$.

Pendant l'année 1893 on fit plusieurs autres examens du contenu de l'estomac, avec les mêmes résultats que nous venons de donner.

Le troisième groupe de malades, sans symptômes gastriques mais avec des troubles intestinaux, forme, selon mon expérience, au moins un cinquième de tous les cas d'achylie gastrique. Dans ce groupe il peut ne pas y avoir de troubles gastriques du tout ou y en avoir seulement de très légers (comme, par exemple, de temps à autre une sensation de pression à la région gastrique — ou des renvois). L'appétit est normal ou un peu augmenté. Le principal symptôme dans la plupart des cas de ce groupe est une diarrhée opiniâtre, ou des périodes de diarrhée alternant avec des périodes de constipation. On trouve quelquefois des symptômes similaires à ceux que l'on rencontre dans le diabète : soif constante, micturition fréquente, faiblesse extrême, amaigrissement considérable ; chez quelques-uns des malades, cependant, ces symptômes sont moins marqués, ou il peut exister une simple sensation de faiblesse et un manque d'énergie.

Voici un cas typique de ce groupe :

Salomon S..., âgé de cinquante-sept ans et demi, a toujours été en bonne santé jusqu'en août 1892, quand il eut une attaque de dysenterie ; il resta au lit plus de trois semaines et se sentit après extraordinairement faible. Depuis cette époque le malade a eu des attaques graves de diarrhée (beaucoup de mucus, quelquefois du sang dans les selles) toutes les deux ou trois semaines. La diarrhée alternait avec la constipation. Du mois d'août au mois d'octobre 1892, le malade a maigri de 40 livres. Depuis cette époque il se sent faible et misérable et se plaint de la soif. Il n'y a pas eu de changement dans son état depuis et il se plaint maintenant surtout de son extrême faiblesse, d'une soif intense, et d'attaques de diarrhée qui l'affaiblissent beaucoup.

État présent. — Lèvres et joues très pâles, anémiques. Langue chargée d'un enduit blanchâtre. Organes de la poitrine sains. L'estomac s'étend jusqu'à un travers de doigt au-dessous de l'ombilic. On peut produire facilement le bruit de clapotage dans la région gastrique. Il n'y a nulle part de tumeur. On ne découvre pas de points sensibles dans l'abdomen. Le réflexe patellaire existe. L'urine ne contient ni sucre ni albumine.

Le malade fut traité d'abord pendant un certain temps avec des lavements (acide tannique, 2 grammes pour un litre d'eau, une fois par jour); puis, on lui donna du peptonate de fer. Ce traitement n'eut aucun bon résultat; la sensation de fatigue et la faiblesse persistèrent ; les attaques de diarrhée ne subirent aucun changement.

21 novembre 1894. — Examen de l'estomac une heure après le déjeûner d'épreuve d'Ewald : $HCl = 0$; acidité $= 2$; acide lactique $= 0$; présure $= 0$; pepsine $= 0$; réaction du biuret $= 0$; érythrodextrine $= 0$; sucre $+$. Quantité de liquide très petite; les parcelles de pain n'étaient pas menues : pas de mélange de mucus.

23 novembre. — A jeun, l'estomac est vide. On fait le diagnostic d'achylie gastrique; le malade est traité par la faradisation intra-gastrique et le régime, réglé de façon à ne pas donner trop de viande, à la remplacer par des aliments provenant du règne végétal.

Après deux semaines de ce traitement le malade avait perdu la sensation de faiblesse ; la mine était meilleure, les joues colorées, les selles régulières, et la soif, qui était un tourment jusque-là, n'existait plus.

17 décembre. — Examen de l'estomac une heure après le déjeûner d'épreuve d'Ewald : $HCl = 0$; réaction neutre; réaction du biuret $= 0$; présure $= 0$; pep-

sine = 0; érythrodextrine = 0; sucre +. Petite quantité de liquide; le pain n'est pas en parcelles menues; pas de mucus.

Le malade affirme qu'il se sent bien et peut marcher beaucoup sans être fatigué.

20 décembre. — Une heure et demie après le déjeuner d'épreuve, l'estomac est vide.

31 décembre. — Le malade prend un verre de lait; une heure après il boit un verre d'eau, et on lui faradise l'estomac directement pendant dix minutes. On recueille alors le contenu de l'estomac au moyen du tube : il consiste en lait non caillé et dilué dans l'eau; la réaction de ce liquide est neutre.

On examina le malade plusieurs fois en janvier et en février 1895 : on constata toujours l'absence de suc gastrique. Le pouvoir d'absorption de l'estomac fut examiné au moyen de l'iodure de potassium et, après onze minutes, on pouvait retrouver l'iode dans la salive. Le malade était et est demeuré jusqu'à présent en très bonne santé : l'appétit est bon, les selles sont régulières et moulées ; pas de diarrhée.

15 avril 1895. — Le malade a engraissé de 10 livres.

Janvier 1896. — Le malade est en parfaite santé et a engraissé de 40 livres.

Tandis que les symptômes subjectifs sont d'une nature assez variée et peuvent souvent faire défaut complètement, surtout en ce qui concerne l'estomac, les symptômes objectifs sont toujours les mêmes et offrent les particularités suivantes, une heure ou une heure et demie après le déjeuner d'épreuve d'Ewald : 1° les morceaux de petit pain sont intacts et ne sont pas en parcelles menues; 2° la réaction est très faiblement acide ou neutre ; d'ordinaire, l'acidité est égale à 4 ; 3° il n'y a pas d'acide chlorhydrique ; 4° il y a absence soit d'acide lactique, soit des traces de cet acide que l'on ne peut découvrir qu'en présence de l'éther en secouant bien ; 5° il n'y a ni peptone ni propeptone ; 6° la réaction des ferments pepsine et présure (1) est nulle ; 7° le contenu de l'estomac n'a pas une mauvaise odeur et n'offre pas d'autres signes de décomposition ; 8° le mucus est absent ; 9° la quantité de liquide que l'on trouve dans l'estomac de ces malades une heure après le déjeuner d'épreuve est remarquablement petite : à peine en trouve-t-on à part le liquide qui trempe et entoure les parcelles de pain. Le contenu de l'estomac présente ainsi une apparence particulière, caractéristique, qui diffère de celle d'autres affections de ce viscère.

La petite quantité de liquide que l'on trouve dans le contenu de l'estomac chez les malades atteints d'achylie peut s'expliquer de la manière suivante : à part l'eau (ou le thé) ingéré avec le repas d'épreuve, il n'y a pas de suc (ou de liquide) qui vienne s'y ajouter pendant le séjour des aliments dans cet organe. Comme le chyme liquide, en général, quitte l'estomac plus vite que les substancee solides, ce sont ces dernières seules que l'on trouve après un certain temps (une heure environ après le déjeuner d'épreuve d'Ewald).

La fonction motrice de l'estomac n'est, en général, ni empêchée ni ralentie ; dans quelques cas elle est plutôt quelque peu activée (Observation Salomon S —).

Selon mon expérience, la faculté d'absorption de l'estomac n'est pas du tout retardée.

(1) On peut cependant trouver de la présure zymogène.

Marche de la maladie. — Cette affection a une durée très prolongée; les cas où la sécrétion de l'estomac reparaît après avoir cessé pendant plusieurs années sont très rares. Je n'ai observé qu'un seul cas de cette espèce. En général, les symptômes subjectifs peuvent s'améliorer beaucoup ou disparaître complètement sous l'influence d'un traitement rationnel prolongé, tandis que les symptômes objectifs d'achylie ne subissent aucun changement.

Diagnostic. — Pour pouvoir faire le diagnostic de l'achylie gastrique, il faut des examens répétés du contenu de l'estomac afin de trouver les caractéristiques que nous avons mentionnées plus haut.

Le diagnostic différentiel entre l'achylie gastrique et le cancer de l'estomac a été fait à propos de cette dernière affection (p. 298), et nous n'en parlerons pas ici.

Pronostic. — Le pronostic de l'achylie gastrique est bon *quoad vitam*, opinion que j'ai soutenue dans plusieurs articles publiés et, maintenant, généralement acceptée par la plupart des auteurs. L'intestin grêle fait parfaitement le travail digestif à la place de l'estomac : non seulement l'équilibre de l'organisme est maintenu mais les malades peuvent aussi engraisser.

Traitement. — Les moyens thérapeutiques ne sont indiqués que dans les cas qui présentent des symptômes subjectifs.

Le traitement doit avoir pour but : 1° de stimuler l'action mécanique de l'estomac ; 2° de régler le régime de façon à ce que les aliments soient facilement digérés par les intestins.

Le premier point s'obtient le mieux en stimulant l'estomac par le lavage et, surtout, par la faradisation directe de l'organe. Dans quelques cas, je n'ai pas employé du tout de médicaments, et dans d'autres j'ai administré le condurango ou la noix vomique.

Des cas simulant l'hyperchlorydrie nécessitent une attention spéciale à cause des symptômes d'hyperchlorhydrie. L'eau (un demi-verre ou un verre), une ou deux heures après les repas, quand la douleur se fait sentir, semble d'un usage très rationnel. L'eau agit comme délayant et diminue le frottement des parcelles solides contre les parois de l'estomac. L'expérience nous apprend que dans beaucoup de cas de ce genre le soulagement s'obtient par ce moyen simple. Quelquefois on peut donner avec avantage du lait et des biscuits secs. Si ces moyens ne sont pas suffisants les bromures sont alors utiles : on donne du bromure de sodium ou de strontium à la dose de 70 centigrammes deux fois par jour.

Quant au régime, il est très important que les aliments soient divisés en très petits morceaux ou qu'ils puissent être facilement mâchés; car, d'un côté, les viandes de toute espèce ne subissent aucun changement dans l'estomac et arrivent dans l'intestin sous la même forme qu'elles avaient en entrant par le cardia; d'un autre côté, les substances amylacées contenues dans les végétaux ne peuvent pas se transformer en maltose, tant que la membrane albumineuse qui les recouvre n'a pas été brisée.

Dans l'estomac des malades de cette affection l'amidon, quand il subit l'action de la ptyaline, se transforme en sucre très rapidement.

L'alimentation végétarienne est ici, en général, très bien supportée. Une soupe purée de pois ou de haricots est un bon aliment, à cause de sa richesse en albumine. Le kumyss ou le matzoon, ou, de temps en temps, le lait caillé bien battu avec une cuillère, ou simplement du lait avec addition de pain ou de biscuits secs et du beurre sont très avantageux. On permettra les viandes, mais seulement en petite quantité, grillées et bien mâchées, ou le blanc de poulet. La cervelle, le ris de veau, le poisson et les huîtres crues conviennent très bien. Dans des cas graves il est très avantageux d'administrer la poudre de viande (1), (deux ou trois cuillerées à bouche ou plus par jour, dans de la soupe ou du lait).

On peut permettre les boissons ordinaires, comme le thé, le café, le cacao, avec du lait ou du sucre, et aussi de la bière légère ou brune en petite quantité.

Aperçu du régime de l'achylie gastrique.

8 h. mat. Farine d'avoine avec de la crème, 150 gr........................	395	calories.
Cacao avec du lait, 200 gr...........	135	—
Pain rôti, 60 gr.....................	135	—
Beurre, 20 gr........................	163	—
Midi. Soupe aux pois 200 gr..............	190	—
Viande râpée (grillée) ou poisson, 100 gr.............................	213	—
Pommes de terre en purée ou cuites au four, 50 gr.....................	63	—
Épinards ou navets, 50 gr...........	82	—

(1) On peut préparer de la poudre de viande de la façon suivante : on coupe de la viande crue maigre, en tranches minces, et on la fait sécher sur une plaque de verre, sur le fourneau, pendant deux ou trois heures ; puis, on la broie dans un mortier et on la moud dans un moulin à café.

Pain de froment, 60 gr	135	calories..
Beurre, 20 gr	163	—
6 h. soir. Deux œufs (à la coque ou brouillés)	160	—
Semoule avec du lait, 200 gr	432	—
Pain de froment, 60 gr	135	—
Beurre, 20 gr	163	—
Thé, 200 gr. (lait, 30 gr. ; sucre, 10 gr.).	60	—
9 h. 30 s. Kumyss, 200 gr; biscuits secs, 30 gr. ; beurre, 10 gr.; ou, à la place, un sandwich avec du fromage à la crème ou du caviar, ou des sardines et de la bière	323	—

2947 calories.

Ici aussi, comme dans toutes les affections chroniques des voies digestives, il est important de faire attention non seulement à la qualité des aliments mais aussi à la quantité que l'on doit prendre. On doit insister d'une façon spéciale pour obliger les malades à prendre une quantité suffisante d'aliments. Il vaut toujours mieux que le malade mange trop que pas assez, pour éviter, dans ce dernier cas, la nutrition insuffisante qui en est si souvent la conséquence.

Quand l'intestin s'est adapté à faire la plus grande partie du travail et que la nutrition se produit d'une façon régulière, l'achylie gastrique ne cause plus de désordres du tout, et le malade peut jouir d'un bien-être parfait.

CHAPITRE XI

MALADIES FONCTIONNELLES AVEC LÉSIONS DIVERSES.

(Suite).

ISCHOCHYMIE.

Définition. — C'est une affection caractérisée par la présence constante d'aliments dans l'estomac, même quand cet organe est à jeun. Il y a toujours une retardation ou une rétention du chyme dans l'organe.

Remarques générales. — Le terme de « dilatation clinique de l'estomac », comme l'on sait bien, est employé par la plupart des auteurs pour désigner un état dans lequel il y a stagnation des aliments dans l'estomac. Pris dans son vrai sens, cependant, ce mot de « dilatation de l'estomac », ou « ectasie ventriculaire » se rapporte simplement aux dimensions de l'organe. C'est ce qui explique les malentendus causés par ces expressions. Quelques auteurs parlent de dilatation de l'estomac quand les limites de cet organe sont agrandies ; d'autres, seulement dans le cas où l'on trouve des restes d'aliments le matin à jeun. Rosenbach (1) a alors suggéré le terme de « insuffisance motrice de l'estomac » pour désigner l'état dans lequel le transport des aliments de l'estomac dans l'intestin grêle ne se fait

---

(1) ROSENBACH, *Volkmann's Sammlung klin. Vorträge*, n° 153, 1878.

pas bien. Dans un article récemment publié, Boas (1)
émet l'opinion que les termes « dilatation de l'estomac » et « ectasie ventriculaire » ne devraient pas du
tout être employés, et suggère le terme de « insuffisance gastrique du premier et du second degré » pour
les remplacer. Le premier degré correspond à l'atonie,
le second à la stagnation des aliments. Quoique je sois,
comme Boas, pleinement convaincu de l'importance
qu'il y a à différencier les cas de stagnation des aliments
de ceux où le transport du chyme est seulement légèrement retardé, je ne crois pas, cependant, qu'il faille
rejeter l'expression de « dilatation de l'estomac » et
que le terme proposé de « insuffisance gastrique du
premier et du second degré » soit bien choisi.

Le terme « dilatation de l'estomac » s'applique au
volume de l'estomac et signifie agrandissement de ses
dimensions. C'est un état qui non seulement existe mais
qui se produit tous les jours. Il n'y a donc pas de raison pour rejeter ce terme de « dilatation de l'estomac ».
Que cet agrandissement des dimensions de l'estomac
soit dû à un processus physiologique ou pathologique,
ou qu'il amène un état anormal ou non, c'est ce qu'il
faut rechercher dans chaque cas individuellement.

Le terme « insuffisance » ou « insuffisance mécanique (motrice) de l'estomac » pour désigner une retardation dans le transport des aliments de l'estomac dans
l'intestin me paraît mal choisi; car le mot « insuffisance », ou « insuffisance mécanique de l'estomac » ne
désigne pas clairement l'état causé par le transport du
chyme de l'estomac dans l'intestin. D'ailleurs, le terme

(1) Boas, *Deutsche med. Wochenschr.*, 1894, n° 28, p. 576.

« insuffisance mécanique de l'estomac » veut dire que la cause du défaut de transport des aliments se trouve dans l'estomac, ce qui n'est pas le cas, la plupart du temps.

Par analogie à l'expression « ischurie » qui signifie stagnation anormale d'urine dans la vessie, sans en désigner la cause, le mot « ischochymie » (1) peut aussi servir à désigner une stagnation anormale du chyme dans l'estomac (2). Ainsi, le mot « ischochymie » comprendra un ensemble de symptômes, sans en dire la cause. Il faudra rechercher et déterminer cette dernière dans chaque cas.

Symptomatologie. — L'ischochymie peut durer peu de temps (quelques jours à une semaine) ou devenir chronique ou stationnaire.

On trouve quelquefois l'*ischochymie aiguë* comme conséquence d'un processus inflammatoire aigu de la muqueuse gastrique, à la suite d'écarts de régime et autres abus semblables. L'ischochymie, alors, quoique assez rarement, peut se développer avec des symptômes alarmants et avoir même une issue fatale. Plusieurs cas de ce genre ont été publiés sous le titre de dilatation aiguë de l'estomac par Hunter (3), Fränkel (4), et Boas (5) ; le cas de ce dernier auteur s'est terminé par la guérison. On ne sait pas encore si l'ischochymie aiguë est due à la paralysie des muscles de l'estomac, ou si elle est causée par une contraction spasmodique

---

(1) Ischochymie, de ἴσχειν = retenir et χυμός = chyme.
(2) Voyez MAX EINHORN, Diagnosis and treatment of stenosis of the pylorus (*Medical Record*, 19 janvier 1895).
(3) HUNTER, *Medical Record*, 1889.
(4) A. FRANKEL, *Deutsche med. Wochenschr.*, 1894, n° 7.
(5) J. BOAS, *Deutsche med. Wochenschr.*, 1894, n° 8.

du pylore. Probablement, ces deux états existent ensemble. Il semble alors que rien ne peut passer de l'estomac dans le duodénum ; tout ce que l'on prend d'aliments ou de boissons s'accumule dans l'estomac et le distend. Le suc gastrique peut encore faire augmenter la quantité de liquide dans l'organe et aggraver ainsi

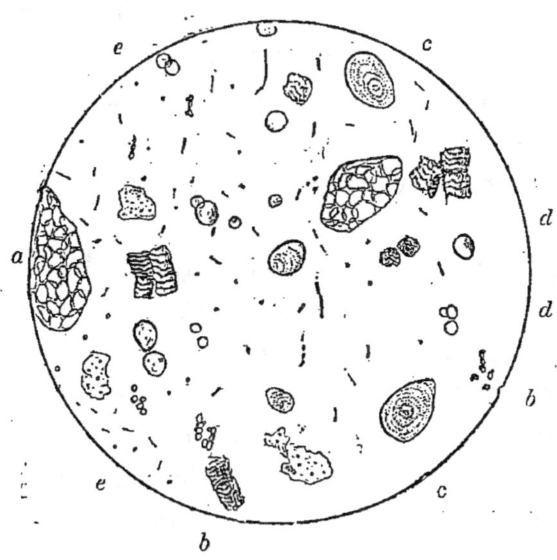

Fig. 58. — Chyme provenant de l'estomac et recueilli à jeun (malade H... avec ischochymie). — *a*, cellules végétales; *b*, fibres musculaires en partie digérées; *c*, grains d'amidon ; *d*, graisse; *e*, cellules de levure, bacilles et cocci.

son état. La stagnation prolongée du chhme dans l'estomac donne naissance à des décompositions et des fermentations. D'ordinaire des vomissements se produisent et apportent un soulagement temporaire. La cause directe d'une issue fatale éventuelle est assez difficile à déterminer. Elle peut être due à une auto-intoxication ou à quelque lésion plus directe du nerf vague.

L'ischochymie passagère peut survenir par suite d'une

faiblesse des muscles de l'estomac qui ne font plus leur travail d'une façon normale, ou au début de la sténose du pylore. Dans les deux cas, l'ischochymie n'est que légère, c'est-à-dire que quoiqu'il y ait rétention des aliments dans l'estomac, la plus grande partie passe dans l'intestin grêle. Le matin, à jeun, la quantité de chyme que l'on trouve dans l'estomac n'est pas grande. En quelques jours, généralement, l'estomac recouvre ses forces et par une action plus énergique réussit à accomplir son travail d'une façon normale, c'est-à-dire, fait passer tout le chyme dans le duodénum pendant la nuit.

L'*ischochymie constante* est toujours une affection sérieuse. Il se produit presque constamment de la fermentation (fig. 58). Il se forme alors plusieurs gaz que l'on a décrits comme étant de l'hydrogène sulfuré, de l'hydrogène, du gaz des marais, de l'oxygène et du bioxide de carbone. Chez quelques malades, le gaz provenant des renvois brûle avec flamme si on l'allume (Ewald). Très souvent on peut entendre en auscultant la région gastrique un bruit constant de gargouillement ou de sifflement produit par la formation rapide du gaz. Si l'on recueille le contenu de l'estomac chez ces malades et qu'on le mette dans un récipient on peut voir les bulles de gaz s'élever à la surface. On peut déterminer la quantité de gaz, selon Kuhn (1), en mettant un peu du liquide filtré dans un tube à fermentation que l'on tient à la température du sang pendant plusieurs heures.

L'*ischochymie chronique* s'accompagne presque toujours de l'ensemble des symptômes suivants : l'appétit

____

(1) Kuhn, *Deutsche med. Wochenschr.*, 1892, nᵒˢ 49 et 50.

est souvent mauvais, mais quelquefois il peut être augmenté d'une façon anormale. La soif est d'ordinaire augmentée et dans quelques cas elle est constante ; le malade est continuellement tourmenté par une sensation de sécheresse dans la gorge. Il existe presque toujours une sensation d'oppression qui peut alterner quelquefois avec des douleurs plus ou moins vives. Il y a souvent des renvois de gaz qui ont une odeur désagréable. L'un des symptômes les plus importants est le vomissement de grandes quantités de chyme dans lequel on peut reconnaître des parcelles d'aliments des jours précédents. Les vomissements peuvent avoir lieu une ou deux fois par jour ou une fois tous les deux ou trois jours. Les selles sont quelquefois régulières ; généralement, il existe une constipation des plus opiniâtres. La plupart des malades sont émaciés, et l'émaciation peut quelquefois arriver à un tel degré qu'ils ont l'air de véritables squelettes.

A un degré plus avancé de l'ischochymie, la quantité d'urine émise dans les vingt-quatre heures est fort réduite et peut quelquefois atteindre à peine 600 centimètres cubes.

Étiologie. — L'ischochymie est due à la diminution du travail musculaire de l'estomac, ou à une sténose du pylore, ou à un ulcère ouvert du pylore ou de son voisinage. Dans ce dernier cas il se produit une contraction spasmodique du pylore.

Marche de la maladie. — La marche de l'ischochymie diffère matériellement, selon les facteurs étiologiques qui en sont la cause. L'ischochymie due à une faiblesse musculaire de l'organe (atonie) peut quelquefois disparaître sans médicaments et, dans la plupart des cas, cède à un traitement rationnel. L'ischochymie due à une sténose du pylore a une marche différente, selon la nature de la sténose. Si cette dernière est de nature bénigne (hypertrophie du pylore ou rétrécissement du pylore dû à une rétraction cicatricielle), il y a d'abord une amélioration produite par l'hypertrophie des muscles de l'estomac et une action compensatrice augmentée ; fréquemment, cependant, les symptômes de sténose reparaissent quand le pylore se rétrécit encore, jusqu'à ce qu'enfin il ne puisse plus y avoir la compensation suffisante. A ce moment, le seul moyen de sauver la vie du malade est l'intervention chirurgicale pour établir un passage plus large entre l'estomac et l'intestin grêle, ce qui peut se faire par la pyloroplastie de Heinecke-Mikulicz ou par la gastro-entérostomie.

On peut ainsi obtenir la cure radicale dans tous les cas. Les malades engraissent, n'ont pas de douleurs, pas de troubles digestifs du tout, et peuvent se livrer à leurs occupations quotidiennes. Ils se sentent « rajeunis, » s'il m'est permis d'employer cette expression. Chez deux de ces malades, je me suis assuré moi-même par plusieurs expériences du prompt transport du contenu de l'estomac dans les intestins. L'état chimique n'avait pas changé d'une façon marquée ; le volume de l'estomac chez les deux malades n'avait pas diminué d'une façon appréciable six mois après l'opération. Chez un malade, cependant, que j'ai observé dernièrement (1), il y avait une diminution marquée du volume de l'estomac deux mois après la gastro-entérostomie. Quand la sténose est de nature maligne,

(1) Max Einhorn, A further contribution to our Knowledge of Ischochymia (*Medical Record*, 19 juin 1897).

alors la marche de la maladie correspond à celle de l'affection originelle. Toutefois, on peut ici aussi faire disparaître les symptômes d'ischochymie par une prompte gastro-entérostomie.

Avant de nous occuper du diagnostic, nous pouvons considérer quelques symptômes caractéristiques des facteurs étiologiques que nous venons de nommer.

Ischochymie due à l'atonie. — Dans ces conditions, le chyme que l'on trouve dans l'estomac, le matin, à jeun, consiste en un peu de liquide et quelques parcelles d'aliments, fines. Même quand des parcelles grossières d'aliments (comme, par exemple, des asperges, des épinards, des grains de riz pas assez cuits, des marrons, etc.), ont été ingérés la veille, le résidu de ces substances n'est pas très grand, tandis que dans l'ischochymie due à la sténose du pylore, toutes ces parcelles grossières, qui ne subissent aucun changement dans l'estomac, restent dans l'organe. Dans l'atonie de l'estomac la difficulté repose simplement sur un péristaltisme insuffisant de l'estomac; c'est-à-dire que le contenu de celui-ci n'est pas suffisamment poussé vers le pylore. Mais tout ce qui atteint cette ouverture peut passer sans grande difficulté, quelles que soient les parcelles, fines ou grossières. C'est bien différent dans la sténose du pylore, car ici le principal obstacle est l'étroitesse du canal qui ne permet pas aux parcelles grossières d'aliments de passer. Le péristaltisme de l'estomac, même quand les muscles travaillent avec plus d'activité, est ici sans effet.

Comme les cas d'ischochymie due à une faiblesse de l'action musculaire de l'estomac sont assez rares, j'en citerai ici un que j'ai observé récemment, et qui n'est pas sans intérêt :

H...., âgé de quarante-six ans, souffre depuis trois ans d'une sensation de brûlure intense, commençant au creux de l'estomac et s'étendant le long de l'œsophage jusqu'au pharynx. La douleur alterne quelquefois avec une sensation de pression à la région gastrique. En outre, le malade se plaint de renvois de gaz qui sentent mauvais et sont fort désagréables pour sa femme et sa famille. L'appétit est bon, et la constipation est légère. Depuis trois ans il a maigri d'une façon régulière et a perdu 50 livres. A l'examen, on constate la dilatation de l'estomac ; le bruit de clapotage s'étend jusqu'à deux travers de doigt environ au-dessous de l'ombilic, et on peut produire facilement le bruit de succussion. L'examen du contenu de l'estomac à jeun révèle la présence d'une quantité considérable de chyme qui présente tous les signes d'une décomposition avancée (odeur presque fétide, hydrogène sulfuré ; au microscope, chaque préparation est remplie de micro-organismes, cellules de levure, et sarcines) ; il y avait, cependant, de l'acide chlorhydrique libre en quantité assez normale. Après un nettoyage complet de l'organe, on prescrivit au malade de prendre dans la journée des aliments légers (plus liquides) et de manger à dîner un peu de viande, une bonne quantité de riz pas très bien cuit et un peu de pain.

Le lendemain matin on fit encore un examen à jeun. On trouva un peu de chyme dans l'estomac, mais la quantité de riz était très petite, si petite qu'il était presque difficile de le reconnaître avec certitude. Le résultat de cet examen, associé aux données fournies

par l'histoire de la maladie (symptômes persistant régulièrement et devenant peu à peu plus sérieux, pas
d'intermissions longues de calme), semblait indiquer
un état atonique des muscles de l'estomac plutôt qu'une
sténose du pylore. Les résultats satisfaisants du traitement, qui était basé sur cette opinion (régime réglé,
4 ou 5 repas par jour, défense de boire de trop grandes
quantités de liquides, bismuth à hautes doses avec
petites doses de résorcine et, de temps en temps, lavage
de l'estomac) justifièrent le bien fondé du diagnostic.
Le malade se sentit mieux après quelques semaines ; la
sensation de brûlure disparut, l'estomac à jeun était
vide, et seulement après l'ingestion d'un fort dîner on
y trouvait, le lendemain matin, une petite quantité de
chyme, mais qui ne sentait pas mauvais. Trois mois
après, le malade avait gagné onze livres, et son état
s'améliore d'une façon continue.

Sténose bénigne du pylore. — Ce n'est que rarement
que l'on peut palper le pylore ; on le sent alors comme
une petite tumeur ovale (de la grosseur. d'un petit
œuf de poule) ; dans la plupart des cas on ne peut pas
le trouver. C'est une affection qui dure longtemps (deux
à quinze ans), dans laquelle la douleur joue le plus
grand rôle. Quoique au début, avec ou sans l'aide
de la thérapeutique, il y ait des améliorations, ces
périodes de bien-être sont, cependant, de plus en plus
interrompues par de nouvelles attaques de la maladie.
Celles-ci deviennent constamment plus violentes et durent plus longtemps, et les douleurs ne se calment que
par le vomissement spontané ou provoqué. Plus tard,
quand l'ischochymie a atteint un degré plus développé,
le vomissement n'apporte même pas de soulagement

complet, et les malades sont sujets aux plus grandes souffrances. Ils s'émacient vite, et, si on n'intervient pas radicalement à cette période de la maladie, la mort par inanition s'en suit inévitablement.

Voici deux bons exemples de sténose bénignes du pylore :

Cas I. — Louis L., âgé de quarante ans, avocat, commença à souffrir de l'estomac pendant l'été de 1891. Le malade avait des douleurs après le repas pendant une dizaine de jours, quand ce symptôme disparut soudainement. Il n'y eut pas de vomissements. Pendant six mois le malade se sentit bien, sans la moindre douleur ; il remarqua, cependant, qu'il se fatiguait plus vite qu'auparavant. En février 1892, il eut une attaque de douleurs qui dura plus d'un mois. Pendant ce temps il vomit deux fois. Il se porta bien jusqu'en juin, quand il eut encore des douleurs pendant deux ou trois semaines, avec, quatre fois, des vomissements. Les douleurs vives l'empêchaient de dormir et il était fréquemment obligé de se promener de long en large dans sa chambre. En décembre 1892, il eut une nouvelle attaque qui dura jusqu'en février 1893. Il commença alors à vomir fréquemment (presque tous les deux jours); il n'a jamais vomi de sang et il est constipé depuis le début de la maladie.

Le 27 janvier 1893, le Dʳ Charles Simmons m'appela en consultation et eut l'obligeance de me confier le malade pour le traiter.

La première fois que je le vis cet homme, pâle, émacié, paraissait très malade et souffrir extrêmement; il disait avoir perdu 40 livres depuis le début de son mal, se plaignait d'une sensation de constriction à l'ab-

domen et d'une gêne de la respiration ; il se plaignait
aussi de; vomir de grandes quantités de liquide et

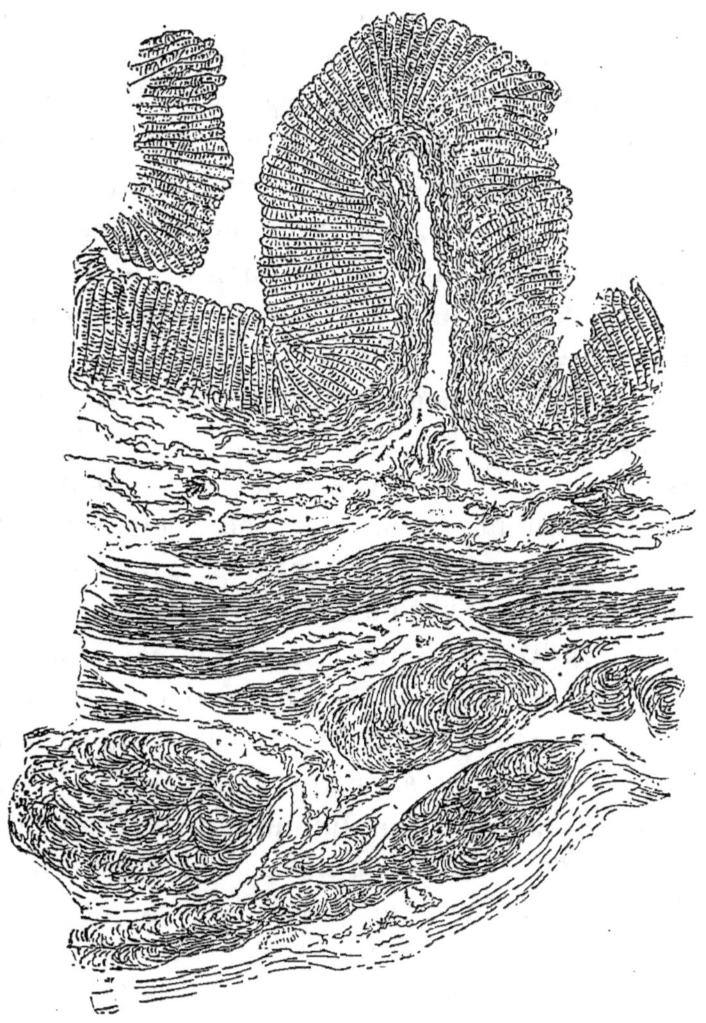

Fig. 59. — Section transversale d'un pylore hypertrophié (nature bénigne). Observation de l'auteur. × 60.

d'une constipation opiniâtre. Depuis quatorze jours il
prenait de l'opium à hautes doses ; il n'avait, du reste,
que de rares intervalles de calme.

L'examen des organes de la poitrine ne révéla rien d'anormal. La langue était légèrement chargée; pouls 90 ; température 98° F. (37°C). Tout l'abdomen était plus ou moins gonflé et assez sensible. On ne pouvait pas produire le bruit de clapotage dans la région gastrique. On ne sentait pas de tumeur. On voyait beaucoup de flocons noirâtres flottant dans le liquide que le malade venait de vomir quelques heures auparavant; ce liquide contenait une grande quantité de HCl libre, ne donnait pas la réaction de l'acide lactique et avait une acidité = 90.

On prescrivit au malade de faire un léger repas (viande bien râpée, des huîtres, du lait et des biscuits secs) toutes les deux heures. On réduisit la quantité de boisson et on ne lui permit de prendre que 150 centimètres cubes, chaque fois. En outre, on administra des lavements d'huile. Sous l'influence de ce traitement le malade se sentit un peu mieux, mais son mal, toutefois, ne subit aucun changement. Le 29 janvier, on lui prescrit de ne rien prendre après son repas de huit heures du soir jusqu'au lendemain matin. Le 30 janvier, à huit heures du matin, à jeun, on lui introduisit le tube dans l'estomac et on retira deux litres de liquide. On fit ensuite un lavage avec de l'eau tiède. Le malade se sentit fort bien après ce lavage.

On analysa le liquide gastrique retiré de l'estomac ; il y avait les flocons noirâtres mentionnés plus haut. L'examen donna : HCl+ ; acidité=88 ; pas d'acide lactique ; peptone + ; propeptone+ ; présure — et pepsine + ; érythrodextrine +.

Au microscope : pas de parcelles de viande ; des grains amylacés, des cellules de levure, des bactéries en quantité considérable. Avec le réactif de Teichmann pour le sang on constata l'absence de l'hémine.

Ainsi, le liquide retiré de l'estomac consistait principalement en suc gastrique, et en restes d'aliments des jours précédents.

Le 1er février 1893, à dix heures du matin, on lava avec soin l'estomac du malade. Pendant la nuit il ne prit rien et, le 2 février, à huit heures du matin, on fit l'examen avec le tube ; on retira de l'estomac une petite quantité de liquide (150 centimètres cubes). L'analyse de ce liquide gastrique donna : HCl + ; présence des deux ferments ; acidité = 70.

Le malade fut traité par le lavage pendant une semaine encore. Il se sentit mieux et put sortir pour se promener. Les douleurs, cependant, persistaient, quoique moins vives ; l'estomac n'était jamais vide le matin et contenait plus ou moins de liquide avec des restes d'aliments.

11, 13 et 15 février. — On appliqua la galvanisation intra-gastrique, sans améliorer toutefois l'état du malade. On fit le diagnostic de sténose bénigne du pylore et on conseilla fortement l'opération.

Le Dr F. Lange fit l'opération le 22 février. Il y avait au pylore une constriction très prononcée. On fit la pyloroplastie de Heinecke-Mikulicz et, après un mois de lit, le malade quitta la clinique. Quoiqu'il put alors suivre un régime plus varié et moins choisi, il se plaignait néanmoins de douleurs constantes et était obligé d'avoir recours à l'opium.

Le 30 mars on fit l'examen de l'estomac une heure après le déjeuner d'épreuve : HCl + ; pas d'acide lactique ; acidité = 120, pas de restes d'aliments de la veille. On supposa que ce degré élevé d'acidité était la cause des douleurs. On prescrivit donc au malade une demi-cuillerée à café de bicarbonate de soude, trois fois par jour, deux heures après les repas. Ceci agit comme un charme : les douleurs disparurent complètement et le malade commença à engraisser rapidement. Après six mois de traitement avec le bicarbonate le malade en discontinua l'usage, et se sentit parfaitement bien sans en prendre. Il vaque maintenant à ses affaires et a engraissé de 70 livres depuis l'opération.

Cas II. — Mme P. L., quarante-trois ans, mère de trois enfants. Sa mère mourut d'un cancer. Elle souffre depuis six ans. Elle a commencé à être malade par la diarrhée, qui dura deux ans. (La malade ne peut pas dire si les selles avaient une couleur foncée.) Depuis quatre ans elle a des crampes d'estomac. Les douleurs sont très vives ; les renvois ou l'expulsion des gaz la soulagent. Elle n'a jamais eu d'ictère. Depuis deux ans elle a une sensation de brûlure intense à l'estomac avec des vomissements fréquents. Elle n'a jamais vomi de sang. Pendant la nuit les douleurs sont extrêmement vives et troublent son sommeil. Elle a perdu 30 livres depuis ces derniers mois. La malade me fut envoyée par le Dr Willy Meyer pour l'examiner et faire le diagnostic.

État présent. — Organes de la poitrine sains. La palpation révèle la présence dans l'abdomen d'une petite tumeur cylindrique, de la grosseur d'un œuf, située à droite de l'ombilic. Cette tumeur est facilement mobile dans toutes les directions et a une surface lisse. On peut produire le bruit de clapotage dans la région gastrique depuis un ou deux travers de doigt, au-dessous de l'ombilic. La région gastrique n'est pas douloureuse à la pression. Le foie n'est point hypertrophié.

Après un lavage, on examine la malade au gastrodiaphane ; l'estomac est considérablement dilaté et situé plus bas.

Le lendemain on examine la malade avec le tube, une heure après qu'elle a pris une tasse de thé sans pain (à part le thé, la malade est à jeun). L'estomac contenait 300 centimètres cubes environ d'un liquide légèrement verdâtre (présence de bile), dans lequel il n'y avait que quelques restes d'aliments (plusieurs parcelles de pain) de la veille. L'analyse donna : H Cl + ; acidité = 42 ; HCl libre = 24 ; acide lactique = O.

La malade fut alors traitée pendant une semaine par le lavage et l'hydrate de chloral à l'hôpital Post-Graduate de New-York ; il n'y eut pas matériellement d'amélioration dans son état.

Un examen ultérieur, une heure et demie après le déjeuner d'épreuve d'Ewald, donna : HCl + ; acidité = 50 ; pas d'acide lactique. Le contenu de l'estomac était de 300 à 400 centimètres cubes et contenait des aliments des jours précédents, comme, par exemple, du riz, qu'elle avait pris la veille au soir, et plusieurs peaux de raisins qu'elle avait mangés trois jours auparavant. Cette fois on ne trouva pas de bile.

On fit le diagnostic de sténose bénigne du pylore et la malade fut opérée par le Dr Willy Meyer (1). Après l'ouverture de l'abdomen on fit la résection de la tumeur qui n'était que le pylore épaissi. Le duodénum

(1) Dans ce cas on ne put pas faire l'opération de Heinecke-Mikulicz : 1° parce qu'on soupçonnait un cancer ; 2° parce que le calibre du pylore était trop petit, et l'épaississement de ses parois trop considérable.

fut alors inséré à l'estomac, au moyen du bouton de Murphy. La malade eut une convalescence sans incident; évacua le bouton dans les selles pendant la troisième semaine, et s'est bien portée depuis. Elle a engraissé de 20 livres et n'a plus eu de douleurs du tout.

Macroscopiquement, on ne pouvait pas distinguer le pylore enlevé, dur et très épaissi, d'un organe cancéreux; au microscope, toutefois, on put voir qu'il était simplement hypertrophié (1).

Sténose maligne du pylore ou sténose cancéreuse. — La sténose du pylore due au carcinome est assez fréquente, et se développe tôt ou tard au cours de la plupart des cas de cancer de l'estomac situé dans cette région. Quand le diagnostic peut se faire dès le début de la maladie, le mieux est d'intervenir chirurgicalement. On doit pratiquer la résection de la tumeur, si possible; autrement, il faut recourir à la gastro-entérostomie. Il me semble que l'opération est toujours indiquée quand il existe de l'ischochymie depuis quelque temps, et que l'on palpe une tumeur ou que l'on fait le diagnostic de cancer du pylore par quelque autre déduction — à moins que la tumeur n'ait pris des proportions trop étendues ou que le malade soit trop faible pour la supporter. Assurément, dans bien des cas on peut faire bénéficier les malades d'une prolongation de vie pour un temps plus ou moins long, et alors, naturellement, doit-on opérer le plus tôt possible. Du nombre considérable de cas de sténose cancéreuse du pylore que j'ai vus depuis cinq ans, huit ont donné lieu à l'opération. Il n'y

______

(1) Les parois du pylore, après la conservation dans l'alcool pendant neuf mois, mesuraient 1 centim. 1/2 d'épaisseur.

eut qu'une seule résection du pylore ; dans tous les autres cas on fit la gastro-entérostomie ; les opérateurs étaient des chirurgiens de New-York bien connus. Un seul malade mourut la première semaine de l'opération. Les sept autres vécurent de deux mois à un an.

Dans tous les cas de sténose cancéreuse la maladie est plus ou moins courte (1) (cinq mois à un an et demi tout au plus), et il y a une ischochymie considérable. Dans la plupart des cas, à peu d'exceptions près, on peut palper la tumeur gastrique. On peut déterminer quelquefois la position exacte de la tumeur avec le gastrodiaphane. Au moyen de la transillumination on peut s'assurer si la tumeur occupe la grande ou la petite courbure de l'estomac. On trouvera ici les dessins représentant deux cas, vus à l'aide du gastrodiaphane (fig. 60 et 61). Les deux malades ont été opérés par le Dr F. Kammerer, à l'hôpital allemand, et le diagnostic, en ce qui concernait la position de la tumeur, fut trouvé correct. Dans la plupart des cas il y a absence de HCl libre et présence d'acide lactique; quelquefois, cependant, il y a présence d'HCl libre en quantité considérable et absence d'acide lactique, comme le prouve le cas suivant :

9 mars 1894. — Oscar F..., trente-deux ans, fabricant de soieries, a toujours été robuste et bien portant ; souffre depuis six ou sept mois de troubles digestifs qui ont été toujours en augmentant. Ces troubles consistent principalement en douleurs et, depuis quatre mois, en attaques fréquentes de vomissements. Le malade a maigri de 40 livres. Il n'y a matériellement pas de trou-

____

(1) Il y a, cependant, des exceptions à cette règle. Ainsi, un cancer qui se développe à la base d'un ulcère peut causer une longue maladie.

bles intestinaux. L'appétit est mauvais. Le malade n'a jamais vomi de sang.

État présent. — Le malade est maigre et cachectique. Les lèvres et les joues sont extrêmement pâles. Organes

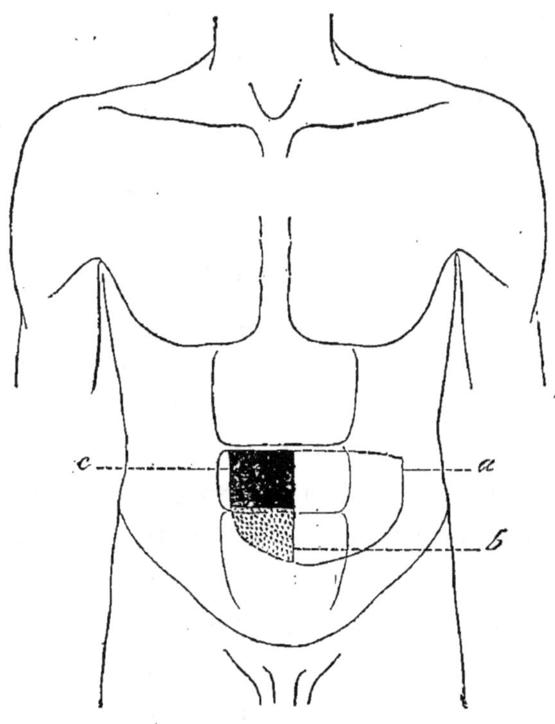

Fig. 60. — Résultat de la gastrodiaphanie chez le malade K. N.; tumeur de la région gastrique. — *a*, la zone transilluminée; *b*, l'espace pointillé devient légèrement translucide à la pression; *c*, l'espace noir reste obscur, même à la pression.

de la poitrine sains. A la palpation, l'abdomen est douloureux à la région gastrique, et on sent une tumeur de la grosseur d'un œuf, à droite et au-dessus de l'ombilic. Cette tumeur n'est pas précisément douloureuse à la pression ; sa surface est lisse et elle est facilement mobile. On peut produire le bruit de clapotage dans la région gastrique, s'étendant jusqu'à deux travers de doigt, au-dessus de la symphyse.

9 mars, à 6 heures du soir. — Le malade a bu un verre de lait à 10 heures du matin et n'a rien pris depuis ;

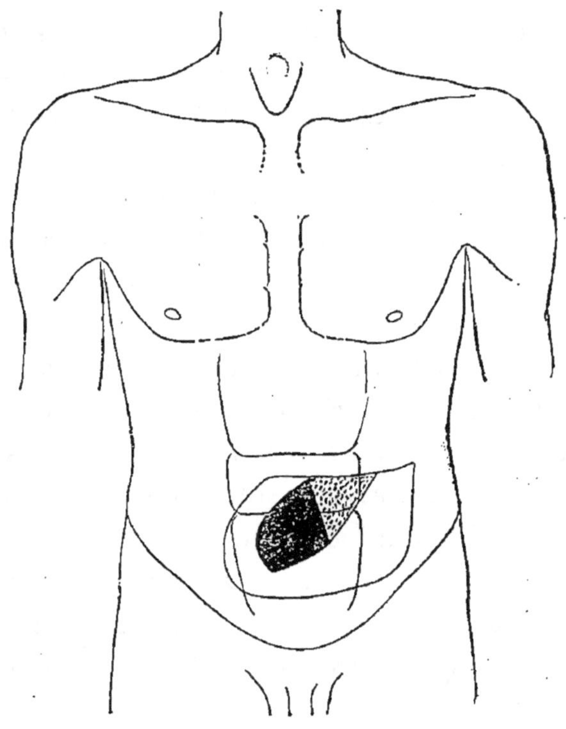

Fig. 61. — Résultat de la gastrodiaphanie chez le malade M. R.; tumeur dans la région gastrique. — *a*, zone transilluminée; *b*, l'espace pointillé devient légèrement translucide à la pression; *c*, l'espace noir reste obscur, même à la pression.

il avait donc pris son dernier repas huit heures auparavant. A l'examen avec le tube on trouva un litre de chyme, ayant une couleur brunâtre et contenant des petites parcelles de caséine et divers autres aliments, HCl $+$; pas d'acide lactique; acidité $= 118$; HCl libre $= 94$.

On prescrit au malade de prendre à son dîner du riz, du lait et des biscuits secs.

10 mars. — Le matin, à jeun, on retire de l'estomac un litre de chyme ayant une couleur brunâtre et contenant des aliments des jours précédents — du riz, des parcelles de pain et de la caséine. Au microscope, on voit : des cellules de levure, des granules d'amidon, des sarcines, des bactéries, du pigment brun. L'analyse chimique donne : HCl + ; pas d'acide lactique; acidité = 112 ; peptone + ; propeptone + ; présure + : érythrodextrine + peu ; achrodextrine + beaucoup.

12 mars. — On examine l'estomac à jeun et on trouve les mêmes résultats que le 10.

Le degré prononcé d'ischochymie et la présence d'une tumeur à la région pylorique dénotaient avec certitude une sténose du pylore. La question, cependant, était de savoir si l'affection était de nature bénigne ou maligne. Tandis que l'état chimique du contenu de l'estomac indiquait une sténose bénigne, la grande dimension de la tumeur et la durée de la maladie, relativement courte (six ou sept mois), correspondaient plutôt à l'existence d'une tumeur maligne.

Après une consultation avec le Dr F. Lange, notre opinion à tous deux fut que nous avions affaire à une sténose cancéreuse du pylore. Le degré prononcé d'ischochymie parut nécessiter l'intervention chirurgicale qui consisterait à faire soit la résection du pylore, soit la gastro-entérostomie.

Le 16 mars 1894, le malade fut opéré par le Dr Lange ; macroscopiquement, la tumeur parut être un cancer, et on ne put pas faire la résection à cause des nombreuses adhérences, surtout avec le colon. On fit la gastro-enté-

rostomie, et un mois environ après l'opération le malade
pouvait quitter la clinique et manger des aliments
variés. Bientôt, cependant, la régurgitation de bile dans
l'estomac reparut et, peu de temps après, il se produisit
aussi de « l'agitation péristaltique » de cet organe. Ces
deux symptômes rendirent le malade très mal à son
aise.

19 avril. — Examen du malade, une heure après le
déjeuner d'épreuve d'Ewald. Il y avait une quantité
considérable de bile dans le contenu de l'estomac, mais
pas d'aliments de la veille. L'analyse chimique donna :
HCl = 0 ; pas d'acide lactique ; acidité = 22.

Diagnostic. — Dans les cas d'ischochymie due à la
sténose du pylore, de nature bénigne aussi bien que
maligne, il y a presque toujours présence des deux symptômes : vomissement (1) et douleur, associés à un amaigrissement plus ou moins considérable. Cette affection,
cependant, se reconnaît le mieux par l'examen de l'estomac au moyen du tube, le matin, à jeun. J'ai l'habitude
de prescrire au malade de manger à son dîner, la veille
de l'examen, outre la soupe, la viande et le pain, un
peu de riz, car ce dernier se reconnaît très facilement et,
généralement, il reste dans l'estomac quand le pylore
est rétréci. Pour cet examen la méthode d'expression
n'est pas toujours suffisante. Quand on ne retire

---

(1) Le vomissement peut quelquefois faire défaut, quoique l'ischochymie se soit déjà développée. J'ai en ce moment en observation un
malade de carcinome du pylore (la tumeur est parfaitement palpable),
qui souffre depuis six mois. Il n'a jamais vomi et n'a jamais eu beaucoup de douleurs. Il se plaint simplement de la perte de l'appétit et
d'une constipation opiniâtre. Quand on examine l'estomac à jeun on
trouve toujours du chyme (surtout des parcelles grossières d'aliments).
Quoique le malade, qui suit un régime mieux réglé, ait engraissé de
six livres depuis un mois, l'ischochymie n'a subi aucun changement.

pas de chyme par cette méthode, il est nécessaire de faire le lavage de l'estomac, dans lequel on trouve alors constamment des aliments. Il y a presque toujours de la dilatation de cet organe, qui s'étend quelquefois depuis le rebord des côtes jusqu'à la symphyse.

Diagnostic différentiel.

	STÉNOSE BÉNIGNE du pylore.	STÉNOSE MALIGNE du pylore.
Durée de la maladie.	Maladie de longue durée (deux à quinze ans).	Maladie de courte durée (cinq mois à un an et demi).
Marche de la maladie.	Longs intervalles sans douleur, ou périodes de parfait bien-être.	Pas de période de parfait bien-être, mais aggravation graduelle et constante des symptômes.
Tumeur	Généralement absente.	Présente dans la plupart des cas.

État du contenu de l'estomac.

	STÉNOSE BÉNIGNE du pylore.	STÉNOSE MALIGNE du pylore.
HCl libre........	Présent dans la grande majorité des cas.	Presque toujours absent.
Acide lactique..	Absent dans la grande majorité des cas.	Généralement présent.
Acidité........	Toujours augmentée.	Varie entre 30 et 90.
Présure	Toujours présente.	Varie.
Odeur..........	Mauvaise, désagréable.	Très fréquemment fétide.

Je vais décrire plusieurs symptômes qui, lorsqu'ils existent, sont très importants, mais dont l'absence n'implique pas la non-existence de sténose du pylore. Ces symptômes sont :

1° La dilatation ou la dimension anormale de l'estomac;

2° L'épaississement et la palpation évidente du pylore ;

3° L'agitation péristaltique de l'estomac;

4° Les produits de fermentation.

1. La dimension anormale de l'estomac est pathognomonique seulement quand l'organe occupe presque
entièrement la partie inférieure de l'abdomen, et contient trois ou quatre litres de liquide. De tels estomacs
se rencontrent dans les cas anciens de sténose du pylore, et quand on a affaire à un pareil cas il faut toujours soupçonner un rétrécissement du pylore ; mais
avant de faire ce diagnostic, on doit déterminer l'existence de l'ischochymie. En Amérique, on attache une
grande importance à ce symptôme; cependant, il ne faut
pas que l'absence de ce signe diagnostique nous déroute,
car le but est de faire le diagnostic de sténose du pylore
aussitôt que possible, tandis que la dilatation prononcée et facilement perceptible ne se développe qu'avec
le temps.

2. Si l'on peut au moyen de la palpation délimiter le
pylore comme une tumeur lisse, ovale ; s'il existe de
l'ischochymie et si la maladie dure depuis plus d'un an
et demi ou deux ans, nous pouvons sûrement faire le
diagnostic de sténose bénigne du pylore.

3. L'agitation péristaltique de l'estomac existe aussi
bien dans les cas de sténose bénigne du pylore que
dans les cas de sténose maligne. Comme l'agitation péristaltique de l'estomac ne se produit que très rarement
comme névrose pure, ce symptôme a une grande signification pour la reconnaissance du rétrécissement
du pylore, d'autant plus que l'examen dans ce but

(inspection simple de l'abdomen quand le malade est couché) n'offre aucune difficulté.

La présence de ce symptôme, associé à l'existence de l'ischochymie, parle en faveur du rétrécissement du pylore et contre le relâchement simple de la tunique musculaire de l'estomac; l'absence de ce symptôme n'a aucune conséquence.

4. Dans tous les cas d'ischochymie on trouve presque constamment des produits de fermentation (formation d'acide lactique et de gaz) dans l'estomac. D'ordinaire, il y a l'une ou l'autre espèce de fermentation, c'est-à-dire soit formation d'acide lactique, soit formation de gaz. On trouve l'acide lactique dans l'estomac dans les cas où la sécrétion d'acide chlorhydrique est considérablement diminuée, tandis que les gaz se développent quand il y a sécrétion abondante de suc gastrique. D'après ma propre expérience je puis confirmer complètement ces données, sur lesquelles H. Strauss (1) a spécialement insisté.

Ces produits de fermentation peuvent faire défaut, cependant, malgré l'existence de la sténose pylorique, si l'estomac a été soigné d'une façon rationnelle, c'est-à-dire, si on en a fait plusieurs fois le lavage.

La présence constante ou fréquente de petites quantités de bile dans l'estomac n'implique pas, d'après mon expérience, la non-existence d'un rétrécissement du pylore; au contraire, il me semble qu'elle indique une rigidité constante de cet orifice qui ne se ferme jamais alors complètement (2).

(1) H. Strauss, *Zeitschr. f. klin. Medicin*, 1895.
(2) Max Einhorn, A further Contribution to our Knowledge of Ischochymie, *l. c.*

Parmi les moyens auxiliaires récents et utiles pour aider au diagnostic, le gastroscope a été dernièrement employé par Rosenheim et Kelling. Dans mon opinion il n'est pas douteux que cet instrument soit appelé à rendre de grands services, quoique jusqu'à présent il n'ait pas été généralement utilisé.

L'atonie prolongée de l'estomac peut quelquefois produire de l'ischochymie ; on ne la trouve cependant pas constamment et elle disparaît bientôt avec un régime réglé et un traitement rationnel. On peut en dire autant des formes graves de catarrhe chronique de l'estomac. Ici aussi les circonstances favorisent le développement de l'ischochymie. Ce symptôme, cependant, disparaît après quelques lavages de l'estomac. Je crois que l'on peut distinguer ainsi ces deux états (atonie de l'estomac et catarrhe chronique de l'estomac), sans difficulté de la sténose du pylore, et qu'il ne peut y avoir aucune cause d'erreur.

Traitement. — Dans le traitement de l'ischochymie il est nécessaire, avant tout, de s'assurer de la cause de la stagnation des aliments dans l'estomac.

Si cette stagnation est due à une sténose du pylore très avancée ou à un commencement d'occlusion de cette ouverture, de nature maligne, l'intervention chirurgicale (pyloroplastie, pylorectomie ou gastro-entérostomie) est indiquée. Si on a affaire à une sténose bénigne du pylore qui débute, ou à un relâchement vrai de la tunique musculaire de l'estomac, on doit d'abord essayer un traitement palliatif, et, s'il ne réussit pas, il faut faire une opération.

Le traitement palliatif dans les cas bénins consiste en un régime liquide ou semi-liquide (soupes au lait avec de la farine de semoule, bouillon de viande avec un œuf, du lait avec un œuf), un lavage de l'estomac à jeun suivi d'une vaporisation avec le nitrate d'argent en solution à 1 p. 1000, et l'administration de médicaments qui empêchent la fermentation. Parmi ceux-ci on peut employer le benzonaphthol, le salol, le bismuth et la résorcine. Je prescris fréquemment :

> ℞ Résorcine........................... 4 grammes.
> Sous-nitrate de bismuth............... 20 —
> Eau distillée .... 200 —

S. Une cuillerée à bouche dans un verre d'eau, trois fois par jour, une demi-heure avant les repas.

Dans les cas graves (vomissements fréquents, douleurs vives, sensation de brûlure intense) on doit faire garder le lit aux malades pendant trois semaines environ et les nourrir pendant cinq jours exclusivement par le rectum (outre les lavements nutritifs, les injections rectales d'eau, recommandées par Unverricht, qui sont fort utiles quand les malades ont soif et que la quantité d'urine est diminuée) ; puis, peu à peu et graduellement on prescrit le régime lacté comme dans l'ulcère de l'estomac, mais avec plus de circonspection et de prudence.

Ainsi, par exemple, le sixième jour je donne seulement deux cuillerées à bouche de lait toutes les heures ; le septième jour ; trois cuillerées ; le huitième jour quatre cuillerées, etc., jusqu'à arriver à 100 centimètres cubes toutes les heures ; alors, je donne 200 centimètres cubes toutes les deux heures et j'augmente jusqu'à 300 centimètres cubes tous les deux jours ; le matin, à jeun, je lave l'estomac pour savoir s'il est vide.

De cette façon on peut souvent faire adapter l'estomac d'abord à un régime léger et, plus tard, à un autre plus substantiel. Les malades engraissent graduellement et ont une bonne apparence. Cependant, on ne peut pas les considérer comme entièrement guéris, car il faut s'attendre constamment à une rechute de la vieille affection.

D'ailleurs, dans les cas où il n'est pas possible de faire disparaître l'ischochymie par des moyens palliatifs, on peut rendre aux malades leur état plus supportable par des lavages réguliers de l'estomac et l'observation d'un régime léger et plutôt liquide. Ces malades, cependant, sont menacés de bien des dangers et ne peuvent jouir que bien peu des avantages de la vie, et pour cette raison le médecin doit insister auprès d'eux pour pratiquer l'opération, seul parti à prendre.

Dans la sténose bénigne du pylore on peut recommander chaudement le massage de la région gastrique (dix minutes, deux fois par jour). On peut aussi essayer avec quelque avantage l'administration des alcalins quand il y a de l'hyper-acidité, et l'application du courant galvanique quand il y a des douleurs vives.

Contre la sténose cancéreuse du pylore il n'y a guère de traitement. Les médicaments les plus efficaces et sur lesquels on peut le mieux compter sont le condurango contre l'anorexie, et l'hydrate de chloral (une cuillerée à bouche toutes les deux ou trois heures, d'une solution à 3 p. 100) contre les douleurs, comme l'a recommandé Ewald.

Dans l'ischochymie, due à l'atonie des muscles de l'estomac, le traitement doit consister en lavages, faradisation directe de l'organe et des repas fréquents, mais légers.

COMPLICATIONS.

Tétanie. — Les spasmes toniques et cloniques des fléchisseurs des bras, des muscles du mollet et des muscles de l'abdomen, comme complication de la « dilatation de l'estomac » (ischochymie), ont été signalés pour la première fois par E. Neumann (1) et, peu de temps après, par Kussmaul (2). Souvent, les contractions affectent aussi les muscles de la face, des maxillaires et du cou. Les yeux sont tournés en haut et quelquefois il y a de l'emprosthotonos qui dure peu. Les crampes sont douloureuses ; la conscience reste nette, ou elle se perd complètement ou en partie. Chez un malade de Kaussmaul, dont l'observation a été publiée par Gassner (3), les attaques avaient un caractère franchement épileptiforme. Plusieurs cas de cette complication, qui ont été décrits presque tous sous le nom de tétanie, ont été publiés par Leven (4), Dujardin-Beaumetz (5), Hanot, Müller (6), Gerhardt (7), Renvers (8), Bouveret et Devic (9), Ewald (10). Albu (11) ; Boas (12) et Fleiner (13). La vraie tétanie se caractérise par l'appa-

(1) NEUMANN, *Deutsche Klinik*, 1861.
(2) KUSSMAUL, *Deutsch. Arch. f. klin. med.*, 1869, Bd. VI.
(3) GASSNER, *Inaug. Dissert.*, Strasbourg, 1878.
(4) LEVEN, *Gaz. méd. de Paris*, 1881, p. 646.
(5) DUJARDIN-BEAUMETZ, *l'Union médic.*, 1884, n°s 15 et 18.
(6) MÜLLER, *Charité Annalen*, Bd. XIII, 1886.
(7) GERHARDT, *Berl. klin. Wochenschr.*, 1886, n° 36 ; et 1888, n° 4.
(8) RENVERS, *Gesellschaft der Charité Aerzte*, 1887.
(9) BOUVERET et DEVIC, *Rev. de médecine*, 1892, p. 48.
(10) EWALD, *Berl. klin. Wochenschr.*, 1894, n° 2.
(11) ALBU, *Berl. klin. Wochenschr.*, 1894, n° 2,
(12) BOAS, *loc. cit.*, 107.
(13) FLEINER, *Arch. f. Verdauungskrank*, Bd. I, Heft 3.

.rition soudaine de contractions toniques, la plupart du temps bilatérales, des muscles, commençant par les doigts des mains et des pieds et allant des extrémités au centre. Les muscles fléchisseurs sont ceux qui sont principalement affectés, et la main prend généralement une forme qui a été caractérisée par Trousseau sous le nom de main obstétricale. Ce n'est que rarement que les extenseurs sont aussi affectés. Généralement, les genoux sont pliés et les doigts des pieds tournés en bas, tandis que le talon est tourné en haut et un peu en dehors (pied équin). Les muscles du fémur et de la cuisse ne sont que rarement atteints. La durée des attaques peut varier de cinq minutes à plusieurs heures. Les symptômes suivants, qui persistent quelque temps après les attaques, sont caractéristiques de la tétanie :

1° La compression du nerf principal ou des vaisseaux sanguins de la partie affectée pendant une ou deux minutes produit une attaque (Trousseau) ; 2° l'irritabilité électrique des nerfs et des muscles est très augmentée (Erb) ; 3° l'irritabilité mécanique de beaucoup de nerfs des extrémités, et spécialement du facial, est augmentée. En tapant avec le bout du doigt sur la région du nerf facial on produit des contractions rapides des muscles correspondants. Le passage de la main sur la figure de haut en bas en massant produit des contractions des muscles sous-jacents (Chvostek).

Le *pronostic* de la tétanie est assez mauvais. Dans les cas cités par Bouveret et Devic il y a une mortalité de 70 p. 100.

Il semblerait que cette complication soit assez rare, car le nombre de cas mentionnés dans la littérature médicale dépasse à peine 30. On trouve beaucoup plus souvent des convulsions ressemblant à la tétanie et des attaques épileptiformes avec perte de connaissance. Selon mon expérience, cette dernière complication arrive, non seulement dans les cas d'ischochymie chronique, mais aussi dans d'autres affections de l'estomac.

J'en ai observé un cas chez un homme de vingt-huit ans, qui souffrait depuis des années d'un catarrhe chronique de l'estomac. Au mois d'août 1895, pendant les grandes chaleurs, il fut obligé de boire beaucoup d'eau glacée. Depuis, il commença à souffrir d'attaques de tétanie alternant avec des convulsions épileptiformes et perte de connaissance. Pendant l'attaque de tétanie, le malade restait parfaitement conscient ; ses jambes et ses bras se contractaient contre sa volonté, restaient dans cet état pendant dix minutes environ, et le malade était incapable de changer la position que prenaient les membres affectés.

Les attaques épileptiformes commençaient par une douleur prémonitoire à la région gastrique et par une agitation de courte durée. Puis, le malade perdait tout à fait connaissance et les convulsions de tous les muscles du corps s'ensuivaient. Il restait dans cet état pendant vingt à quarante minutes ; souvent il se mordait la langue, et après le réveil il n'avait, d'habitude, aucune idée de ce qui lui était arrivé. Ces attaques de tétanie ou de convulsions épilep-tiformes se reproduisaient une ou deux fois par semaine, et laissaient le malade complètement épuisé pendant un ou deux jours. Il se plaignait aussi d'un goût très désagréable dans la bouche pendant l'intervalle des attaques. En examinant l'estomac, le matin, à jeun, je l'ai trouvé complètement vide. Une heure après le déjeuner d'épreuve il y avait de l'acide chlorhydrique libre, mais le degré d'acidité était un peu diminué. Sous l'influence des lavages et d'un traitement tonique général, l'état du malade s'améliora : les attaques diminuèrent d'intensité et ne se produisirent qu'à des intervalles beaucoup plus éloignés; ainsi, ce malade n'avait pas d'attaque pendant six semaines. Les attaques avaient lieu quelquefois sans cause apparente ; cependant, on pouvait aussi les attribuer à quelque gros écart de régime: ainsi, par exemple, le malade mangea une fois un grand morceau de hareng salé avec du pain et du fromage, à minuit, avant de se coucher; il se réveilla à deux heures et appela son frère, qui dormait dans la chambre à côté, pour lui parler de son agitation, de sa douleur à l'estomac, et, quelques minutes plus. tard, il eut une attaque convulsive sérieuse, qui dura une demi-heure, pendant laquelle il se mordit la langue.

J'ai observé un cas semblable d'attaques épileptiformes chez un malade, qui n'avait pas non plus d'ischochymie, mais de l'hyperchlorydrie et des érosions de l'estomac. Dans ce cas, cependant, les attaques avaient lieu généralement après une surcharge accidentelle de cet organe, à laquelle les boissons alcooliques prenaient, apparemment, une grande part. Un troisième cas est celui d'une dame, âgée de quarante ans, qui souffrait d'ischochymie chronique due à une sténose bénigne du pylore, et chez laquelle j'ai observé aussi des attaques épileptiformes.

Le pronostic de ces attaques épileptiformes semble

beaucoup plus favorable que celui de la vraie tétanie, car aucun des trois cas mentionnés ne s'est terminé fatalement.

En ce qui concerne l'étiologie de la tétanie ou des attaques épileptiformes qui accompagnent les troubles gastriques graves, on a émis trois théories :

1° Kussmaul explique les symptômes de tétanie et des états similaires par la perte des liquides que subit l'organisme, car ces symptômes apparaissent le plus souvent chez des malades qui ont eu des vomissements pendant longtemps et ont ainsi perdu une grande quantité de liquide, dont la conséquence est l'épaississement du sang, la sécheresse extrême des nerfs et des autres tissus. La soif, dont souffrent ces malades, et la grande diminution de l'excrétion urinaire parlent en faveur de cette théorie, qui a trouvé dernièrement un chaud défenseur en Fleiner : « Dans la plupart de ces cas de sténose du pylore, dit-il, outre le peu de liquide qui peut passer de l'estomac dans l'intestin grêle, il y a souvent une hypersécrétion qui déverse une abondante quantité de suc gastrique dans la cavité stomacale. Cette dernière circonstance augmente le grand défaut d'eau dans l'organisme. »

2° La seconde théorie, émise par Germain Sée (1), explique les convulsions toniques et cliniques comme étant une action réflexe des nerf de l'estomac. Friedrich Müller partage aussi cette vue pour les deux raisons suivantes : 1° la tétanie apparaît quelquefois quand il n'y a pas perte considérable de liquide, comme, par exemple, dans les cas de vers intestinaux ; 2° il a

____

(1) GERMAIN SÉE, *Bull. de l'Acad. de méd.*, 1888.

pu produire une attaque semblable de tétanie chez
un de ces malades en le frappant à l'épigastre.

3° La troisième théorie explique la tétanie et les
états similaires comme des auto-intoxications. Dans
les cas d'ischochymie il se fait un travail de fermentation et de décomposition qui donne lieu à la production
d'éléments toxiques, capables de causer les symptômes
décrits plus haut. Gerhardt, Baginski (1), Paliard (2),
Loeb (3). Bouveret et Devic, Ewald, Heim (4), Albu,
Schlesinger (5) et Kulneff (6) croient fermement à cette
théorie d'auto-intoxication. Bouveret et Devic, ainsi
que Kulneff, ont pu obtenir du contenu de l'estomac
de malades d'ischochymie chronique, à l'aide de la
méthode de Brieger (extraction par l'alcool et précipitation par le chlorure de mercure), des produits
toxiques du groupe diamine. Ewald, Jacobson et,
plus tard, Albu ont obtenu, de l'urine d'un malade
affecté de tétanie, une substance ayant les qualités d'un
alcaloïde (la picrine). Cette substance apparaît généralement dans l'urine pendant les attaques de tétanie
seulement et non dans les intervalles. Bouveret et
Devic croient que les produits toxiques se forment
beaucoup plus vite dans les cas d'hyperchlorydrie,
quand les malades ont abusé de boissons alcooliques.
Quoique la théorie de l'auto-intoxication semble la
plus plausible, il reste encore à en confirmer la véri-
fication.

(1) BAGINSKI, *Arch. f. Kinderheilk.*, Bd. VII, 1886.
(2) PALIARD, *Rev. de médec.*, 1888, p. 406.
(3) LOEB, *Deutsch. Arch. f. klin. med.*, Bd. XLVI, p. 98.
(4) HEIM, *Inaug. Diss.*, Bonn, 1893.
(5) SCHLESINGER, *Berl. klin. Wochenschr.*, 1894, n° 9.
(6) KULNEFF, *Berl. klin. Wochenschr.*, 1891, n° 44.

CHAPITRE XII

ANOMALIES CONCERNANT LA DIMENSION, LA FORME ET LA POSITION DE L'ESTOMAC.

Dimensions anormales de l'estomac.

A l'état normal, la dimension ou la capacité de l'estomac varie dans des limites assez étendues, et à l'état pathologique cette variation est encore plus marquée. Les chiffres suivants, représentant la capacité de l'estomac, ont été obtenus par Ziemssen (1), qui a fait un grand nombre d'autopsies pour examiner l'estomac de sujets d'à peu près la même stature qui, pendant la vie, n'avaient jamais manifesté de troubles digestifs. L'estomac le plus grand contenait 1 680 centimètres cubes (ou 56 onces), le plus petit 250 centimètres cubes (8 onces) ; les autres étaient compris entre ces deux limites. Il y a quelques années on considérait un estomac d'une très grande capacité comme étant affecté, mais Ewald signala, le premier, que cet organe peut parfaitement faire son travail d'une manière satisfaisante, quelle que soit sa capacité. Il suggéra donc le mot de *mégastrie* pour désigner un grand estomac congénital ou acquis avec fonctions normales. Un estomac très grand, causant des troubles digestifs manifestes, est généralement désigné sous le nom d'*estomac*

(1) Ziemssen, cité par C.-A. Ewald : Diseases of the Stomach, p. 110.

dilaté (dilatation de l'estomac, gastrectasie). C'est dans les cas d'obstruction du pylore que l'on trouve la plus grande dilatation d'estomac. Le rétrécissement de l'estomac (*angustatio ventriculi*) dénote un estomac extrêmement petit. Dans les cas très prononcés de cette affection l'estomac peut avoir à peine la capacité d'un œuf, et être même plus étroit que le duodénum (Haller) (1). On trouve généralement le rétrécissement de l'estomac dans la plupart des cas de sténose de l'œsophage ou du cardia (principalement cancéreuse); quelquefois, cependant, on le trouve seul dans la cirrhose de l'estomac.

Formes anormales de l'estomac.

La forme de l'estomac est quelquefois altérée à cause des changements apportés par les cicatrices, à la suite d'ulcères étendus. La *forme en sablier* est une des formes qui donnent lieu à des troubles graves, et que l'on peut fréquemment reconnaître pendant la vie. L'inflation avec le gaz acide carbonique fait voir la forme en sablier de l'organe ; un lavage, six ou sept heures après un repas, ne suffit pas quelquefois pour enlever tout le contenu de l'estomac. Quand l'eau du lavage revient claire, pendant un certain temps il peut y avoir tout à coup un mélange de chyme.

Positions anormales de l'estomac.

Les positions anormales de l'estomac peuvent être congénitales ou acquises. Parmi les anomalies congénitales, nous mentionnerons la *transposition de l'estomac* dans la cavité thoracique, ce qui n'arrive que si le

(1) HALLER, *Élém. physiol.*, lib. XIX, sect. 1, § 3.

diaphragme fait défaut, en partie ou complètement. On trouve l'estomac situé à droite de l'abdomen (la portion pylorique à gauche) dans les cas de transposition générale des viscères. Ces deux anomalies sont extrêmement rares. Parmi les anomalies acquises on trouve quelquefois la *position verticale* de l'estomac. Le pylore est alors situé beaucoup plus bas et plus loin, à gauche, qu'à l'état normal. C'est surtout chez les femmes que l'on rencontre cette position, et on peut la reconnaître aisément par le gastrodiaphane ou l'inflation de l'estomac qui font dessiner sa configuration longue mais étroite, le diamètre horizontal ne s'étendant pas à droite de la ligne blanche.

Le *prolapsus de l'estomac* (*descensus ventriculi*) ou *gastroptose* (position basse de l'estomac) est la plus fréquente des anomalies ; il se produit généralement en même temps que la ptosis de plusieurs autres organes intestinaux, et sa description trouve mieux sa place à l'article « entéroptose, ou maladie de Glénard ».

ENTÉROPTOSE, OU MALADIE DE GLÉNARD.

Définition. — Prolapsus de l'estomac, du rein droit et d'autres organes de la cavité abdominale, accompagné de troubles digestifs.

Remarques générales. — Le prolapsus de l'estomac, ainsi que d'autres organes abdominaux, a été décrit il y a bien des années par Virchow, Leube, Landau et d'autres auteurs ; mais c'est à Glénard (1) que doit revenir le mérite d'avoir, le premier, fait ressortir

(1) F. Glénard, *Lyon Méd.*, 1885, p. 450.

l'importance de cet état, d'en avoir reconnu la signification clinique et d'en avoir fait une affection distincte.

Le médecin français fut conduit à la découverte de la maladie, qui porte son nom, par ce fait que les voies digestives en entier, dont l'étendue, de la bouche à l'anus, est dix ou quinze fois plus longue qu'une ligne droite joignant ces deux extrémités, sont arrangées de façon à former différents baldaquins suspendus par six anses (1), au moyen de ligaments à la paroi postérieure de l'abdomen.

La direction en zigzag des anses peut faire que les courbures soient trop prononcées, quelquefois à un angle si aigu qu'elles obstruent le passage des ingesta ou des sécrétions aux six points principaux d'attache. Ceci peut arriver aux anses gastro-duodénale, duodéno-jéjunale ou transverse (2), sigmoïdo-rectale.

Les ligaments ne sont pas tous d'une force égale et les points d'attache de plusieurs d'entre eux sont notamment faibles. Ceci est vrai pour les ligaments gastro-duodénal et colon transverse. Ainsi, au point de vue théorique, il semble qu'il y ait possibilité pour les ligaments faibles de céder dans des circonstances favorables, et il peut en résulter le prolapsus de cette partie de l'intestin. Ceci, naturellement, augmente la traction exercée sur le point d'attache suivant, et peut obstruer le passage du contenu de l'intestin, ou, en d'autres

(1) 1, anse gastrique; 2, anse duodénale; 3, anse iléo-colique; 4, anse colique transverse; 4a, costo-sous-pylorique; 5, anse sous-pyloro-costale; 6, anse colo-sigmoïdale.

(2) Colique sous-costale droite, colique sous-costale gauche, sous-pylorique du transverse.

termes, causer une entérosténose partielle. Sur 40 autopsies Glénard a trouvé plusieurs fois le colon transverse prolabé et sténosé. Il reconnut que ces changements dans la position anatomique doivent causer des troubles qu'il faut considérer comme provenant de cet état. En examinant tous ses malades souffrant de troubles digestifs, il trouva que par un examen attentif de l'abdomen on pouvait découvrir chez beaucoup de soi-disant « dyspeptiques nerveux » quelque position anormale des intestins. Il décrivit les symptômes objectifs suivants comme caractéristiques de cette affection :

1. Clapotement épigastrique.

2. Battement aortique.

3. Corde colique transverse.

4. Fréquemment, rein flottant dans l'hypochondre droit.

Par l'expression « corde colique transverse », Glénard désigne la résistance que l'on trouve au-dessus de l'aorte, à 3 ou 5 centimètres au-dessus de l'ombilic, et s'étendant à 6 ou 10 centimètres de chaque côté de la ligne blanche. On a ainsi l'impression d'un ruban de 1 centimètre de large, et Glénard supposait que c'était le colon transverse déplacé, car une pression exercée sur la fosse iliaque droite, au commencement du colon ascendant, produisait des bruits de gargouillement dans la « corde transverse ». Il en conclut que tous les symptômes éprouvés par ces malades étaient causés par la position anormale de l'intestin. Il appela cet état « entéroptose ».

Étiologie. — Il est généralement admis que le corset joue un rôle prédominant dans la cause du prolapsus des organes abdominaux ; on croit aussi que l'accou-

chement est un des grands facteurs de ce désordre.
Mais, outre ces deux facteurs, qui ne se rapportent
qu'au sexe féminin, il y en a d'autres qui prédisposent
aussi à l'entéroptose et se rapportent aux deux sexes,
par exemple, les maladies aiguës graves et les maladies
de longue durée, accompagnées d'amaigrissement considérable.

L'entéroptose est assez fréquente, surtout chez les
femmes. Pour donner une idée de ce fait je prends, au
hasard, dans mes livres, le nombre des malades traités
pendant les mois de janvier et d'avril 1896. Au mois de
janvier, j'ai vu 57 malades, hommes, souffrant de
troubles gastriques ; 4 d'entre eux avaient de l'entéroptose bien distincte et le rein droit flottant (troisième
et quatrième degré) ; le nombre de femmes avec les
mêmes désordres était de 33, et 13 avaient de l'entéroptose distincte avec le rein droit flottant. Au mois
d'avril, les chiffres sont analogues : malades, hommes,
84, entéroptose avec rein flottant 5 ; nombre de femmes
59, entéroptose avec rein flottant 19. Le total des deux
mois est : hommes 141, entéroptose avec rein flottant
9 ; femmes 92, entéroptose avec rein flottant 32. Nous
trouvons que le pourcentage de l'entéroptose est de 6,2
pour les hommes malades de troubles digestifs, tandis
que chez les femmes souffrant des mêmes troubles le
pourcentage est de 34,8. La grande fréquence de l'entéroptose, qui a été notée par Glénard, est pleinement
confirmée par les chiffres ci-dessus.

Glénard va, cependant, trop loin quand il attribue
tous les troubles digestifs à cette position défectueuse
des viscères abdominaux ; et l'entéroptose n'est pas
non plus la seule cause de tous les symptômes mor-

bides. Selon mon expérience, l'entéroptose prononcée peut exister sans la moindre manifestation de phénomènes morbides. Il est aussi évident que tous les genres d'affections de l'estomac se produisent aussi bien dans l'entéroptose que dans d'autres affections ; car l'entéroptose ne produit pas l'immunité contre les maladies des voies digestives. De sorte que, pour faire le diagnostic de l'entéroptose, il semble qu'il faut des éclaircissements supplémentaires et élucider quelques autres facteurs, outre la position des viscères abdominaux. Je suis, cependant, d'accord avec Glénard sur ce fait que, dans beaucoup de cas, l'entéroptose comme telle, peut donner lieu à des symptômes, et que ces symptômes peuvent s'améliorer sous l'influence du traitement qu'il a décrit, et dont nous parlerons plus tard.

Symptomatologie. — Le premier degré de la maladie consiste en un prolapsus des intestins, particulièrement de la partie droite du colon transverse, dû à un relâchement du ligament faible colico-hépatique. Le colon ascendant et le colon transverse descendent par suite du relâchement de leurs ligaments de suspension, et alors le colon transverse, au lieu d'être directement en travers de la cavité abdominale, a une direction oblique de bas en haut. A gauche, le colon transverse est maintenu en place par le ligament fort gastro-colique. L'angle aigu produit à ce point par le prolapsus de l'autre bout du colon transverse cause une occlusion partielle du calibre de l'intestin (entérosténose). Le colon transverse alors demeure contracté et vide, et donne l'impression décrite sous le nom de « corde transverse ». En même temps que la descente du colon transverse il se produit un relâchement des ligaments (mésentéries) de l'intestin grêle, ce qui entraîne l'estomac et fait prendre au foie et au rein, par suite du relâchement du ligament gastro-colique, une position plus basse qu'à l'état normal (*hépatoptose* et *néphroptose*). Il peut y avoir ainsi un prolapsus de tous les intestins — *Splanchnoptose*. L'entéroptose cause l'entérosténose et augmente la densité des intestins parce que ceux-ci ne contiennent pas de gaz et que la tension abdominale est ainsi diminuée. Il se produit un cercle vicieux qui devient pire si on n'y intervient pas.

Les *symptômes subjectifs* de la maladie sont : de la faiblesse et une sensation constante de lassitude ; digestion difficile des graisses, des aliments farineux, des acides, du vin pur, du lait pur, avec augmentation des troubles digestifs trois heures environ après les repas ; insomnie ; constipation habituelle ou irrégularité des selles.

Les *symptômes objectifs* sont : diminution de la tension de l'abdomen ; prolapsus des organes abdominaux (entéroptose, gastroptose, souvent rein flottant, foie mobile) ; entérosténose.

Glénard distingue trois périodes différentes de la maladie : (1) Atonie gastrique par entéroptose ; (2) mésogastrique, gastroptose, (3) neurasthénique, entérosténose — et les décrit comme suit :

Pendant la première période de la maladie (atonie gastrique par entéroptose) le malade mange de tout, mais éprouve une somnolence légère ou une sensation de brûlure après les repas ; à deux heures du matin environ le sommeil est interrompu pendant quelques minutes. Généralement, le matin, il y a une selle un peu diarrhéique et perte graduelle des forces.

Dans la seconde période (mésogastrique, gastroptose) le malade évite les graisses, les aliments farineux, les acides, le lait, le vin ; se plaint d'une sensation de tiraillement, de fausse faim et de vide trois heures environ après les repas. A deux heures du matin à peu près il reste éveillé deux ou trois heures ; souffre de constipation, interrompue de temps à autre par des selles diarrhéiques ; il se sent toujours fatigué, surtout en se levant et vers trois heures de l'après-midi.

Dans la troisième période (neurasthénique, entérosténose) le malade a perdu 30 ou 40 livres et n'est pas suffisamment nourri ; il a vécu de lait, de purées, de bouillon — des repas les plus invraisemblables ; se plaint d'une sensation de poids ou de crampes d'estomac, et souffre presque constamment. Il ne dort pas ; la constipation est très opiniâtre ; les lavements quotidiens ne suffisent pas à évacuer des scybales grasses entourées de temps à autre de mucus ou de pseudo-membranes. Il se plaint constamment d'une grande faiblesse, de sorte qu'il quitte rarement sa chambre et demeure étendu la plupart du temps sur une chaise longue. Il présente les symptômes nerveux les plus variés : cérébraux, spinaux, sympathiques, physiques, psychiques.

Diagnostic. — Comme l'a très bien dit Ewald (1), le meilleur moyen de reconnaître l'entéroptose est de faire la démonstration de l'existence de la gastroptose. Ceci peut quelquefois être élucidé par le bruit de clapotage que l'on peut produire dans ce cas à gauche de l'abdomen, sur une surface s'étendant du nombril ou un

____

(1) C. A. EWALD, *Berliner klin. Wochenschr.*, 1890, n⁰ˢ 12 et 13.

peu au-dessus jusqu'à la symphyse. L'inflation avec de l'air est un autre moyen pour déterminer la position de l'estomac. Quand l'estomac est gonflé la petite courbure, dans les cas de gastroptose, est visible à mi-chemin entre l'apophyse ensiforme et l'ombilic ou juste dans le voisinage de l'ombilic. C'est la méthode dont se sert Ewald dans ce cas. J'ai (1) recommandé la gastrodiaphanie comme un moyen sûr de reconnaître la gastroptose, et, après des observations réitérées dans cette branche, je dois dire que l'aspect que présente l'estomac au gastrodiaphane dans cette affection est très frappant : on le voit comme une zone rouge, entre la symphyse et l'ombilic.

Le rein flottant est un autre symptôme essentiel de l'entéroptose. Il est assez facile de reconnaître un rein flottant. Il faut seulement palper avec les deux mains : on en met une derrière le malade sur la région lombaire et on tient l'autre à plat, au-dessous du rebord des fausses côtes pour couvrir l'angle inférieur et extérieur de l'abdomen. On fait faire au malade une inspiration profonde, et si le rein est flottant on le sent glisser entre les deux mains : une pression légère de la main sur la région lombaire facilite la reconnaissance du rein flottant.

Tandis qu'Israël est d'avis que, par cette méthode d'examen, on peut sentir le rein en partie à l'inspiration profonde même à l'état normal, Glénard considère comme anormaux tous les cas dans lesquels on peut percevoir le rein à la palpation. Cet auteur distingue quatre degrés de rein flottant :

(1) MAX EINHORN, On Gastrodiaphany (*New York medical journal*, 8 décembre 1892). Glénard's disease (*The Post Graduate*, 1893, n° 2).

Premier degré de la néphroptose. — On peut palper la partie inférieure du rein pendant l'inspiration profonde ; pendant l'expiration le rein revient à sa place et il est impossible de le retenir.

Second degré. — On peut palper la plus grande partie du rein, et on peut le retenir aussi, mais on ne peut pas sentir le bord supérieur.

Troisième degré. — On peut atteindre le bord supérieur du rein à l'inspiration profonde.

Quatrième degré. — On peut palper le rein en entier, même pendant l'expiration (rein mobile ou flottant des vieux auteurs).

Traitement. — Comme toute la série des symptômes est causée et expliquée par : 1° l'entéroptose ; 2° l'entérosténose ; et 3° par la nutrition insuffisante, les indications fondamentales pour le succès du traitement sont données par Glénard comme suit :

1. Il faut soulever les intestins et les maintenir dans leur position.

2. Il faut augmenter la tension abdominale.

3. Il faut régulariser les selles.

4. Il faut stimuler les sécrétions des voies digestives et des glandes annexes.

5. Il faut régler l'alimentation et favoriser la digestion.

6. Il faut stimuler l'organisme.

Les deux premières indications sont remplies par le port d'un bandage couvrant l'abdomen de la symphyse à l'ombilic et exerçant une pression sur l'hypogastre de bas en haut. Ce bandage soulève les intestins et augmente la tension de l'abdomen.

Pour régulariser les selles, Glénard donne à ses

malades, un quart d'heure avant le déjeuner, 4 grammes de sulfate de soude et 3 grammes de sulfate de magnésie dans un demi-verre d'eau, ou un demi-verre d'eau d'Hunyadi Janos, ou un quart de verre d'eau de Rubinat, ou une cuillerée à café de sels de Carlsbad ou des pilules contenant 5 centigrammes d'aloès ou 5 centigrammes d'extrait de rhubarbe. La quatrième indication est remplie par le massage, l'électricité et le lavage de l'estomac ; et la sixième, par les exercices gymnastiques.

Pour l'alimentation Glénard donne le régime suivant :

Pendant le premier degré de la maladie. — Viande bouillie, gibier rôti, jeunes pigeons non faisandés, cervelles ; légumes farineux (lentilles, pommes de terre), riz, carottes ; raisins, fruits très murs ; œufs sur le plat, huîtres, foie (gras) ; fromages de Gerx et de Gruyère : vin rouge dilué avec de l'eau ; des sauces, jus, graisses ; fritures, pâtés italiens, salades ; vin rouge pur, crèmes, lait bouilli pur, lait frais.

Second degré de la maladie. — Viande rôtie (bœuf, mouton, veau, poulet), jambon maigre ; poisson (sole, truite), œufs brouillés ; légumes frais, bien cuits à l'anglaise ; fromages (Brie, Camembert) ; pommes cuites au four, confitures, compotes ; chocolat, bière, cidre (?), vin blanc (?).

Troisième degré de la maladie. — Viande crue (bœuf, mouton) ; œufs crus, pain rassis, café au lait (un tiers de lait, deux tiers de café) ; café, thé, eau, eau avec du cognac, champagne ; viande grillée (bœuf rôti, mouton, côtelettes d'agneau, filet de bœuf) ; œufs, bouillon, confitures.

Je suis d'accord avec Glénard en ce qui concerne le bandage qui doit supporter et soulever les intestins, mais le traitement médical et le régime doivent dépendre du résultat de l'analyse chimique du contenu de l'estomac ; car, selon mon expérience, l'état chimique de l'estomac dans les cas d' « entéroptose » n'est pas toujours le même. Quand il y a de l'hyperacidité — ce qui est le cas chez le plus grand nombre de malades de ce genre — les règles données par Glénard sont excellentes, mais quand il y a insuffisance ou absence de HCl, il faut modifier le traitement selon les circonstances.

CHAPITRE XIII

AFFECTIONS NERVEUSES DE L'ESTOMAC.

Remarques générales.

On considère comme névroses de l'estomac les *déviations* de l'état normal de la digestion gastrique qui ne sont pas accompagnées de changements anatomo-pathologiques. Nous sommes accoutumés à attribuer les différentes fonctions de l'estomac à l'action de nerfs spéciaux. Quoique les expériences physiologiques ne nous aient pas encore aidés à découvrir les nerfs spéciaux gouvernant la sécrétion, la motilité ou la sensibilité de l'organe, cependant beaucoup de faits cliniques parlent en faveur d'une pareille assertion. On désigne aussi quelquefois les névroses de l'estomac sous le nom de « troubles fonctionnels ». Les différentes névroses peuvent se manifester soit seules, soit accompagnées l'une de l'autre. Généralement, ces névroses se rencontrent le plus souvent chez la femme, et surtout entre dix-sept et quarante ans ; chez l'homme aussi, la période moyenne de la vie est la période de prédilection pour la manifestation de ces troubles nerveux. Comme causes prédisposantes de ces névroses, il faut admettre les suivantes : le travail mental excessif, les chagrins, les émotions vives, les excès vénériens. Il n'est pas toujours facile de reconnaître la névrose. Le point important principal est l'exclusion des lésions organiques de l'organe. Les symptômes suivants, qui se reproduisent souvent dans les névroses gastriques, ont été spécialement bien décrits par Boas (1), et faciliteront la reconnaissance de l'élément nerveux dans les affections en question.

1. Tout le système nerveux est plus ou moins dérangé de son état normal. Il peut y avoir de la céphalalgie, de l'insomnie, un état de dépression, ou, au contraire, de l'agitation, de la sensibilité augmentée. Objectivement, il peut y avoir une augmentation ou une diminution des réflexes de la peau et des tendons, de l'hyperesthésie à un endroit, de la paresthésie ou de l'anesthésie à un autre. Fréquemment, il existe de la polyurie constante ou intermittente. L'état général du malade peut être bon, ou il peut y avoir divers degrés d'émaciation.

2. Le système digestif se caractérise par une « fonction gastrique intestinale labile ». Les symptômes subjectifs ne sont pas toujours nécessairement en rapport avec l'acte de la digestion. Les troubles digestifs sont, généralement, indépendants de la qualité et de la quantité des aliments pris. Les écarts de régime ne sont pas, généralement, suivis d'une aggravation des symptômes ; tandis que la nature des aliments n'a aucune influence sur la gravité des symptômes, il y a quelquefois d'autres facteurs, comme le climat et l'entourage, qui jouent un rôle important dans l'amélioration ou l'aggravation de l'état du malade. Il se produit souvent des changements objectifs dans l'état de la sécrétion gastrique et aussi bien dans la fonction mo-

(1) Boas, Specielle Diagnostik und Therapie der Magenkrankheiten, 2te Auflage, p. 204.

trice de l'estomac que dans celle des intestins. Ainsi, l'anacidité complète peut alterner pendant un certain temps avec la sécrétion normale. L'état de la fonction motrice de l'estomac change fréquemment ; celui des intestins varie aussi ; ainsi, la constipation alterne fréquemment avec la diarrhée, ou, quand les selles sont régulières, une diarrhée aiguë peut tout à coup se produire.

D'après Rosenthal (1), la meilleure division des névroses de l'estomac est la suivante : 1° névroses sensorielles ; 2° névroses motrices ; et 3° névroses sécrétoires.

Névroses sensorielles de l'estomac.

Pour la clarté du sujet, le mieux est de diviser les névroses sensorielles de l'estomac en deux groupes principaux : (a) celles qui comprennent les sensations anormales d'un caractère plus ou moins général : (b) sensations spéciales provenant de l'estomac lui-même.

(a) *Sensations anormales d'un caractère général.*

Le besoin de manger se manifeste par la sensation de la faim, celui de boire par celle de la soif. Les centres nerveux de ces sensations semblent être situés dans la moelle allongée (R. Ewald (2) et Rosenthal). L'estomac est l'organe dans lequel on introduit toutes les substances qui satisfont la faim et la soif. L'acte de satisfaire la sensation de faim avec goût s'appelle « appétit ». Normalement, il y a chez l'homme une légère

(1) M. ROSENTHAL, Magenneurosen und Magenkatarrh, Wien und Leipzig, 1886.
(2) R. EWALD, cité d'après C.-A. EWALD, *l. c.*, p. 380.

sensation de faim à l'heure habituelle des repas. L'homme mange avec goût les aliments qu'il prend jusqu'à la fin du repas, quand la sensation de satiété apparaît. On peut mieux caractériser cette dernière en disant que c'est le moment où la sensation de faim a disparu entièrement. Quand on dépasse ce moment, c'est-à-dire quand on continue à introduire des aliments dans l'organe, on éprouve une sensation de poids et de serrement à l'estomac. Ceci ne peut être considéré comme un état normal, et c'est la façon dont l'estomac répond à toute intervention dans son mode habituel de travail.

Le moment où la faim apparaît varie à l'état normal et dépend de l'heure à laquelle on est habitué à prendre ses repas. Pour cette raison il y a des personnes qui n'ont faim que deux fois par jour, parce qu'elles ont l'habitude de ne faire que deux repas par jour; d'autres personnes ont faim toutes les trois heures environ, parce qu'elles font cinq repas par jour, etc. Quoique l'ingestion des aliments puisse avoir quelquefois une influence sur l'heure à laquelle la faim se fait sentir — de sorte que, lorsqu'on a l'habitude de faire un repas léger à un certain moment de la journée et qu'on en a pris un beaucoup plus substantiel que d'habitude, on n'aura peut-être pas faim au prochain repas — cela a moins de conséquence que n'en a l'influence de l'heure à laquelle on prend ordinairement ses repas. Ainsi, on sait bien que si on a l'habitude de déjeuner à midi, la faim se fait sentir à midi, et si on ne la satisfait pas bientôt (dans une demi-heure ou une heure), très souvent elle disparaît pour revenir à l'heure du repas suivant.

A l'état pathologique, les sensations dont nous venons

de parler peuvent exister sous une forme exagérée, ou peuvent être beaucoup diminuées ou même absentes.

BOULIMIE.

La boulimie (βοῦς, bœuf, λιμός, faim), ou cynorexie (κύων, chien, ὄρεξις, appétit), ou hypérorexie dénote un état dans lequel la sensation de la faim est augmentée et apparaît avec plus de fréquence et d'intensité qu'à l'état normal. La boulimie peut exister seule comme affection primitive ou peut être associée à divers autres désordres, et on la considère alors comme une affection secondaire. C'est ainsi qu'elle peut compliquer l'ulcère de l'estomac, l'yperchlorhydrie, le cancer de l'estomac, les troubles intestinaux, le ver solitaire, la maladie de Graves, l'hystérie, la neurasthénie et les tumeurs cérébrales.

Symptomatologie. — La boulimie peut apparaître périodiquement et durer seulement peu de temps (quelques jours) ou exister d'une façon chronique et durer plusieurs mois ou même des années. La forme périodique se caractérise généralement par une intensité beaucoup plus grande que celle de la forme chronique.

On peut décrire une attaque de boulimie de la façon suivante : en pleine santé, le malade éprouve une sensation de faim intense, qui l'accable, avec le désir persistant de la satisfaire. Cette faim s'accompagne d'une sensation de rongement à l'estomac, d'une grande peur et d'anxiété, comme si quelque chose d'alarmant allait arriver. Si cette faim n'est pas satisfaite très vite, il peut s'en suivre des maux de tête intenses et des tremblements de tout le corps ou même des évanouissements. Le malade, souffrant d'un pareil état, met de côté toute convention et essayé de se procurer tous les aliments qu'il peut pour apaiser ce désir ardent de l'estomac. Généralement, une petite quantité d'aliments suffit à arrêter l'attaque, mais quelquefois il en faut une grande quantité. Ainsi, Peyer (1) cite le cas d'une femme qui eut tout à coup une telle attaque de boulimie, chez une voisine qu'elle était allée visiter, qu'elle ne put pas rentrer chez elle. En quarante-cinq minutes, elle dévora d'une façon gloutonne un litre et demi de lait, vingt-trois œufs et un litre de vin pur. Après ce repas, elle se calma, s'endormit et se réveilla parfaitement bien le lendemain.

La cause primitive de la boulimie semble être un trouble de l'appareil nerveux qui préside à la sensation de la faim. Ce trouble peut être central ou périphérique. Leo (2) trouva de l'hyper-motilité (action excessive) chez un malade atteint de boulimie ; mais quoique ce symptôme se rencontre dans quelques cas, ce n'est pas du tout un symptôme constant. Ainsi, Ewald (3) rapporte un cas de boulimie où la fonction motrice de l'estomac était parfaitement normale.

Traitement. — On doit toujours diriger le traitement contre la cause primitive de l'affection. Ainsi, on doit combattre l'helminthiase par l'extrait de fougère mâle ; l'hyperchlorhydrie doit être traitée par le carbonate de soude, le diabète par le régime de la viande, et ainsi de suite. Les cas de neurasthénie ou d'hystérie seront traités comme tels. Nous pouvons disposer des moyens suivants pour combattre la boulimie comme affection distincte :

<hr>

(1) A. PEYER, Beitrag zur Kenntniss der Neurosen des Magens und des Darms (*Correspondenzbl. Schweizer Aerzte*, 1888, n° 20).
(2) LEO, Verhandlungen des Vereins für innere Medicin, Berlin, 1889.
(3) C.-A. EWALD, *l. c.*, p. 379.

Des repas légers très fréquents (toutes les deux heures).

On doit donner les bromures à haute dose, deux fois par jour, par exemple le bromure de potassium ou de sodium à la dose de 1^{gr},50, ou le bromure de strontium, 12 grammes dans 60 centimètres cubes d'eau de menthe, une cuillerée à café deux fois par jour, ou

℞ Bromure d'ammonium............... ⎰
Bromure de sodium.. .... ⎱ āā 8 grammes.
Eau de menthe poivrée............... 60   —

S. Une cuillerée à café deux fois par jour.

Rosenthal (1) recommande la cocaïne à la dose de 3 ou 5 centigrammes, deux fois par jour.

On peut employer avec avantage l'opium et la codéine à la dose de 3 ou 4 centigrammes, trois fois par jour

L'arsenic rend aussi des services.

℞ Sol. arsen. de Fowler............... ⎰
Eau de menthe poivrée........... ⎱ āā 5 grammes.

S. Six gouttes trois fois par jour.

Le changement de climat, le séjour dans les montagnes ou au bord de la mer sont souvent très avantageux.

PAROREXIE (PERVERSION DE L'APPÉTIT).

L'appétit se manifeste quelquefois par un goût spécial et particulier pour certaines espèces d'aliments ; on a donné le nom de parorexie à cette affection. Il y a trois degrés de parorexie : 1. *Malacie* : un goût exagéré pour les aliments épicés, comme, par exemple, la moutarde,

____

(1) Rosenthal, *l. c.*

la salade, le vinaigre, les fruits verts, etc. 2. *Pica :* goût pour les substances qui ne sont pas en réalité des aliments, comme le charbon, les cendres, la craie, la terre, le sable, les insectes. 3. *Allotriophagie :* il y a alors comme un besoin de manger des substances qui sont absolument dégoûtantes et dangereuses, comme, par exemple, les matières fécales, les aiguilles, les épingles, etc.

La première forme (malacie) se rencontre dans beaucoup d'affections de l'estomac ou dans différents états névrotiques de l'organisme (neurasthénie), tandis que les deux autres formes se voient seulement dans l'hystérie grave et, plus fréquemment, chez les idiots et les aliénés.

POLYPHAGIE.

La polyphagie dénote un état dans lequel la sensation de faim ne peut être satisfaite que par une quantité excessive d'aliments. On rencontre la polyphagie dans les mêmes affections que la boulimie, et surtout dans les suivantes : le cancer du pancréas ou de la rate, les trajets fistuleux de la vésicule biliaire, le diabète et dans quelques tumeurs du cerveau. Mais on peut observer aussi la polyphagie comme affection primitive chez les personnes névrotiques. Comme la boulimie, la polyphagie peut se montrer sous formes d'attaques de courte durée ou exister comme affection chronique. La quantité d'aliments que peut dévorer un malade pendant une attaque de polyphagie est quelquefois énorme. Ainsi, Rosenthal cite le cas d'une femme, âgée de vingt-huit ans, qui dévora en entier dans un seul repas une grosse oie rôtie et un énorme morceau de

pain. Bouveret (1) mentionne le cas cité par Percy :
le malade, nommé Tarare, à l'âge de dix-sept ans,
pouvait manger cent livres de viande en vingt-quatre
heures.

AKORIE.

Par akorie on désigne l'absence de la sensation de
satiété (κορέννυμι, je suis rassasié). Le principal symptôme de cette affection est la perte de la sensation que
l'on éprouve à l'état normal, à la fin du repas, et qui vous
avertit qu'on a assez mangé. Le malade atteint d'akorie
ne sait jamais quand il doit s'arrêter de manger.
L'akorie accompagne souvent la polyphagie, mais pas
toujours. On la rencontre dans les mêmes affections
que la boulimie et la polyphagie ; les neurasthéniques
et les hystériques en forment la majorité des cas.

ANOREXIE NERVEUSE.

Sous le nom d'anorexie (ὄρεξις, appétit) on comprend
l'absence complète de la sensation de la faim avec perte
de l'appétit. Tandis qu'on rencontre l'anorexie aussi
bien dans tous les troubles organiques que fonctionnels
de l'estomac, l' « anorexie nerveuse » peut quelquefois
apparaître comme affection primitive sans être associée
à aucun autre état. La cause de l'anorexie primitive
peut être un état de dépression du siège de la
faim ou, selon Rosenthal, une espèce d'hyperesthésie
de la membrane muqueuse de l'estomac. Comme facteurs étiologiques, on trouve fréquemment une grande
dépression mentale, comme après la mort d'un membre

____

(1) L. Bouveret, *Traité des maladies de l'estomac.* Paris, 1893, p. 654.

de la famille, les chagrins, l'anxiété, la peur, etc.

Symptomatologie. — Au début, le malade se plaint de la perte de l'appétit et mange peu. Généralement, ce sont les viandes qu'il commence à éliminer de son menu. Plus tard, c'est le pain, le beurre ; enfin, il évite presque tous les aliments solides et il ne subsiste plus qu'avec un peu de lait et de soupe. Pendant un certain temps le malade conserve l'apparence de la santé et ne semble même pas maigrir. Puis, la petite quantité d'aliments qu'il prend est encore réduite. Les encouragements de la famille sont impuissants à faire prendre au malade plus d'aliments ; généralement, il refuse avec obstination. C'est Sollier (1) qui a insisté particulièrement sur ce symptôme et qui a suggéré pour le désigner le nom de *sitiéirgie* (σῖτος, aliment, et εἴργω, je refuse). A ce moment de l'affection les malades maigrissent considérablement et commencent à être émaciés, ont les extrémités froides, un pouls lent (50 à 60) et une température au-dessous de la normale (35° à 36° C.) ; ils deviennent faibles et anémiques, et bientôt ils peuvent à peine quitter leur lit. L'aspect du malade, à ce degré de la maladie, ressemble beaucoup à celui d'un phtisique. La face est pâle, les yeux enfoncés, la peau sèche, les extrémités légèrement cyanosées et l'abdomen rétracté. Si le malade continue à refuser les aliments, la maladie peut se terminer fatalement. Des cas d'anorexie nerveuse se terminant par la mort ont été cités par Gull (2), Charcot (3), Rosenthal (4) et d'autres.

(1) SOLLIER, *Revue de médecine*, août 1891.
(2) GULL, *Lancet*, 1868.
(3) CHARCOT, Œuvres complètes, t. III, p. 240.
(4) ROSENTHAL, *l. c.*

Voici le cas cité par Rosenthal : la malade, une femme âgée de dix-sept ans, souffrait d'anorexie depuis dix-huit mois. Après cette période, elle ne prenait plus que 30 ou 40 grammes de lait par jour. Elle devint émaciée et avait l'air d'un squelette. Elle ne pouvait ni dormir ni quitter son lit. Les circonstances ne permirent ni l'isolement ni l'alimentation forcée de la malade. Il survint des symptômes d'une inanition rapide avec de la dyspnée, de la dysphagie et de l'alalie qui indiquaient l'anémie des centres bulbaires, et le cas se termina par la mort.

Diagnostic. — Quand les symptômes nerveux se sont développés il n'y a pas de difficulté à faire le diagnostic de l'anorexie. Il faut d'abord exclure les affections organiques de l'estomac. La tuberculose pulmonaire tout à fait au début peut quelquefois être confondue avec l'anorexie nerveuse, surtout quand il n'existe pas de toux ni de bacilles dans les crachats. Un point qui a son importance pour faire le diagnostic de l'anorexie nerveuse est que les malades souffrant de cette affection ne s'alarment pas du tout de la perte de leur appétit, tandis que l'anorexie des désordres organiques de l'estomac, comme le cancer, etc., éveille chez les malades l'anxiété et la crainte.

Traitement. — Au début de la maladie le traitement est assez facile. Il faut simplement convaincre le malade qu'il doit prendre une quantité suffisante d'aliments. Les repas doivent être pris à des heures régulières. On doit faire manger le malade sans lui demander d'abord s'il veut ou s'il ne veut pas. Au moment des repas on doit l'encourager à prendre sa portion en entier. Il est aussi important de bien varier les aliments. En ce qui concerne les médecines, la plupart des toniques amers qui stimulent l'appétit sont indiqués. On peut donner, par exemple, la noix vomique, sous forme de teinture, à la dose de dix gouttes, trois fois par jour, ou de l'extrait fluide de condurango, vingt gouttes, trois fois par jour. Boas recommande l'extrait fluide de quinquina, une petite cuillerée à café, trois fois par jour. L'orexine, base à la dose de 20 ou 30 centigrammes, en cachets, trois fois par jour, est aussi utile. Il faut donner tous ces stomachiques un quart d'heure avant les repas.

Plus la maladie dure, plus il est difficile de la combattre avec succès. Si la maladie existe depuis longtemps, s'il y a un degré prononcé d'émaciation et d'autres symptômes marqués d'inanition, le traitement du malade à la maison n'a guère de chances de succès. Charcot a insisté, le premier, sur l'importance qu'il y a à isoler le malade de son entourage habituel. Weir Mitchell (1), aux États-Unis, a développé encore ce mode de traitement, et sa méthode est connue sous le nom de « cure de repos de Weir Mitchell ». Le principe de cette cure repose d'abord sur l'isolement du malade de sa famille ; secondement, sur la surveillance stricte du médecin et la surveillance constante d'un aide ; troisièmement, sur une ample nutrition pour amener un état de suralimentation ; quatrièmement, sur l'application du massage et de l'électricité, qui peuvent servir de moyens additionnels de traitement.

Dans le cas où le malade refuse absolument toute nourriture, même quand il est isolé, l'alimentation

____

(1) WEIR MITCHELL, Fat and blood, Philadelphie, 1884.

forcée ou le gavage (alimentation au moyen du tube) devient nécessaire. Souvent, après avoir été nourri par des moyens artificiels pendant quelques jours, le malade acquiert la conviction que son estomac peut digérer les aliments et commence à manger spontanément. Le bon air de la campagne et une préparation organique, de fer comme le peptomangan de Gude, ou l'albuminate de fer de Pizzala ou de Dietrich, ou la ferratine de Boehringer sont d'un grand avantage, surtout quand l'état du malade a commencé à s'améliorer. On peut aussi prescrire l'arsenic, soit seul ou avec les préparations de fer que nous venons de mentionner ; ainsi, on peut donner la liqueur de Fowler, deux à trois gouttes, trois fois par jour dans de l'eau, ou les eaux minérales de Levico ou de Roncegno, une ou deux cuillerées à soupe par jour. Ordinairement, le malade ne doit quitter le sanitarium que lorsqu'il a repris son ancien poids. Dans ce cas, alors, il n'y a pas de danger d'une rechute.

(b) *Sensations spéciales dans l'intérieur de l'estomac.*

A l'état normal l'estomac nous transmet à peine des sensations dont nous ayons conscience. Ordinairement, nous perdons toute trace des aliments que nous prenons aussitôt qu'ils ont dépassé le palais et qu'ils ont été avalés. Les aliments les plus simples comme les plats les plus délicieux sont tout aussi vite oubliés. Les aliments froids et les boissons chaudes ne manifestent leur présence dans l'estomac par aucune sensation spéciale. Malgré ces faits il est certain que l'estomac n'est pas, physiologiquement, dépourvu de sensations. Ainsi, l'eau glacée, prise en grande quantité quand

l'estomac est vide, donne une légère sensation de froid
à la région gastrique, spécialement au creux de cet
organe. Le courant faradique appliqué à l'intérieur de
l'estomac (une électrode dans l'organe, l'autre sur le
dos), produit une légère sensation de brûlure ou de
poids dans la région gastrique, pourvu que le courant
soit suffisamment fort. Si ce n'était par ces expériences,
nous pourrions croire que l'estomac est un organe qui,
à l'état normal, ne transmet aucune sensation au cerveau. Ce fait, qui s'applique aussi bien à l'estomac
qu'à d'autres organes de la vie végétative de notre organisme, a une grande importance et est une sage disposition de la nature, car cela nous permet de nous
occuper de travaux cérébraux de tous genres, sans être
constamment dérangés par le travail fonctionnel et les
besoins de nos organes digestifs.

Contrastant avec le peu de sensations qui existe dans
l'estomac à l'état normal, l'activité de l'appareil sensoriel peut être augmentée à l'état pathologique et donner
lieu à un malaise marqué.

IDIOSYNCRASIES GASTRIQUES.

Il y a des sujets qui manifestent une idiosyncrasie
pour certaines substances dont l'ingestion leur cause
des troubles, émanant des voies digestives, soit seuls
ou accompagnés d'autres désordres, surtout du côté de
la peau. Les aliments qui sont le plus aptes à amener
ces désordres sont certaines espèces de fruits, spécialement les fraises, les homards, les crabes, les huîtres,
les mollusques, le poisson ; mais, outre ces substances,
il y en a d'autres qui peuvent produire des symptômes

désagréables chez certains sujets. Ainsi, je connais plusieurs membres d'une famille qui éprouvent des symptômes fort désagréables (sensation de pression, douleur, renvois) s'il y a la moindre trace d'oignons dans les aliments. Dans tous les cas de ce genre, les malaises ne sont pas imaginaires, car les personnes éprouvent les mêmes symptômes quand même on déguise la forme sous laquelle on leur donne les substances mentionnées pour qu'elles les mangent sans s'en apercevoir. Généralement, il ne se produit que des symptômes gastriques : pression, douleur, renvois, rarement des nausées ou des vomissements; quelquefois, en plus de ces symptômes, il y a des éruptions de la peau, soit de l'érythème ou de l'urticaire. Il est à remarquer, que dans ces cas, chez le même individu les mêmes symptômes se manifestent quand il prend les mêmes aliments pour lesquels il a une idiosyncrasie.

Talma (1) a cité plusieurs cas de sujets chez lesquels il y avait une idiosyncrasie pour l'acide chlorhydrique. La plus petite quantité d'une solution d'acide chlorhydrique très dilué (1 : 750) produisait des douleurs dans l'estomac. J'ai aussi observé un cas où de vives douleurs apparaissaient dans la région gastrique, ordinairement une à deux heures après les repas ; cet état durait depuis plus de sept ans. L'analyse du contenu de l'estomac, une heure après le déjeuner d'épreuve, révéla la présence d'acide chlorhydrique libre et un degré d'acidité égal à 40. Comme les symptômes correspondaient à ceux de l'hyperchlorhydrie, je prescrivis les alcalins malgré le fait que l'acidité, dans ce cas, était plutôt

______

(1) TALMA, *Zeitschr. f. klin. Medicin*, 1884, Bd. VIII, p. 407.

diminuée. Les symptômes disparurent aussitôt, et le malade, qui était assez émacié, commença à engraisser rapidement. Le traitement fut continué pendant plus de six mois, et l'amélioration persista. Dans ce cas, la douleur était probablement due à une espèce d'idiosyncrasie que l'estomac avait pour son propre acide chlorhydrique.

Dans tous ces cas d'idiosyncrasie on ne peut rien faire pour débarrasser l'estomac de cette particularité, et les sujets affectés doivent s'abstenir de manger les aliments en cause ou en subir les conséquences.

SENSATIONS ANORMALES.

Il se produit quelquefois dans l'estomac des sensations de chaleur ou, plus rarement, de froid, ou de pesanteur, ou d'un corps étranger ; et toutes ces sensations peuvent se manifester, quel que soit l'état de l'estomac, vide ou non. Elles ne sont pas dues aux changements dans l'état chimique du suc gastrique, mais sont simplement des symptômes tirant leur origine des nerfs de l'estomac. Dans ce genre de sensations nous pouvons aussi classer la sensation de constriction ou de crampes d'estomac et « le battement épigastrique ». Ce dernier est quelquefois dû aux battements exagérés de l'aorte abdominale. Tandis qu'à l'état normal on ne s'aperçoit jamais de ces pulsations, les malades, affectés de la sensation de battement, en sont très tourmentés et passent quelquefois bien des nuits sans sommeil. Toutes ces sensations anormales se manifestent ordinairement chez les gens nerveux, les neurasthéniques ou les hystériques.

La *nausée* appartient aussi aux sensations anormales. Outre son existence dans les affections organiques de l'estomac on la trouve aussi seule et on l'appelle alors « nausée nerveuse ». On la rencontre dans les maladies du système nerveux central et chez les neurasthéniques et les hystériques. Quelquefois elle est aussi causée par les affections d'organes distants comme, par exemple, l'utérus ou les ovaires, et on doit alors la considérer comme un symptôme réflexe. Les nausées ont lieu le plus souvent à jeun, mais quelquefois le malade en éprouve peu de temps après les repas, une demi-heure à une heure. Le traitement doit donc viser principalement l'état général. Quelquefois l'application intra-gastrique du courant galvanique facilite de beaucoup la cure.

HYPÉRESTHÉSIE DE L'ESTOMAC.

Dans l'hypéresthésie de l'estomac il y a une sensibilité anormale de la membrane muqueuse, de cet organe même après l'ingestion d'aliments simples. Le malade éprouve une sensation de plénitude, de brûlure légère, quelquefois même des douleurs dans la région gastrique après les repas. Beaucoup d'affections organiques de l'estomac s'accompagnent de ces symptômes. Comme état primitif l'affection se rencontre le plus fréquemment, selon Rosenheim (1), chez les jeunes filles et les femmes chlorotiques. De temps à autre on la trouve chez des sujets affaiblis, comme, par exemple, après des excès *in baccho et in venere*, ou après une longue période d'un régime mal approprié.

______

(1) Th. Rosenheim, *Berl. klin. Wochenschr.*, 1890.

Symptomatologie. — Dans la forme légère d'hypéresthésie le malade éprouve une sensation de poids ou de
plénitude après les repas. A un degré plus prononcé de
la maladie, il y a de vraies douleurs après les repas, et
après un certain temps l'estomac peut devenir si irritable que le contact des aliments avec la membrane
muqueuse produit des vomissements. Dans ce cas, une
partie des aliments est vomie très peu de temps après
le repas. Généralement, le malade rend seulement une
petite quantité des aliments ingérés, tandis qu'il en
digère parfaitement la plus grande partie. C'est là la
raison pour laquelle le malade ne maigrit pas. Si,
cependant, tous les aliments sont rendus, il peut se
produire une inanition grave. Les sensations désagréables qui existent dans cette affection amènent souvent les malades à diminuer la quantité d'aliments qu'ils
prennent (il se développe un état que l'on peut désigner sous le nom de « sitophobie » peur des aliments),
et, de cette façon aussi, la nutrition ne s'accomplit pas.

Diagnostic. — En plus des symptômes ci-dessus on
trouve les régions gastrique et épigastrique douloureuses à la pression. Les fonctions sécrétoires et motrices de l'estomac peuvent être normales, ou bien il
peut exister une légère hyperchlorhydrie. Pour faire le
diagnostic différentiel il faut exclure le catarrhe gastrique, l'ulcère et les érosions de l'estomac avant de diagnostiquer l'hypéresthésie. Dans le catarrhe gastrique
la sensation de plénitude ou de poids n'apparaît pas,
d'ordinaire, immédiatement après les repas, mais
quelque temps après. En outre, il existe dans le catarrhe
de l'estomac d'autres symptômes (perte de l'appétit,
diminution de la sécrétion, etc.), que l'on ne trouve

pas dans cette affection. Dans l'ulcère de l'estomac les douleurs sont plus violentes. Elles dépendent aussi de la qualité des aliments ingérés, tandis que dans l'hypéresthésie les sensations anormales sont à peu près les mêmes, que les aliments ingérés soient lourds ou légers. Dans les érosions de l'estomac les douleurs sont aussi ordinairement légères, mais ici, comme dans l'ulcère, elles dépendent, jusqu'à un certain point, de la qualité et de la quantité d'aliments pris. Un autre point important est le résultat obtenu après avoir fait un lavage de l'estomac au malade, le matin, à jeun. Dans les érosions de l'estomac on trouve généralement plusieurs (deux à quatre) fragments de la muqueuse gastrique dans l'eau provenant du lavage ; dans l'hypéresthésie ceci n'arrive pas.

Traitement. — Pour combattre l'hypéresthésie des sujets chlorotiques, Rosenheim propose le traitement suivant : le malade doit être gardé au lit et on lui applique une compresse Priessnitz sur la région gastrique. Le régime consiste d'abord en une diète lactée, en ajoutant au lait un peu d'eau de chaux ; ce mélange doit être pris à la cuillère. On peut permettre l'addition au lait d'un peu de café ou de thé. Après quelque temps on donne un jaune d'œuf avec du sucre et un peu de cognac, de la gelée avec du vin, de la viande râpée ou du pain rôti. Comme médicament, Rosenheim conseille le nitrate d'argent à l'intérieur :

$$\text{℞ Arg. nitr} \dots \dots \dots \dots \dots \quad 0^{gr},20$$
$$\text{Aq. dest} \dots \dots \dots \dots \dots \quad 100 \text{ grammes.}$$

S. Une demi-cuillerée à soupe dans un petit verre d'eau, une demi-heure avant les repas.

Quand l'estomac est devenu moins irritable, le malade commence avec précaution à prendre des aliments solides et un tonique, comme le fer ou l'arsenic, pour ramener l'organisme à son état normal.

Dans les cas d'hyperesthésie, ne provenant pas de la chlorose, le meilleur traitement consiste dans l'administration des bromures pendant un ou deux mois.

GASTRALGIE.

Synonymes. — Cardialgie, gastrospasme et gastrodynie.

Par le terme dé gastralgie on désigne les crises de douleurs plus ou moins vives dans les régions gastrique et épigastrique. Ces crises persistent pendant un certain temps et alternent avec des intervalles de calme parfait.

Symptomatologie. — Les crises de douleurs sont rarement soudaines. D'ordinaire, elles sont précédées de diverses sensations anormales de courte durée ; par exemple, de nausées ou d'une tension à la région gastrique. L'augmentation de la salivation est aussi un des symptômes prodromiques fréquents. Le mal de tête, une sensation de faiblesse, des vertiges peuvent aussi précéder les vraies crises. Bientôt après, une douleur vive apparaît à la région épigastrique, s'étendant surtout à gauche. C'est une crampe, une sensation de constriction ou de brûlure intense. Ces douleurs et ces sensations s'irradient souvent au dos, aux omoplates et à tout l'abdomen. A ce moment le malade est épuisé et pris d'une grande anxiété. Les extrémités sont souvent froides, et le front est couvert d'une sueur froide. La face est extrêmement pâle et a une expression d'anxiété et d'angoisse. Souvent, le malade ne peut se coucher tout au long et prend une position courbée, pour que les muscles abdominaux ne soient pas tendus et puissent rester relâchés. Quelquefois, le malade se met un oreiller sur le ventre et se courbe tout autour en l'entourant de ses bras. Le caractère du pouls varie. Ordinairement, il est accéléré; quelquefois, au contraire, il est plutôt diminué. La plupart du temps la région gastrique est enfoncée ; elle fait rarement saillie. Cette région est sensible à une palpation légère, tandis qu'une pression plus forte ne cause d'ordinaire aucune douleur et soulage plutôt le malade momentanément. La durée d'une crise est très variable ; elle peut durer un quart d'heure seulement ou plusieurs heures. A la fin de la crise la douleur disparaît presque subitement et alors le malade a faim. Quand la crise a été de courte durée (une demi-heure ou à peu près), le malade n'éprouve aucun malaise après et peut vaquer à ses affaires. C'est tout différent quand la crise est plus sérieuse et qu'elle a duré plusieurs heures. Elle laisse le malade dans un état de faiblesse extrême pour plusieurs jours, pendant lesquels il est obligé de garder le lit.

La fréquence de ces crises est très variable, et diffère dans chaque cas. Quelquefois, les crises ont lieu une fois tous les quelques mois ou une fois par an; d'autres fois, elles ont lieu toutes les semaines ou même tous les jours. Les crises de gastralgie idiopathique ne semblent pas dépendre de la qualité ou de la quantité des aliments ingérés, ni avoir aucun rapport avec l'heure de leur ingestion.

Étiologie. — En ce qui concerne l'étiologie, on peut diviser la gastralgie de la façon suivante :

1° Gastralgie d'origine stomacale ; 2° gastralgie centrale ; 3° gastralgie névrotique ; 4° gastralgie constitutionnelle ; 5° gastralgie réflexe.

Gastralgie d'origine stomacale. — Elle accompagne les affections de l'estomac comme, par exemple, l'ulcère, le cancer, l'hyperchlorhydrie, les adhésions péritonitiques, mais elle peut, en outre, exister comme affection primitive de l'estomac sans aucune cause apparente, ou après l'ingestion de certains aliments ou plats épicés que l'on n'a pas l'habitude de manger ou auxquels on n'est pas habitué : ainsi, du café noir très fort ou une glace peuvent provoquer une crise chez les sujets qui ne sont pas habitués à ces substances.

Gastralgie d'origine centrale. — Les maladies du cerveau s'accompagnent très rarement de gastralgie. Elle est beaucoup plus fréquemment associée aux désordres d'origine spinale. Dans le tabes dorsalis, surtout, la gastralgie est fréquente. C'est à Charcot que revient le mérite d'avoir, le premier, reconnu que ces douleurs gastriques sont sous la dépendance d'une lésion de la moelle. Il décrit ces douleurs sous le nom de « crises gastriques ». On a trouvé que la lésion anatomique donnant lieu à ces crises est une dégénérescence scléreuse du noyau ou du tronc du pneumogastrique [Kahler (1), Demange (2), Landouzy et Déjerine (3), Oppenheim (4)]. Les crises gastriques diffèrent peu des attaques gastri-

(1) Kahler, *Prager Zeitsch. f. Heilkunde*, Bd. II.
(2) Demange, *Revue de médecine*, 1882.
(3) Landouzy et Déjerine, *Société de biologie*, 1884.
(4) Oppenheim, *Berl. klin. Wochenschr.*, 1885.

ques ordinaires. Généralement, elles débutent par une période prodromique de douleurs lancinantes dans les jambes ou dans les extrémités supérieures et inférieures et aussi par des vomissements abondants. La crise ressemble beaucoup, sous bien des rapports, à celle de l'hypersécrétion continuel périodique, et dure à peu près aussi longtemps. L'examen du contenu de l'estomac, avant et pendant l'attaque, n'a rien révélé de caractéristique [Von Noorden (1) et Ewald (2)].

Outre le tabes dorsalis, il y a d'autres lésions de la moelle affectant le pneumogastrique qui peuvent aussi provoquer la gastralgie. Ainsi, Leyden (3) place la gastralgie parmi les symptômes de la myélite sub-aiguë, et Oser (4) dans la myélite par compression. Ce genre de gastralgie accompagnant les lésions de la moelle semble avoir une importance spéciale, d'autant plus que souvent c'est un des premiers symptômes de l'affection réelle. Les crises gastriques peuvent, dans quelques cas, précéder de plusieurs années les autres symptômes de l'ataxie locomotrice. Il est à peine besoin de mentionner que, dans tous les cas de gastralgie périodique, on doit examiner l'état du système nerveux et de la moelle (réflexe rotulien, symptôme de Romberg, sensibilité de la peau, et réaction des pupilles).

Gastralgie névrotique. — La gastralgie est souvent un des symptômes de l'hystérie ou de la neurasthénie. Ces deux affections sont caractérisées par un ensemble

(1) C. Von Noorden, Pathologie der gastrischen Krisen (*Charité Annalen*, 1880).

(2) C.-A. Ewald, *loc. cit.*, p. 403.

(3) E. Leyden, *Zeitschr. f. klin. Medicin*, 1882, Bd. IV, p. 605.

(4) Oser, Die Neurosen des Magens, Vienne et Leipsig, 1885.

de symptômes qui, lorsqu'ils sont en nombre suffisant, rendent le diagnostic facile. Quelquefois, cependant, la gastralgie peut exister depuis longtemps comme le seul symptôme de l'hystérie ou de la neurasthénie. Il est alors plus difficile de reconnaître la nature réelle de la maladie.

Gastralgie constitutionnelle. — La gastralgie constitutionnelle est causée par quelque état du sang dû à une infection, une intoxication ou une nutrition imparfaite. Parmi les infections, la malaria est souvent la cause d'une gastralgie intense. La gastralgie peut être associée aux autres symptômes de cette maladie, les frissons, la fièvre, etc., ou elle peut exister seule. La gastralgie d'origine paludéenne se caractérise par son apparition tous les jours, ou tous les deux jours, ou tous les trois jours, à la même heure. J'ai souvent vu cette forme de gastralgie accompagnée de vomissements abondants et par un état d'hyperesthésie de l'estomac dominant dans les intervalles des attaques.

Les intoxications qui causent de la gastralgie sont très nombreuses. Par exemple, l'empoisonnement chronique par le plomb, l'abus des préparations mercurielles, l'usage excessif du tabac provoquent souvent des attaques typiques. La goutte donne lieu quelquefois aussi à des crises gastriques. La nutrition imparfaite, qui est toujours associée à l'anémie, se complique fréquemment de gastralgie, spécialement chez les jeunes sujets (chlorose). Dans ces cas, d'ordinaire, il est très difficile de savoir si la gastralgie est due à l'anémie ou à une affection réelle organique de l'estomac, c'est-à-dire l'ulcère.

Gastralgie réflexe. — Cette forme se trouve plus souvent chez la femme. La gastralgie réflexe peut être causée par un état anormal des organes distants, comme l'utérus, les ovaires, les trompes. Chez l'homme, les maladies des organes génito-urinaires donnent lieu à des troubles similaires. Une autre cause fréquente de gastralgie réflexe est la position anormale des organes abdominaux. Ainsi, l'entéroptose, la gastroptose, la néphroptose, l'hépatoptose sont quelquefois la cause des douleurs gastriques. L'hydronéphrose, comme l'a dit Renvers (1), est aussi une cause de gastralgie, et moi-même j'ai observé un cas de ce genre.

Diagnostic. — Pour faire le diagnostic de gastralgie il est important d'exclure : 1° toutes les maladies organiques et fonctionnelles de l'estomac, s'accompagnant de douleur ; et 2° les états analogues provoquant des douleurs dans la région gastrique ne venant pas de l'estomac.

Parmi les affections organiques de l'estomac, qui donnent lieu à la gastralgie et qui peuvent quelquefois être confondues avec la gastralgie idiopathique, il y a : (a) le catarrhe chronique de l'estomac ; (b) le cancer de l'estomac ; (c) l'ulcère de l'estomac ; (d) la sténose du pylore.

Dans le catarrhe chronique de l'estomac la douleur est très rarement vive, elle est d'un caractère plus constant et n'a point de paroxysmes.

Dans le cancer de l'estomac la douleur peut être vive quelquefois ; mais, généralement aussi, elle est plus constante : il n'y a pas d'intervalles de calme, tandis que dans la gastralgie idiopathique la douleur apparaît

(1) Renvers, *Berl. klin. Wochenschr.*, 1888, n° 53.

sous forme de crises durant seulement quelques heures et alternant avec des intervalles de calme complet.

L'ulcère de l'estomac présente quelquefois une similitude beaucoup plus grande avec l'affection qui nous occupe. Les symptômes caractéristiques de l'ulcère (un point circonscrit dans la région gastrique, ou à gauche entre la onzième et la douzième vertèbre dorsale, très douloureux à la pression, l'aggravation de la douleur après l'ingestion des aliments, surtout de substances lourdes, une hémorragie préalable) rendent très facile le diagnostic différentiel entre cette affection et la gastralgie idiopathique. Cependant, quelquefois, tous les symptômes caractéristiques mentionnés font défaut, et alors il est très difficile de distinguer ces deux affections; car il y a indubitablement des ulcères de l'estomac qui donnent lieu à plus ou moins de paroxysmes périodiques. Dans ces cas douteux, il est bon d'instituer le traitement de repos de l'ulcère de Ziemssen-Leube, et, si le traitement donne de bons résultats, cela veut dire que l'affection est probablement un ulcère; l'insuccès de ce traitement indique plutôt que l'affection est une gastralgie nerveuse.

La sténose du pylore s'accompagne de crises typiques de gastralgie. Quand il existe des vomissements fréquents et de l'ischochymie, le diagnostic différentiel n'est pas difficile. Mais si ces deux symptômes font défaut, il peut être quelquefois assez difficile de distinguer ces deux affections.

Pour faire le diagnostic de gastralgie nerveuse, il est encore plus important de différentier quelques troubles fonctionnels de l'estomac qui s'accompagnent de douleurs. Ces affections sont : (a) l'hyperchlorhydrie;

(b) l'hypersécrétion continue périodique et chronique ; (c) l'achylie gastrique. Dans l'hyperchlorhydrie et
l'hypersécrétion, la douleur, d'ordinaire, disparaît après
l'ingestion d'aliments, et même une crise sérieuse peut
être arrêtée par ces aliments. Dans l'achylie gastrique la
douleur existe seulement quand il y a des aliments dans
l'estomac, mais non quand cet organe est vide, tandis
que dans la gastralgie nerveuse la douleur apparaît
indépendamment de son état, qu'il soit vide ou non.
Outre les symptômes cliniques des désordres fonctionnels que nous venons de mentionner, le résultat de
l'examen du contenu de l'estomac nous aidera à faire
le diagnostic exact.

Il y a d'autres états qui provoquent aussi des douleurs
dans la région gastrique ne provenant pas de l'estomac.

Des douleurs musculaires de l'abdomen, dues au
rhumatisme ou à des efforts, peuvent donner lieu à une
erreur de diagnostic. La souffrance, toutefois, dans ces
affections, n'apparaît pas par paroxysmes et disparaît,
quand elle est due à des efforts, si le malade se couche
et prend une position dans laquelle les muscles abdominaux sont relâchés.

La névralgie des nerfs intercostaux inférieurs est
caractérisée par la sensibilité extrême à la pression dans
l'espace intercostal, s'étendant en avant à partir de la
colonne vertébrale ; la douleur est plus superficielle que
dans la gastralgie.

Les calculs biliaires donnent fréquemment lieu à des
crises de douleurs vives que l'on peut prendre pour de
la gastralgie. Quand il y a chez le malade une histoire
bien claire de cholélithiase (un ictère préalable, des
calculs biliaires dans les selles, gonflement du foie), le

diagnostic est facile. Mais si ces symptômes caractéristiques font défaut, alors il est plus difficile de différentier la gastralgie de la colique hépatique. Les points suivants aideront à faire le diagnostic différentiel : dans la colique hépatique, la crise de douleur est souvent accompagnée d'une élévation de la température ; la douleur est aussi ressentie plus vivement à droite de la cavité abdominale (foie) ; dans la gastralgie, ordinairement, il n'y a pas de fièvre et les douleurs du côté droit ne sont pas si accentuées que dans la colique hépatique. Dans beaucoup de cas le diagnostic entre la gastralgie et la colique hépatique demeure douteux, et il faut alors instituer un traitement contre les calculs biliaires. Le succès ou l'insuccès du traitement aidera à établir un diagnostic correct.

L'entéralgie ou la colique intestinale est caractérisée par le changement de la douleur d'une place à une autre dans la cavité abdominale, tandis que dans la gastralgie la douleur se localise toujours au même endroit. Un autre point qui différentie ces deux affections est celui-ci : la douleur de l'entéralgie est soulagée ou disparaît complètement après l'expulsion de gaz. De plus, l'entéralgie est très souvent le résultat de l'irrégularité des selles, et l'état du malade s'améliore quand on régularise l'action des intestins.

Les calculs rénaux peuvent donner lieu à des coliques. Toutefois, celles-ci se caractérisent par l'irradiation le long des urtères jusqu'à la vessie. Le passage d'un petit calcul, de gravelle, ou de caillots de sang dans l'urine fera facilement établir la vraie nature de l'affection.

Traitement. — Pour traiter un cas de gastralgie il est très important d'en reconnaître la cause primitive

Ainsi, contre la gastralgie d'origine paludéenne, la quinine à hautes doses sera le meilleur remède, tandis que dans celle produite par l'empoisonnement chronique par la nicotine, pour guérir le malade il suffira de lui défendre de fumer. La gastralgie résultant de la chlorose sera traitée par l'administration de fer, d'arsenic, de la moelle de bœuf et d'autres substances produisant du sang. La gastralgie due à l'hystérie et à la neurasthénie devra être traitée par les méthodes hydropathiques, le massage et les bromures à haute dose. Contre la gastralgie primitive, ou la gastralgie dont on ne peut trouver aucun facteur étiologique, le meilleur traitement est l'application du courant galvanique soit à travers la peau, soit par la méthode intragastrique. Je considère ce dernier mode de traitement comme beaucoup plus efficace. J'insiste sur ce mode d'application et je dirai que le courant galvanique intragastrique, appliqué pendant une période de quatre à six semaines, guérit les cas les plus invétérés et les plus sérieux de gastralgie idiopathique et que les insuccès sont rares.

Tous les modes de traitement que nous venons de mentionner ont pour but de prévenir le retour des crises. Toutefois, les crises gastriques elles-mêmes doivent être traitées de la façon suivante. Souvent, les douleurs d'abdomen, qui ne sont pas trop vives, sont soulagées par l'application locale d'un sac d'eau chaude ou d'un cataplasme chaud de graine de lin, ou en faisant étendre le malade et en lui donnant des boissons chaudes. L'anodyne de Hoffman (10 à 20 gouttes) dans de l'eau sucrée ou sur un morceau de sucre, ou la teinture de valériane (15 à 20 gouttes) peuvent aussi soulager la douleur. Quand, toutefois, les crises de gastralgie sont plus violentes, on ne peut que rarement éviter de donner des opiacés. Le meilleur moyen et le plus rapide de soulager le malade est de lui faire une injection de morphine (1 à 1 $^1/_2$ centigramme); les suppositoires à la codéine ou à l'opium avec de la belladone sont très utiles. Je prescris souvent ce remède (4 centigrammes d'opium et 1 centigramme d'extrait de belladone), avec application toutes les deux ou trois heures jusqu'à ce que les douleurs aient disparu.

Névroses motrices.

A l'état normal, quand les aliments ont dépassé le pharynx et qu'ils ont été avalés, les mouvements ultérieurs du bol alimentaire s'accomplissent sans que nous en ayons conscience. Nous savons par expérience que l'action péristaltique de l'œsophage pousse le bol alimentaire vers le cardia, qui s'est ouvert pendant la déglutition, et de là dans l'estomac. Le cardia reste fermé, sinon tout le temps, du moins pendant que l'estomac fait son travail. Le pylore reste aussi fermé pendant la digestion gastrique, et s'ouvre par intervalles pour laisser passer des parties de chyme. Le cardia et le pylore étant fermés, le travail anakinésique de l'estomac peut se faire sans difficulté. Quand il y a une perturbation dans le fonctionnement des organes dont il s'agit un état pathologique se produit. Cet état peut consister soit en une action exagérée, soit en une diminution marquée des fonctions que nous venons de mentionner.

SPASME DU CARDIA (CARDIOSPASME).

Le cardiospasme dénote un état dans lequel il y a une contraction spasmodique du cardia et de la partie inférieure de l'œsophage, causant de la douleur et de la dysphagie, et ne dépendant pas d'une lésion anatomique.

Symptomatologie. — Quoique la mastication et la déglutition des aliments s'accomplisse sans difficulté, aussitôt que quelques bouchées ont été avalées, le malade éprouve une sensation de pression à la partie supérieure, au milieu du sternum, et comme si quelque chose restait dans l'œsophage. En même temps, il éprouve un peu de dyspnée. Instinctivement, les inspirations deviennent plus grandes et les expirations s'accomplissent avec beaucoup de force. Ces dernières causent la régurgitation du contenu de l'œsophage. Aussitôt que celui-ci est ainsi débarrassé, le malade se sent mieux : les symptômes disparaissent. Le même phénomène se reproduit toutes les fois que le malade veut manger.

Le cardiospasme peut se produire sous la forme aiguë et dure très peu de temps (un ou deux jours seulement), ou il peut, mais rarement, exister comme une affection chronique et durer des années. Dans ce cas, il faut le considérer comme une maladie grave ; la forme chronique, quoique provenant des mêmes désordres, se manifeste d'une façon un peu différente de la forme aiguë. Le malade éprouve les mêmes difficultés (dysphagie) dont nous avons parlé plus haut, après avoir avalé les aliments. Toutefois, au lieu de régurgiter les

aliments, il apprend instinctivement à les pousser dans
l'estomac en faisant une grande inspiration, et en comprimant le thorax par la constriction musculaire pendant
qu'il retient sa respiration. De cette façon, les aliments
liquides et demi-liquides parviennent facilement dans
l'estomac. La plupart des malades apprennent à ingérer
même des substances solides ; ils sont cependant obligés
de boire quelques gorgées avant de pouvoir les faire
passer. D'ordinaire, dans tous les cas de cardiospasme
chronique, la partie supérieure de l'œsophage se dilate,
et peut facilement contenir de 300 à 400 centimètres
cubes. C'est là la raison pour laquelle les malades
atteints de cette affection poussent les aliments, non
pas toutes les fois qu'ils avalent une ou deux bouchées,
mais quand ils ont déjà pris une bonne quantité d'aliments, car ceux-ci peuvent pendant ce temps se loger
facilement dans l'œsophage. Généralement ils inter-
rompent leur repas trois ou quatre fois pour se livrer
à cette action.

Dans quelques cas la dysphagie est plus prononcée
certains jours que d'autres. Les malades peuvent alors
quelquefois prendre leur repas sans la moindre difficulté. Toutefois, ces jours de calme ne sont pas nombreux. Pour expliquer cet état variable on suppose que
les contractions spasmodiques du cardia alternent avec
des périodes de relâchement. Ces périodes de relâchement se rencontrent, cependant, dans les cas qui ne
sont pas de longue durée. Quand l'affection dure depuis
longtemps (un ou deux ans), la *dilatation de l'œsophage*
en est souvent le résultat. Quand celle-ci s'est produite,
la dysphagie devient permanente, qu'il y ait des contractions spasmodiques du cardia ou non. Le même

état, c'est-à-dire la dilatation de l'œsophage, peut aussi
se produire soit par la paralysie de ce canal, soit
par le manque de relâchement réflexe du cardia (ou
paralysie du nerf dilatateur du cardia, Oppenchowski).
Quand la dilatation de l'œsophage s'est établie, il est
généralement très difficile de savoir si c'est là le résultat
d'une contraction spasmodique du cardia ou d'une des
deux affections que nous venons de nommer. Le cas
suivant (1) va nous servir d'exemple :

J. W., — quarante-cinq ans, concierge, a eu la fièvre
typhoïde à l'âge de vingt-cinq ans, s'est bien porté
depuis. Aü commencement de mars 1888, le malade
fit une chute dans la rue et se frappa le dos contre un
petit obstacle. Il se releva sans aide et reprit son travail
sans autre inconvénient. Le lendemain, il éprouva des
douleurs à la partie supérieure du corps, et surtout
dans les bras; ces douleurs ne durèrent que quelques
jours et disparurent.

Environ quinze jours après, le malade commença à
éprouver une sensation de plénitude après avoir mangé,
et une autre de pression au-dessus de la région gastrique. Deux ou trois semaines plus tard il eut de la
difficulté à avaler les aliments et essaya de s'aider en
buvant de l'eau chaude plusieurs fois pendant le repas ;
de cette façon seulement il réussit à prendre ses repas
en entier.

En mai, le malade était obligé, à cause de la sensation de pression, de quitter la table au milieu du repas

____

(1) Max Einhorn, A case of dysphagia with dilatation of the œsopha-
gus (*Medical Record*, 1888). Des cas semblables ont été publiés par
S.-J. Meltzer, *Berl. klin. Wochenschr.*, 1888, n° 8, et J. Maybaum, *Arch.
für Verdauungskrankheiten*, Bd. I, Heft 4.

et de se promener dans la chambre en faisant de grandes inspirations et expirations ; il avait pris l'habitude de se comprimer la partie inférieure du thorax avec les mains après avoir fait une grande inspiration et fermé la glotte. Le malade disait que ses attaques pendant le repas ressemblaient à des étouffements. Les efforts dont nous parlons le soulageaient ordinairement et lui permettaient de continuer à manger, mais il était obligé de recommencer les mêmes manœuvres. Le matin, il pouvait manger plus facilement qu'à midi.

Depuis le mois de juin 1888 le malade dormait très mal (trois heures tout au plus par nuit). Au lit, il avait souvent une sensation de quelque chose montant et descendant dans l'intérieur de la poitrine ; alors, il était obligé de tousser assez souvent. De temps en temps il se réveillait avec la bouche pleine de liquide ; quand il était éveillé ce phénomène se produisait aussi, mais seulement lorsqu'il était dans la position horizontale. Étant debout cela ne lui est jamais arrivé.

Le malade maigrissait, se sentait faible et découragé et bientôt il ne put plus prendre que des liquides. La vue des aliments solides le mettait en colère, au point de les jeter au loin avec dégoût. Il ne pouvait même prendre les liquides qu'avec la plus grande difficulté ; il avait contracté l'habitude de mettre les bras en arrière et, debout, la tête renversée en arrière, il faisait un grand effort après une ample inspiration et l'occlusion de la glotte. Son état empira de plus en plus ; il perdit 41 livres en quelques mois et se présenta au Dispensaire allemand le 23 octobre 1888.

État présent : 23 octobre 1888. Le malade est grand,

maigre et pâle. On peut soulever les téguments par grands paquets. L'examen physique du thorax et de l'abdomen ne révèlent rien d'anormal. Les bruits du cœur sont normaux. Pouls 70; nombre de respirations 20; la température n'est pas augmentée, à en juger par la sensation au toucher de la poitrine. Le réflexe patellaire existe et le malade peut se tenir debout les yeux fermés. L'urine ne contient ni sucre ni albumine. Le malade se plaint de ne pouvoir manger des aliments solides et de la difficulté à faire passer même des liquides. En outre, il a presque toujours une sensation de pression autour de la poitrine, tousse beaucoup et ne peut pas bien dormir.

Examen de l'estomac et de l'œsophage. — I. Le 25 octobre 1888, à huit heures du matin, le malade a bu du café une heure auparavant. Aussitôt que le tube stomacal a été introduit en partie dans l'œsophage, un liquide brun couleur de café est rejeté; on trouve dans ce liquide quelques restes d'aliments et beaucoup de cellules épithéliales. Le malade boit alors 100 centimètres cubes d'eau. Je n'ai pas entendu de bruit de déglutition à l'apophyse xyphoïde pendant qu'il buvait. En introduisant en partie le tube dans l'œsophage, de l'eau revient; elle a une réaction neutre. On pousse alors le tube plus loin dans l'estomac sans rencontrer aucune résistance, et par le tube le malade rejette environ 70 centimètres cubes d'un liquide brun couleur de café. Réaction acide, présence d'acide chlorhydrique (réactif phlooroglycine-vanilline), degré d'acidité, 40.

II. 5 novembre, à neuf heures du matin : le malade n'a rien pris depuis deux heures après-midi, la veille, parce qu'il n'avait pas d'appétit. On introduit le tube, une longueur de 46 centimètres à partir des dents ; une masse molle (150 centimètres cubes) revient, dans laquelle on trouve des petites parcelles de pain ; réaction acide, présence d'acide lactique, pas d'acide chlorhydrique ; acidité $= 4$. Le malade boit 100 centimètres cubes d'eau, on introduit 45 centimètres de tube, l'eau revient un peu trouble à cause du mélange avec du mucus et des restes d'aliments ; au microscope, on voit beaucoup de cellules épithéliales et des microcoques. Après que l'eau est revenue, sans retirer le tube, on le pousse plus loin et il passe dans l'estomac, mais on sent une légère résistance ; on dit au malade de vider son estomac, mais on n'obtient que quelques gouttes d'un liquide clair. Ceci prouvait que l'estomac était vide.

III. 8 novembre : le malade a déjeuné et bu de l'eau ; on pratique l'examen une heure après. On introduit 36 centimètres du tube et alors il revient un liquide où il n'y a pas d'acide chlorhydrique ; on pousse ensuite le tube dans l'estomac sans rencontrer d'autre résistance, et par l'expression on obtient un beau chyme contenant de l'acide chlorhydrique et de la peptone.

IV. 13 novembre : le malade a pris des œufs, du café et un peu de pain blanc détrempé ; puis, il fait ses efforts habituels pour faire descendre les aliments dans l'estomac (en mettant les muscles expirateurs en jeu avec occlusion de la glotte après une ample inspiration). Une heure plus tard, un peu avant l'examen, on dit au malade de faire encore plusieurs fois des efforts. On introduit alors 48 centimètres de la longueur du tube et on n'obtient que 8 centimètres cubes d'un liquide trouble pendant l'expiration ; on trouve des parcelles très fines de pain et beaucoup de cellules épithéliales, mais pas d'acide chlorhydrique ; puis, le tube est poussé sans aucune résistance dans l'estomac, et alors il revient du chyme avec de l'acide chlorhydrique. Le malade boit 200 centimètres cubes d'eau ; on introduit 40 centimètres environ de la longueur du tube et l'eau revient en jaillissant.

V. 16 novembre : le malade a pris son déjeuner à la maison et employé sa méthode ordinaire pour faire descendre les aliments. Une heure après on examine l'œsophage et on le trouve vide. On chatouille le pharynx avec le doigt pour provoquer le vomissement, mais sans succès. On introduit alors le tube dans l'estomac et on obtient un beau chyme contenant de l'acide chlorhydrique. On remplit ensuite l'estomac d'air au moyen d'un tube avec une poire ; l'air ne s'échappait pas le long de la paroi extérieure du tube. En laissant ce tube ouvert on fait partir l'air de l'estomac ; on enfle après la partie inférieure de l'œsophage. On pouvait y introduire une quantité d'air considérable sans qu'il s'échappât, mais quand on continuait à en insuffler davantage, l'air s'échappait en haut, par la partie supérieure de l'œsophage, le long de la paroi extérieure du tube. Pendant l'inflation de l'œsophage on observa, des deux côtés de la colonne vertébrale, au-dessous du bord inférieur des omoplates, un peu plus de résonance tympanique, mais ce n'était pas très marqué.

Il est évident, d'après l'histoire de ce malade, que la difficulté à faire passer les aliments dans l'estomac s'était développée lentement quelques jours après sa chute, et finalement était devenue une dysphagie complète. Les examens ont démontré que le contenu stomacal était normal. Les examens avec le tube stomacal démontrent : premièrement, que le passage de l'œsophage dans l'estomac est parfaitement libre, car un gros tube passe dans cet organe sans rencontrer de résistance ; secondement, que l'œsophage, à son tiers inférieur, doit être dilaté en forme de sac, car la distance des dents au cardia (mesurée avec le tube) est de 48 centimètres, tandis que, dans le cas de ce malade, même si l'on considère sa carrure, elle ne devrait pas être normalement de plus de 40 à 41 centimètres. Dans cette cavité le tube, suivant la paroi de l'œsophage, prenait à la partie inférieure la forme d'un demi-cercle, et donnait ainsi ce chiffre élevé. Le fait que le malade est réellement incapable, en avalant, de faire passer même les liquides dans l'estomac, excepté à l'aide de ses efforts, est prouvé par ceci que l'on pouvait toujours au moyen du tube enlever de l'œsophage l'eau bue, tandis qu'en poussant le tube immédiatement après dans l'estomac on en ramenait une partie du contenu stomacal contenant de l'acide chlorhydrique.

Ewald cite un cas semblable dans lequel le tube passait dans l'estomac sans rencontrer aucune résistance au cardia, tandis que les aliments restaient dans l'œsophage. Il considère ce cas comme un cas de contraction spasmodique du cardia, et croit que le cardia se contractait tout de même, pendant la déglutition, quoique l'on ne sentît pas de résistance avec le tube. Je ne crois pas qu'il soit nécessaire d'admettre que le cardia agit différemment pendant l'insertion du tube que pendant le passage des aliments. Comme je l'ai fait remarquer plus haut, la dysphagie existe dès que la dilatation de l'œsophage a eu lieu, que le cardia soit dilaté ou non, car l'œsophage dilaté ne peut pas se contracter suffisamment pour faire descendre les aliments dans l'estomac. Pour atteindre ce but, d'autres moyens sont nécessaires ; ils consistent, comme nous l'avons dit plus haut, dans la compression du thorax après une ample inspiration.

Diagnostic. — Le diagnostic de la forme aiguë du cardiospasme repose sur les points suivants : l'existence de la dysphagie depuis quelque temps, l'absence des bruits de déglutition et la résistance que l'on trouve au cardia en introduisant le tube dans l'œsophage, — résistance que l'on peut vaincre cependant. La contraction spasmodique du cardia offre ceci de caractéristique que la résistance, que l'on sent pendant l'introduction de bougies de différents calibres, est la même ou plutôt moindre avec les bougies de gros calibre, tandis que dans les rétrécissements organiques du cardia un gros tube ne peut pas passer et les minces ne rencontrent pas de résistance du tout, ou bien glissent avec un peu de résistance. On peut faire le diagnostic des formes chroniques de cardiospasme quand la dysphagie dure depuis longtemps (trois mois à deux ans), et l'examen avec la bougie révèle le même état que nous avons décrit dans la forme aiguë.

On peut diagnostiquer de la façon suivante la dilatation de l'œsophage, qui est si fréquente dans cette affection, et ses conséquences les plus importantes : on examine le malade une ou deux heures après le repas, au moyen d'un tube que l'on introduit dans l'œsophage, et, si celui-ci contient quelques aliments, on les recueille. Le malade boit alors un verre plein d'eau (200 à 300 centimètres cubes), et on lui dit de ne pas faire d'efforts. Après un intervalle d'environ cinq minutes on introduit encore le tube dans l'œsophage. S'il existe une dilatation de ce dernier, l'eau apparaîtra dans le tube à peu près dans le même état que lorsque le malade l'a bue, c'est-à-dire sans mélange d'aliments. Si l'on pousse le tube plus loin par le cardia dans l'estomac, le vrai contenu stomacal apparaîtra alors, ce qui démontre que l'eau que le malade a bue est restée tout le temps dans l'œsophage et ne s'est point mélangée aux aliments.

Pronostic. — Le pronostic de la forme aiguë est bon. Celui de la forme chronique est bon *quoad vitam*, et mauvais *quoad valetudinem completam*.

Traitement. — Le mieux est de traiter la forme aiguë par les bromures à hautes doses et par l'introduction de sondes de gros calibre. Les opiacés et l'hydrate de chloral ont aussi souvent un bon effet. Dans la forme chronique le traitement consiste en ceci : I. On ne permet au malade que de prendre des aliments liquides ou demi-liquides. II. Après chaque repas il doit faire une séance d'efforts assez longue. III. Tous les soirs, avant de se coucher, le malade doit vider et laver son œsophage au moyen du tube. IV. Il introduit le tube dans l'estomac une fois par jour pour relâcher le cardia. Après un certain temps, quand le malade se sent mieux, il peut commencer à varier un peu plus son régime et on peut lui permettre de manger même des aliments solides.

ÉRUCTATION.

L'expulsion fréquente de gaz de l'estomac par la bouche est connue sous le nom d'éructation ou de

renvois. La plupart des affections de l'estomac s'accompagnent de renvois, mais ceux-ci peuvent exister seuls
et alors on les considère comme une névrose. Cette
dernière se caractérise alors par l'expulsion de gaz sans
odeur particulière et consistant principalement en air.
Les renvois de gaz peuvent se montrer sous la forme
d'attaques qui durent une demi-heure ou une heure et
plus. Les intervalles entre les renvois pendant une
attaque sont quelquefois très courts, de sorte qu'il peut
y avoir deux ou trois renvois en une minute. Quelquefois, les gaz ne proviennent pas de l'estomac, mais simplement de l'œsophage, et consistent en air qui vient
d'être avalé avant les renvois. Quelques sujets peuvent
produire ces renvois à volonté. Ewald dit qu'il peut
produire des renvois de l'œsophage quand il veut. En
s'auscultant lui-même l'apophyse xyphoïde il se con-
vainquit que l'air volontairement renvoyé ne venait pas
de l'estomac, car il n'entendait aucun bruit à l'apophyse
ensiforme. A cause de ce fait et de l'importance de la
déglutition d'air dans la production des renvois,
Bouveret (1) proposa de désigner cette affection sous
le nom d'*aérophagie* (manger de l'air). Je suis enclin à
penser que les renvois fréquents provenant de l'œsophage, qui sont toujours précédés par des déglutitions
et accompagnés de grand bruit, sont identiques au
hoquet et résultent d'un état d'irritation des nerfs
phréniques. Les attaques de hoquet de courte durée
(dix à quinze minutes) sont assez fréquentes, tandis que
les attaques qui durent plusieurs jours sans interruption sont assez rares. Ces dernières accompagnent des

______

(1) BOUVERET, *loc. cit.*, p. 611.

états très graves (cancer de l'estomac et quelques cas de péritonite) ou sont encore une névrose primitive. Les renvois nerveux peuvent durer plusieurs jours ou exister pendant des années. Les malades ne sont jamais dérangés par les renvois pendant le sommeil, mais pendant le jour l'affection est si désagréable qu'elle les tient éloignés de la société ou même des affaires. Quelques auteurs attribuent les renvois à l'action péristaltique augmentée de l'estomac, d'autres à la contraction diminuée ou au relâchement du cardia, et d'autres encore à ces deux causes ensemble.

Étiologie. — On rencontre fréquemment les éructations nerveuses chez les hystériques et les neurasthéniques, et aussi chez des sujets qui n'ont aucun symptôme névrotique. Elles surviennent quelquefois après de grands soucis, ou une grande émotion, ou comme conséquence du catarrhe gastrique aigu..

Traitement. — Chez les sujets débilités, chez les neurasthéniques et les hystériques, on traite cette affection primitive comme telle. Quand elle est idiopatique, l'administration des bromures est fort utile. L'application du courant faradique à l'intérieur de l'estomac m'a donné de très bons résultats dans ces cas. Le régime ne semble pas avoir beaucoup d'influence sur cette affection. Je crois qu'il est très important de dire au malade d'essayer, autant qu'il peut, de ne pas faire de renvois. Très souvent ces tentatives seules suffisent à amener la guérison.

PYROSIS.

Par le terme pyrosis on désigne l'expulsion du chyme de l'estomac dans l'œsophage. Ordinairement il y a alors une sensation de brûlure au creux de l'estomac qui est connue sous le nom d'*aigreurs*. Le pyrosis est fréquent dans l'hyperchlorhydrie, mais il peut aussi exister comme névrose, même quand la sécrétion gastrique est parfaitement normale. On croit généralement que la sensation des aigreurs est produite seulement par les liquides acides, mais elle peut exister même sans la présence d'un acide. C'est ainsi que j'ai observé un malade atteint d'achylie gastrique chez qui le contenu stomacal a presque toujours une réaction neutre et qui, cependant, se plaint souvent d'aigreurs.

RÉGURGITATION.

La régurgitation désigne un état dans lequel les liquides seuls ou mélangés à des parcelles d'aliments solides sont expulsés en petite quantité de l'estomac dans la bouche. Ordinairement, le malade crache les substances régurgitées ; quelquefois, cependant, il les avale de nouveau. On croit généralement que le relâchement du cardia est la cause de cette affection. La plupart du temps, la régurgitation a lieu involontairement ; cependant, dans quelques cas, le malade peut la produire à volonté. Dans la régurgitation nerveuse, les matières expulsées ne sont pas dans un état anormal (ne sentent pas mauvais et n'ont pas mauvais goût). C'est différent quand la régurgitation est le résultat d'une affection organique de l'estomac. Ordinairement, la régurgitation a lieu peu de temps après les repas, et peut se répéter un assez grand nombre de fois dans un court espace de temps. Dans la plupart des cas, cette affection n'amène pas de conséquences sérieuses. Quelquefois cependant, quand la régurgitation dure depuis longtemps, et que le chyme est expulsé constamment en grandes quantités, il peut en résulter des complications sérieuses dues à l'inanition.

Le cas suivant, que j'ai observé, est intéressant à ce point de vue :

Un garçon de huit ans souffrait, comme disait sa mère, de vomissements persistants depuis environ trois ans. Le petit malade était très pâle et émacié. Il avait les extrémités froides, des vertiges assez fréquents, surtout en se levant, et était si faible qu'une marche de cinq minutes le fatiguait complètement. Après un interrogatoire plus précis, la mère dit que l'enfant ne vomissait pas beaucoup à la fois, mais qu'il crachait par petites quantités les aliments qui lui venaient de l'estomac dans la bouche. Cela lui arrivait quinze ou vingt fois et même davantage après chaque repas. L'examen physique de la poitrine ne révéla rien d'anormal. L'abdomen était légèrement gonflé ; on pouvait produire le bruit de clapotage dans la région gastrique s'étendant jusqu'à deux travers de doigts au-dessous de l'ombilic. A la palpation, on ne découvrit pas de points douloureux. Le malade prit un léger repas et on l'observa une demi-heure plus tard. La régurgitation eut lieu pendant qu'il était dans mon cabinet de consultation. L'examen du chyme expulsé révéla la présence d'acide chlorhydrique libre en quantité normale. On diagnostiqua un cas de régurgitation nerveuse avec un degré extrême d'anémie et de nutrition imparfaite dues à l'alimentation insuffisante résultant de l'expulsion constante de grandes quantités de chyme qui était ainsi perdu pour l'organisme. On ne donna pas de médecines au petit malade, mais on lui dit de ne jamais cracher les aliments qui remontaient dans sa bouche et de les avaler plutôt. On dit à la mère de surveiller constamment son fils pour que cet ordre fût strictement observé. Trois mois après, le malade commença à devenir plus fort et à engraisser, de sorte qu'on pouvait à peine le considérer comme malade. Néanmoins, la régurgitation avait lieu assez rarement et ne se répétait qu'une ou deux fois.

Étiologie. — La régurgitation peut se développer à la suite de grands soucis, d'excitations nerveuses ou comme conséquence du catarrhe gastrique aigu.

Le *pronostic* est presque toujours bon.

Traitement. — Il consiste dans l'application du courant faradique à l'intérieur de l'estomac et dans l'administration de strychnine. En même temps que cette médication, le malade doit essayer d'arrêter la régurgitation autant qu'il lui sera possible. Au début, il lui arrivera souvent de ne pas pouvoir le faire, mais après un certain temps, il arrivera à l'arrêter, et plus tard la tendance à la régurgitation disparaîtra complètement. Dans les cas où la régurgitation a lieu souvent et dure depuis longtemps, et où l'alimentation devient insuffisante, il est de la plus grande importance de défendre au malade de cracher les aliments expulsés et de lui dire de les avaler de nouveau. Ce traitement peut quelquefois occasionner artificiellement l'état dont nous allons parler maintenant.

RUMINATION (1).

Synonyme. — Mérycisme.

La rumination désigne un état dans lequel les aliments reviennent, sans nausées, par petites portions, de l'estomac dans la bouche par l'œsophage quelque temps après les repas ; ils sont alors remâchés et avalés de nouveau.

Étiologie. — Si l'on n'accepte pas comme cause de la rumination une altération anatomique de la partie supérieure du tube digestif, — hypothèse qui n'est pas démontrée ni même probable, — on peut encore l'expliquer de deux façons, on en hérite ou on la contracte soi-même. Mais comme on ne rencontre l'hérédité que dans très peu de cas de rumination et qu'on ne peut alors la considérer comme la cause principale de l'affection, il semble important d'insister sur l'état acquis. Celui-ci peut provenir, premièrement, de l'imitation ; secondement, de la nécessité et de l'habitude (adaptation).

Le meilleur exemple d'imitation que l'on puisse mentionner est le cas cité par Koerner (2), d'une gouvernante qui ruminait et qui communiqua son affection à ses deux élèves ; quand la gouvernante fut renvoyée, les deux enfants se débarrassèrent vite de leur rumination.

Dans beaucoup de cas de rumination, les malades, avant le début de l'affection, ont depuis quelque temps

---

(1) On trouvera l'histoire et la bibliographie de cette affection dans mon article : Rumination in Man (*Medical Record*, 17 mai 1890).

(2) KOERNER, *Deutsch. Arch. f. klin. Medicin*, Bd. XXXIII, p. 554.

des troubles dyspeptiques avec régurgitations ; puis ils commencent à avaler ce qui revient par régurgitation, et finalement deviennent des ruminants. Dans ces cas, on peut voir très bien que la rumination s'est développée à la suite d'un léger état pathologique par nécessité et habitude.

La plupart des cas cités de rumination (dans toute la littérature médicale il n'y a jusqu'à présent que cent six cas de publiés) se rapportent au sexe masculin, et principalement aux professions libérales et aux classes instruites (médecins, avocats, philologues) ; on n'a publié que quelques cas de rumination chez la femme [neuf cas en tout publiés par Johannessen (1)].

Ceci seul ne prouve pas que la rumination est moins fréquente chez les hommes d'une classe moins instruite et chez les femmes, car très souvent un ouvrier ne croit pas que son état de ruminant soit un état anormal et n'en parle pas à son médecin. D'un autre côté, il y a des sujets (surtout chez les femmes) qui préfèrent cacher leur affection et n'en parlent pas du tout. De sorte que l'on ne peut pas connaître d'une façon sûre le rapport correct de la rumination entre les deux sexes et les différentes classes sociales d'après les cas publiés dans la littérature médicale.

On rencontre la rumination assez fréquemment chez les aliénés et les idiots. Ainsi G. Cantarono (2) a trouvé neuf cas de rumination parmi quatre cents aliénés du sexe masculin, mais pas un seul parmi trois cents femmes aliénées. Bourneville et Séglas (3) font aussi

(1) Johannessen, *Zeilschr. f. klin. Medicin*, Bd. X, p. 274.
(2) G. Cantarono, *Neurolog. Centralbl.*, Bd. IV, 1885.
(3) Bourneville et Séglas, Du mérycisme (*Arch. de neurologie*, Paris, 1883).

remarquer la fréquence de la rumination chez les idiots, et aussi chez les épileptiques.

Durée. — La durée du mérycisme est très variable ; quelquefois, il dure sans interruption pendant toute la vie. Souvent, il se déclare sous formes d'attaques, les périodes de rumination alternant avec des périodes d'état normal dont la durée est variable.

Quelquefois, la rumination cesse subitement à la suite d'un changement survenu dans la vie du sujet affecté de mérycisme. Ainsi on connaît un cas où le sujet cessa de ruminer après le mariage. Mais on cite aussi un autre cas où la rumination se déclara un jour après le mariage.

Toutes ces circonstances prouvent seulement que la rumination a beaucoup de rapports avec les fonctions du système nerveux.

Analyse chimique du contenu stomacal. — Les recherches au sujet de l'état chimique de l'estomac chez les sujets atteints de mérycisme ne datent que d'une période assez récente.

Johannessen dit en substance dans son travail soigné sur la rumination qu'à la fin de la rumination, les matières expulsées ont une réaction acide. Alt (1), en 1888, a été le premier à faire une analyse exacte du contenu stomacal chez un ruminant. Quand le malade parvenait à faire cesser la rumination, on trouva que le contenu stomacal, recueilli trois ou quatre heures après un dîner d'épreuve, contenait de l'acide chlorhydrique libre, et présentait plutôt un excès d'acidité et des propriétés digestives retardées par rapport à l'amidon.

____

(1) ALT, *Berl. klin. Wochenschr.*, 1888, nos 26 et 27.

Mais aussitôt que le malade ruminait de nouveau comme d'habitude, le contenu stomacal devenait moins acide et la digestion de l'amidon s'opérait beaucoup mieux. Alt présume que la rumination chez son malade avait pour but de remédier à l'insuffisance de salivation des aliments et à l'excès d'acidité qui en résultait. « Il semble que nous avons », dit-il, « dans la rumination un procédé pour corriger l'hyperacidité causée par l'insuffisance de la salivation et la mauvaise digestion des substances amylacées. » Agissant d'après cette théorie, Alt traita son malade par les alcalins avec ce résultat que le malade était moins enclin à ruminer et, de plus, pouvait supprimer cette habitude beaucoup plus facilement.

On pourrait citer en faveur de la théorie d'Alt le cas rapporté par W. A. Hubbard (1). Un paysan, âgé de trente-cinq ans, consulta le Dr Hubbard parce qu'il ne ruminait plus. Ce malade se rappelait avoir toujours eu l'habitude de ruminer et avait toujours été en parfaite santé ; la rumination avait cessé depuis un mois, et immédiatement après s'étaient déclarés des symptômes de dyspepsie. Tous les médicaments restèrent sans effet. Si l'on admet comme Alt que la rumination est un moyen de correction, il est très facile de comprendre pourquoi le malade eut des symptômes de dyspepsie, quand la rumination cessa, et pourquoi son désir et son espoir de voir « son habitude revenir aussi vite qu'elle l'avait quitté » étaient justifiables.

Bientôt après, Boas (2) publia un cas de rumination où l'analyse chimique du contenu de l'estomac révéla

(1) W. A. Hubbard, *Medical Record*, 31 juillet 1886, p. 122.
(2) Boas, *Berl. klin. Wochenschr.*, 1888, n° 831.

une diminution marquée de l'acidité. On traita le malade en lui donnant de l'acide chlorhydrique, et le résultat fut une diminution de la rumination et une amélioration de la fonction des glandes de l'estomac. Ainsi le cas de Boas réfutait la théorie d'Alt. Peu de temps après, Juergensen (1) publia deux cas de rumination avec absence d'acide chlorhydrique libre.

En comparant les chiffres donnés par l'analyse chimique du contenu stomacal des sujets ruminants que j'ai observés, je dois dire qu'on ne peut trouver aucun rapport entre l'état chimique du contenu de l'estomac et la rumination. Chez quelques malades, l'état de l'estomac était parfaitement normal, sous tous les rapports ; l'analyse chimique démontra la présence d'acide chlorhydrique en quantité normale ; la fonction motrice était aussi suffisante ; la réaction au salol d'Ewald se faisait une heure après ; chez d'autres sujets, l'analyse chimique du contenu stomacal variait beaucoup selon les jours. Une fois, on trouvait l'acidité normale (50), une autre fois l'acidité était plutôt modérée (40), et une troisième fois on trouvait de l'hyperacidité (100), alors qu'il y avait toujours présence d'acide chlorhydrique. Chez d'autres sujets, il y avait de l'hyperchlorhydrie, tandis que chez d'autres encore l'achylie gastrique prédominait. Les conjectures d'Ewald se trouvent donc confirmées. Cet auteur dit dans son livre sur les « maladies de l'estomac », à propos de la rumination : « Je ne serais pas étonné, toutes les conditions étant les mêmes, que l'on trouve divers degrés d'acidité chez le même malade, parce que de pareils chan-

(1) JUERGENSEN, *Berl. klin. Wochenschr.*, 1888, n° 46.

.gements sont dans la nature de beaucoup de névroses. »
Un de mes malades (K...) fournit le meilleur exemple
d'un pareil cas et l'on peut en déduire qu'il n'existe pas
de rapport entre la rumination et l'état chimique de
l'estomac.

Pendant ces neuf dernières années, j'ai observé vingt-
deux cas de rumination. Un des premiers cas que j'ai
publié dans le *Medical Record* (1) était le suivant :

26 mars 1890. G. P., docteur en médecine, âgé de
vingt-sept ans, a eu dans son enfance la fièvre gastrique et la fièvre typhoïde en 1884. Depuis l'âge de
neuf ans, le malade a toujours souffert de l'estomac ; à
cette époque, pendant près de six mois, il vomissait
ordinairement après ses repas, surtout du liquide.
Quelquefois, il était obligé de vomir au commencement
du repas, tout de suite après la soupe, mais il pouvait
tout de même continuer son repas après. Depuis lors
son état s'est amélioré et au lieu de vomir, il rumine.

La rumination chez le malade a lieu spontanément,
une heure environ après les repas, et se continue pendant un quart d'heure. Les aliments reviennent en
petites quantités (sous la forme de bols). Le goût n'en
est pas aigre ; en remâchant les aliments, le malade
éprouve une sensation agréable.

Quand il ne prend que des aliments liquides (comme
par exemple de la bière, du bouillon, du café, du lait),
il ne rumine pas.

Chez ce malade, la rumination est périodique ; ainsi,
par exemple, il rumine pendant trois mois et puis
l'affection disparaît pendant un an environ.

---

(1) MAX EINHORN, Rumination in-Man (*Medical Record, loc. cit.*).

Même pendant la période de rumination, les selles sont régulières ; le malade, cependant, a des renvois fréquents.

Il peut ruminer à volonté quand il a des aliments dans l'estomac et alors la rumination se continue même sans effort. Pour ruminer, il ferme la glotte et exerce une légère pression sur l'estomac à l'aide des muscles abdominaux; le contenu stomacal est alors expulsé par petites portions qui reviennent dans la bouche. Le malade peut faire cela dans n'importe quelle position; cependant cela lui est plus facile assis ou debout que couché. De même, il peut provoquer les renvois et les vomissements à volonté, et ces derniers de telle façon que tout le contenu de l'estomac peut être expulsé en une fois. Il peut ainsi nettoyer son estomac facilement ; il le fait en buvant une grande quantité d'eau qu'il expulse immédiatement après. Il peut aussi arrêter le vomissement quand il veut et de cette façon faire alterner le vomissement avec la rumination. Il a de la diplopie et de la dyschromatopsie d'un œil.

Le père du malade et plusieurs de ses frères et sœurs ont des troubles de l'estomac ; le principal symptôme de leur affection est l'éructation ; personne dans sa famille n'a ruminé. Le malade peut arrêter la rumination et n'éprouve aucune douleur à le faire. Il ne sait pas quelle peut être la cause des attaques périodiques de rumination, quoiqu'il ait remarqué qu'après une émotion quelconque il est plus exposé à avoir une attaque.

L'examen physique ne révèle aucun état anormal. Le malade est d'une stature moyenne, bien développé, un peu gros. La langue est très propre. L'estomac ne semble pas dilaté. En auscultant l'apophyse xyphoïde, on entend un bruit de râle sept secondes après que le malade a bu de l'eau.

Examen de l'estomac. — 1. Pendant la période de rumination, 15 septembre 1888. Une heure après le déjeuner d'épreuve d'Ewald : HCl +; acidité = 50; érythrodextrine +; achrodextrine +. Le même jour le malade a pris 1 gramme de salol dans une capsule de gélatine; l'urine donne, une heure après, la réaction de l'acide salicylurique (elle devient rouge sombre par l'addition de quelques gouttes de sesquichlorure de fer).

2. Pendant une période de cessation de la rumination, 25 mars 1890. Une heure après le déjeuner d'épreuve: HCl +; acidité = 54; érythrodextrine +; achrodextrine +. Après cette analyse, le malade eut une attaque de rumination qui dura trois jours, puis elle cessa.

Traitement. — Autrefois, on employait d'une façon empirique l'acide chlorhydrique, les alcalins, les narcotiques et les amers, quelquefois avec des résultats apparents de courte durée, et d'autres fois sans aucun résultat. Dernièrement on a essayé de corriger le défaut — s'il y en a un — révélé par l'analyse chimique du contenu stomacal, et on a donné avec de bons résultats l'acide chlorhydrique ou les alcalins selon les circonstances.

Koerner fait prendre des petits morceaux de glace immédiatement après les repas et recommande chaudement ce moyen. Johannessen a employé le lavage de l'estomac, et Juergensen le gavage (alimentation par le tube stomacal) pendant deux semaines, mais ils n'ont obtenu qu'un soulagement temporaire. Tous ces moyens n'ont quelquefois pour effet qu'une amélioration temporaire ; la cure permanente n'a jamais été obtenue par des moyens thérapeutiques. Comme exception à cette règle, nous pourrions peut être citer le traitement moral — c'est-à-dire que le malade prend la détermination de ne pas ruminer, et aussitôt que la rumination commence, il s'efforce de l'arrêter. Pönsgen (1) cite deux cas de mérycisme guéris par cette méthode.

Ce traitement moral peut naturellement être appliqué plus facilement dans les cas où la rumination peut cesser par la puissance de volonté du malade, mais il peut aussi être employé quand la rumination est absolument indépendante de sa volonté.

Pour traiter le Dʳ G. P., j'ai fait usage de cette méthode ; il devait s'efforcer de tout son pouvoir d'arrêter la rumination aussitôt qu'il aurait envie de ruminer. Le malade suivit consciencieusement ces instructions, et depuis cette époque il n'a eu du mérycisme que de temps en temps. Dans le traitement d'autres cas j'ai employé la même méthode avec les meilleurs résultats.

VOMISSEMENT NERVEUX (XOMITUS NERVOSUS).

Le vomissement sert à vider l'estomac de son contenu par le plus court chemin, c'est-à-dire par l'œsophage et la bouche. Le mécanisme de cet acte est très compliqué et un grand nombre de muscles striés et non striés

(1) PÖNSGEN, Die motorischen Verrichtungen des menschlichen Magens. Strasbourg, 1882, p. 127.

y prennent part. D'abord les muscles abdominaux et le diaphragme se contractent et compriment la cavité abdominale ; puis l'estomac se contracte et le pylore se ferme hermétiquement. En même temps, les fibres longitudinales de la partie inférieure de l'œsophage se contractent et ouvrent le cardia ; la pression qu'exerce l'estomac sur son contenu renvoie celui-ci dans l'œsophage ouvert qui s'est élargi et raccourci par la contraction de ses fibres longitudinales. L'épiglotte vient s'appliquer sur le larynx pour le fermer tandis que le voile du palais se relève pour opérer l'occlusion de l'orifice postérieur des fosses nasales. Ces deux actes ont pour but d'empêcher le contenu de l'estomac d'entrer dans le larynx ou les fosses nasales. Le seul chemin qui demeure ouvert est la bouche. Les contractions antipéristaltiques de l'œsophage vident celui-ci de son contenu par la bouche d'une façon rapide. On croit généralement qu'il existe un centre pour le vomissement dans le noyau du pneumogastrique. Il peut même se faire que le centre respiratoire et le centre du vomissement ne soient qu'un seul et même centre.

Le vomissement peut être la conséquence de plusieurs états pathologiques de l'estomac ou il peut être dû à un état anormal des aliments. Le vomissement nerveux est caractérisé par l'absence de ces deux causes.

Le vomissement peut être dû à quelque irritation d'origine spinale ou cérébrale, ou peut être un réflexe provenant d'un état anormal des organes (pharynx, œsophage, larynx, palais, reins, foie, péritoine, organes génitaux, etc.), ou bien il peut être dû à la neurasthénie ou à l'hystérie. Parmi ces différentes formes de vomissement nerveux, le vomissement juvénile et le vomissement périodique de Leyden (1) méritent une considération spéciale.

Diagnostic. — En faisant le diagnostic du vomissement nerveux il faut avoir un double objet en vue : 1° reconnaître le caractère nerveux de l'affection, et 2° découvrir, si possible, sa cause. Stiller (2) donne les points suivants comme caractéristiques du vomissement nerveux : il a lieu facilement, sans effort et sans phase préparatoire. Ordinairement il ne dépend pas de la qualité ni de la quantité des aliments ingérés. Cet auteur mentionne d'autres points : le caractère capricieux avec lequel certaines espèces d'aliments (quelquefois très faciles à digérer) sont vomies, tandis que d'autres substances indigestes sont parfaitement tolérées ; la faculté, qui existe quelquefois, de choisir une seule substance parmi les divers aliments qui se trouvent dans l'estomac pour la vomir ; l'insouciance avec laquelle les malades supportent leur état pendant longtemps ; le degré très léger ou à peine marqué d'inanition, malgré la longue durée de l'affection. Le vomissement ne dépend pas toujours des repas, mais peut avoir lieu le matin à jeun. Il existe d'autres symptômes névropathiques qui peuvent être associés au vomissement ou alterner avec lui — l'influence que les états psychiques exercent sur le vomissement. A tous ces points Boas (3) en ajoute un autre, l'état normal des fonctions sécrétoire et motrice de l'estomac. Je suis cependant d'accord avec Bouveret pour dire que, quoique ceci puisse avoir lieu dans quelques cas, il y

----

(1) E. LEYDEN, *loc. cit.*
(2) STILLER, Die nervösen Mageukraukheiten, Stuttgard, 1884.
(3) BOAS, *loc. cit.*, p. 238.

a certainement des cas de vomissement nerveux dans lesquels la fonction sécrétoire de l'estomac est beaucoup diminuée ou même fait défaut.

Vomissement juvénile. — Il a lieu chez les jeunes sujets qui vont à l'école, surtout quand ils sont surmenés. Il se développe des symptômes de cardialgie et des vomissements, ces derniers ayant lieu une ou deux fois par jour ou prenant plutôt un caractère périodique. Quelquefois, il y a l'ensemble des symptômes suivants associés au vomissement : fort mal de tête, pâleur marquée, pouls très lent et pupilles dilatées. Le diagnostic de cette forme de vomissement se fait facilement à l'aide des symptômes que nous venons de mentionner. Le meilleur traitement est de faire quitter l'école au malade temporairement et de lui faire suivre un bon régime fortifiant.

Vomissement périodique (Leyden). — Leyden a été le premier à décrire le vomissement périodique que caractérisent les points suivants : 1° Il a lieu chez des sujets en apparence de bonne santé ; 2° les paroxysmes ont lieu périodiquement à des intervalles d'égale durée ; 3° quand l'attaque est passée, le malade se trouve parfaitement bien et il n'y a pas de symptômes gastriques qui persistent.

L'attaque ressemble beaucoup à celle de la succorrhée gastrique aiguë continue, et on peut la décrire comme suit : en pleine santé, le malade éprouve pendant peu de temps des sensations de malaise (légère céphalalgie, des nausées, légers frissons) qui sont suivies de vomissement. Au début le contenu stomacal est expulsé en entier; plus tard, les matières vomies consistent en mucus seul ou mélangé à de la bile ou à des caillots de sang. On trouve plus fréquemment ce dernier quand le vomissement a été précédé de violents efforts. Souvent, mais pas toujours, il existe une douleur à la région gastrique et une sensation d'abattement complet. L'abdomen est d'ordinaire enfoncé et les extrémités sont froides. L'estomac ne peut alors supporter aucun aliment ; l'eau même est expulsée très vite. Cet état de grande irritabilité de l'estomac et ces vomissements persistants peuvent durer un ou deux jours, et soudain, tous les troubles disparaissent, les nausées se calment, et la faim revient ; on peut la satisfaire sans inconvénient. L'estomac qui, une heure auparavant ne pouvait rien supporter, peut alors garder toutes sortes d'aliments.

Le vomissement périodique de Leyden est une maladie rare, et il me semble que l'état de la sécrétion gastrique ne joue pas un rôle important dans la cause de cette affection. La plupart des cas mentionnés dans la littérature médicale semblent se trouver associés à l'état normal du suc gastrique, mais j'ai observé un cas de vomissement périodique chez un malade atteint d'achylie gastrique. Ce malade (J. S...), âgé de trente-sept ans, souffrait depuis six ans d'attaques de vomissements périodiques qui avaient lieu soit tous les trois mois soit tous les six mois et duraient de quatre à cinq jours. Dans l'intervalle des attaques, le malade pouvait manger de tout sans grand inconvénient. Les seuls symptômes dont il se plaignait étaient les renvois et la constipation. Pendant les cinq jours que duraient les attaques il ne pouvait rien ingérer et, d'ordinaire, il présentait les symptômes les plus alarmants. Je l'ai examiné souvent pendant les attaques et pendant les intervalles et je n'ai jamais trouvé de traces de suc gastrique dans le contenu stomacal.

Le traitement consiste dans le repos absolu, dans l'administration de petits morceaux de glace et de morphine (en injections sous-cutanées), ou d'opium sous forme de suppositoires. Pendant l'intervalle des attaques le séjour à la campagne et l'hydrothérapie donneront d'excellents résultats.

Vomissement réflexe. — Le vomissement nerveux a lieu fréquemment à la suite de désordres de divers autres organes. Ainsi, un état anormal du pharynx, l'allongement de la luette, les maladies des organes génito-urinaires peuvent être accompagnés de vomissements. Le vomissement de la grossesse peut être considéré comme appartenant à cette catégorie. Le rein flottant, l'hydronéphrose, l'hépatoptose peuvent aussi causer le vomissement.

Le traitement de cette catégorie de cas doit être dirigé contre la maladie originelle. Il faut amputer la luette quand elle est trop longue, et on doit remédier à la ptose des organes abdominaux par un bandage approprié qui soutienne ces organes en place. Les maladies des organes génitaux seront traitées comme telles. Le vomissement de la grossesse doit être considéré comme un phénomène physiologique tant qu'il a lieu pendant les premiers mois de la grossesse et une ou deux fois par jour seulement sans trop d'inconvénient pour la nutrition générale. Dans ce cas, il n'est guère nécessaire d'employer de moyens thérapeutiques. Quand, cependant, les vomissements sont plus fréquents et persistants, si la malade maigrit, nous avons alors les remèdes suivants à notre disposition : le bromure de sodium à la dose de 1 gramme à prendre deux fois par jour ; l'oxalate de cérium, 20 centigrammes, trois fois par jour. Ou :

<pre>
℞ Menthol............................   1 gramme.
  Aq. destil............................   100 grammes.
  Spir. frument. rectif...............   50   —
  Syr. zingib.........................   30   —
</pre>

D. S. Une cuillerée à soupe, quatre fois par jour.

On peut employer aussi quelquefois d'autres médicaments comme la cocaïne, la codéine, la belladone ou le chloral hydraté. Si le traitement médical n'a point d'effet, on peut essayer un changement de séjour, la campagne par exemple. Si tous ces moyens ne réussissent pas et si les vomissements continuent sans changement et mettent la vie de la malade en danger, il reste alors une dernière ressource, à laquelle il faut avoir recours, l'avortement artificiel.

Vomissement nerveux idiopathique. — Outre les deux formes de vomissement dont nous venons de parler, c'est-à-dire le vomissement juvénile et le vomissement périodique, qui ont lieu sans cause apparente, il existe chez l'adulte des cas de vomissement qui n'ont aucune périodicité. Le vomissement a lieu ordinairement après les repas. Généralement, une partie seulement du repas est expulsée ; quelquefois, cependant, le malade peut vomir tout son repas. Le vomissement peut exister pendant des mois et quelquefois même pendant des années sans rémission. D'ordinaire, dans ces cas, la nutrition n'en souffre pas. Les neurasthéniques et les hystériques fournissent le plus grand nombre de malades de cette forme de vomissement. Il y a cependant quelquefois des sujets dont les fonctions nerveuses semblent être normales et qui sont atteints de cette affection. Cette forme de vomissement est plus fréquente chez la femme que chez l'homme.

Le *traitement* consiste à régulariser le genre de vie du malade et à lui conseiller d'arrêter le vomissement toutes les fois que cela lui sera possible. Chez les neurasthéniques et les hystériques, le traitement doit viser l'affection primitive; chez les autres malades, on peut essayer le changement de climat. Comme médicaments, les bromures jouent le plus grand rôle. L'arsenic et le fer rendent de bons services dans bien des cas. Dans les cas sérieux de vomissement, on peut avoir recours à l'alimentation par le tube stomacal pendant deux semaines. Pendant tout ce temps, il ne faut rien donner d'une autre façon. A la fin de ces deux semaines, on donne par la bouche des aliments en petites quantités tout en continuant le gavage (alimentation par le tube). Si le malade ne vomit plus les aliments pris par la bouche, on peut alors, après un certain temps, discontinuer le gavage et reprendre le mode habituel d'alimentation. La faradisation intra-gastrique peut aussi donner de bons résultats. J'ai traité plusieurs cas de vomissement nerveux datant de plusieurs années qui avaient résisté à divers modes de traitement et qui ont parfaitement guéri par le courant faradique.

PNEUMATOSE.

Sous le nom de pneumatose gastrique on comprend une affection dans laquelle l'estomac est distendu par des gaz (air), et qui donne lieu à une sensation marquée de tension et souvent aussi à de la gêne respiratoire (asthme des dyspeptiques, Henoch). On croit généralement que la contraction spasmodique du cardia et du pylore est en partie la cause de cette affection. L'affection peut être périodique ou exister d'une façon constante. On la trouve souvent associée à d'autres symptômes de neurasthénie ou d'hystérie ; on la rencontre cependant quelquefois seule. Dans les cas typiques de pneumatose, les régions gastrique et épigastrique sont très prétubérantes ; quelquefois la partie supérieure de l'abdomen ressemble à un ballon. A la percussion, cette surface donne un son tympanique très prononcé. Les malades éprouvent une sensation de distension et une gêne marquée de la respiration ; quelquefois l'anxiété est extrême. D'ordinaire, ils ne peuvent pas avoir de renvois.

Pour faire le diagnostic de cette affection, il faut exclure les affections organiques de l'estomac qui peuvent donner lieu à des symptômes analogues. Dans celles-ci, toutefois, le gaz accumulé dans l'estomac a une mauvaise odeur.

Le *traitement* consiste dans une bonne hygiène pour fortifier le système nerveux en général et dans l'administration des bromures. On peut arrêter très vite et très facilement une attaque de pneumatose par l'introduction du tube stomacal pour faire sortir par cette voie l'air emprisonné. Les symptômes causés par la tension disparaissent de suite. On doit répéter ce procédé toutes les fois qu'une quantité considérable de gaz s'est accumulée dans l'estomac et donne lieu aux symptômes caractéristiques. Si l'on n'a pas un tube stomacal sous la main, ou quand son introduction n'est pas indiquée, on peut soulager le malade par une injection sous-cutanée de morphine (Ewald). L'extrait de fève de Calabar peut aussi être utile.

HYPANAKINÈSE DE L'ESTOMAC.

J'ai donné le nom d'hypanakinèse à un état dans lequel il y a une grande diminution de la fonction mécanique de l'estomac. Quand on la mesure au gastrographe, on ne trouve que trois ou quatre lignes d'interruptions du courant marquées dans l'espace de trois minutes. Quelquefois, on n'observe pas du tout de changements du courant dans le même espace de temps. J'ai remarqué cet état plusieurs fois dans l'ulcère de l'estomac, mais deux fois aussi chez des sujets chez qui l'on pouvait exclure le diagnostic d'ulcère de l'estomac. Un de ces malades se plaignait d'éprouver la plus désagréable des sensations peu de temps après les repas, quand il restait tranquille. Il était soulagé seulement quand il marchait pendant trois quarts d'heure ou une heure après chaque repas. Il peut se faire que l'exercice auquel le malade avait recours instinctivement suppléât au travail mécanique de l'estomac qui faisait défaut.

HYPERANAKINÈSE DE L'ESTOMAC.

Comme contraste de l'hypanakinèse, l'hyperanakinèse signifie un état dans lequel l'action mécanique de l'estomac est trop forte. Le gastrographe donne quarante à quatre-vingts lignes et interruptions du courant dans l'espace de trois minutes. On trouve souvent ce symptôme dans les cas d'obstruction du pylore, mais on peut le rencontrer dans d'autres états. Je l'ai observé dans plusieurs cas associé à l'hyperchlorhydrie.

AGITATION PÉRISTALTIQUE DE L'ESTOMAC (KUSSMAUL) (1). TORMINA VENTRICULI NERVOSA.

Sous ce nom, on comprend les cas dans lesquels il y a non seulement une augmentation de l'activité motrice (mécanique) de l'estomac, mais où les mouvements péristaltiques de l'estomac sont distinctement visibles.

Dans cet état, l'activité des mouvements péristaltiques de l'estomac est remarquable. On peut voir les grandes ondulations de l'estomac allant de gauche à droite. Le temps que met un de ces mouvements à se propager de l'extrémité gauche au pylore est d'environ une minute. Cette action péristaltique de l'estomac est plus prononcée quand il contient des aliments. Dans quelques cas, le malade sent le péristaltisme exagéré comme une contraction légèrement douloureuse. D'autres fois, le malade ne le perçoit pas. On trouve d'ordinaire l'agitation péristaltique de l'estomac dans la dilatation de cet organe avec obstruction du pylore. C'est alors le résultat des efforts que fait l'estomac pour vaincre la résistance exagérée que rencontrent les aliments au pylore rétréci. Dans quelques cas rares, l'agitation péristaltique de l'estomac peut avoir lieu seule, sans l'existence d'aucune obstruction au pylore ; c'est alors une simple névrose. Kussmaul en a publié deux cas d'origine nerveuse. J'ai eu l'occasion d'observer huit cas d'agitation péristaltique de l'estomac dans la sténose

(1) Kussmaul, Die peristaltische Unruhe des Magens (*Volkmann's Samml. klin. Vorträge*, n° 181, 1880).

du pylore (sept cas de cancer et un de sténose bénigne)
et un cas d'origine nerveuse. Ce dernier était celui d'un
homme, âgé de quarante-deux ans, qui présentait des
symptômes caractéristiques de neurasthénie et qui se
plaignait d'éprouver une sensation de mouvement ressemblant à des crampes apparaissant d'ordinaire peu de
temps après les repas dans la région gastrique et durant une demi-heure ou plus. En inspectant l'abdomen
une demi-heure après un léger repas, on pouvait voir
des « ondulations énormes » se propager de gauche à
droite dans la région gastrique. Dans ce cas la grande
courbure de l'estomac s'étendait jusqu'à un travers de
doigt au-dessus de l'ombilic (gastrodiaphanie) et l'estomac était ordinairement vide une heure et demie après
le déjeuner d'épreuve.

Le *traitement* de cette affection, quand elle est accompagnée d'une obstruction du pylore, doit être dirigé
contre cette dernière qui est l'affection primitive. Dans
les cas d'origine nerveuse, les mesures thérapeutiques
seront dirigées contre le système nerveux. Le massage,
l'hydrothérapie, l'électricité (faradisation à travers la
peau ou intra-gastrique), le changement de climat et de
séjour ont souvent de bons résultats. Le bromure de
potassium à hautes doses et la codéine, seule ou avec la
belladone, sont aussi très utiles.

AGITATION ANTIPÉRISTALTIQUE DE L'ESTOMAC.

Glax (1), Schütz (2) et Cahn (3) ont publié des cas où
les ondulations de l'estomac avaient lieu de droite à

(1) GLAX, *Pest. med. chirurg. Presse*, 1884.
(2) SCHÜTZ, *Prager med. Wochenschr.*, 1882, n° 11.
(3) CAHN, *Deutsch. Arch. f. klin. Med.*, 1884, p. 402.

gauche et ont désigné cet état par le nom d' « agitation antipéristaltique de l'estomac ». Le cas de Glax était d'origine nerveuse. Pour faire le diagnostic d'agitation péristaltique ou antipéristaltique de l'estomac, il est très important de constater que les ondulations proviennent de l'estomac et non des intestins. Les mouvements péristaltiques et antipéristaltiques de l'intestin grêle s'observent souvent et on peut les distinguer facilement des mouvements de l'estomac par la forme que présentent les ondulations. Quand celles-ci proviennent de l'intestin grêle elles sont petites (comme une saucisse) et on les voit se propager dans des directions et des régions différentes, tandis que les ondulations produites par l'estomac sont presque toujours assez larges (comme la main) et se propagent toujours dans la partie supérieure de la cavité abdominale de gauche à droite quand elles sont péristaltiques, et de droite à gauche quand elles sont antipéristaltiques.

INCONTINENTIA PYLORI (RELACHEMENT DU PYLORE).

Le relâchement du pylore a été d'abord décrit par L. de Séré (1) et plus tard par Ebstein (2). Le pylore peut être défectueux, premièrement, quand il y a un néoplasme dur intéressant cette partie de l'estomac ; secondement, quand le sphincter pylorique est à l'état atonique, c'est-à-dire quand le pylore reste toujours ouvert par suite de quelque dérangement nerveux. Ebstein diagnostique un relâchement du pylore quand, en insufflant de l'air dans l'estomac, le gaz passe rapide-

(1) L. DE SÉRÉ, Du relâchement du pylore (Gaz. des hôp., 1864, n° 62).
(2) EBSTEIN, Deutsch. Arch. f. klin. Medicin, Bd. XXVI, p. 295.

ment dans les intestins, de sorte qu'il est impossible d'en remplir l'organe. A la place de l'estomac, c'est l'intestin grêle qui se remplit d'air et donne un son tympanique à la percussion. Ewald doute avec raison de la précision de ce moyen de diagnostic. Il n'a jamais en effet observé ce symptôme.

Dans tous les cas où il a distendu autant que possible l'estomac avec de l'air, il n'a jamais pu prouver que celui-ci passait dans les intestins. Quand la tension devenait trop grande, l'air s'échappait toujours par en haut, par le cardia avec les renvois. Mes expériences sont identiques à celles d'Ewald. L'incontinence, ou plutôt le relâchement du pylore, est une affection rare, et nous pouvons la reconnaître non pas tant par le fait que les aliments et les gaz passent de l'estomac dans le duodénum plus rapidement qu'à l'état normal, que par la régurgitation du contenu intestinal dans l'estomac.

Ce dernier fait est démontré par le lavage de l'estomac fait à jeun ; dans ces conditions, on trouve presque toujours une plus ou moins grande quantité de suc intestinal et surtout de bile. Quoique la régurgitation de la sécrétion intestinale dans l'estomac puisse se produire quelquefois comme conséquence de l'irritation causée par le tube quand on fait le lavage, le suc intestinal cependant est toujours en petite quantité. Dans le relâchement du pylore, la quantité de bile et de suc intestinal régurgitée est considérable, toujours la même chaque fois que le lavage de l'estomac est fait à jeun, et quelquefois aussi quand on recueille le contenu stomacal une heure après le déjeuner, ou trois ou quatre heures après le dîner d'épreuve. On ne sait pas encore s'il faut attribuer le fait que l'estomac se vide plus rapidement qu'à l'état normal à un relâchement du pylore ou à une activité augmentée des fonctions motrices de l'organe (hyperprochoresis). Dans la plupart des cas, cependant, il me semble que ce dernier facteur est le plus probable. J'ai observé deux cas de relâchement du pylore et je les ai traités tous les deux par la faradisation intra-gastrique avec de bons résultats. Quelquefois, le relâchement du pylore s'accompagne de celui du cardia, comme dans le cas suivant :

Mlle Emma M..., âgée de vingt-quatre ans, souffre depuis trois ans de la perte de l'appétit, de renvois, de constipation et ne dort pas bien ; elle n'a pas de vomissements, mais des renvois d'un liquide acide après les repas. La malade se plaint surtout de ces renvois qui l'ennuient beaucoup, qui ne la quittent jamais, qui l'empêchent de se livrer à des occupations et la tiennent même souvent loin de toute société.

État présent. — Langue très chargée ; bruit de clapotage depuis l'estomac jusqu'à deux travers de doigt au-dessous de l'ombilic ; le rein droit est flottant et facilement palpable. En faisant l'examen de l'estomac avec le tube le matin à jeun, on y trouve de la bile mélangée au suc gastrique ; après le déjeuner d'épreuve, on trouve ordinairement aussi de la bile mélangée au contenu stomacal, comme on le voit par le résultat suivant :

Une heure après le déjeuner d'épreuve : $HCl+$; acidité $= 68$; mélange de bile.

A jeun, l'estomac contient 70 centimètres cubes d'un liquide jaune intense (présence de bile) ; $HCl+$.

La malade fut traitée par la gastro-faradisation directe et le lavage de l'estomac de temps à autre. Pendant le mois d'avril, la faradisation fut faite tous les deux jours, et le lavage de l'estomac une fois par semaine le matin à jeun. La malade se sentit mieux après quelques jours de traitement ; les éructations disparurent presque complètement, et elle pouvait manger avec meilleur appétit sans éprouver de la gêne après les repas.

Ultérieurement, on fit la faradisation une fois par semaine seulement, puis on la discontinua. La malade engraissa de plusieurs livres pendant le traitement, et n'a plus eu de malaises depuis cette époque.

PYLOROSPASME.

Bentéjac (1), a décrit une contraction spasmodique du pylore sans affection organique. Il cite le cas suivant :

Un homme de cinquante-neuf ans avala par erreur un verre de kérosène. Après cet accident, il eut des douleurs intenses à la région épigastrique, mais il ne vomit jamais de sang ni n'en eut dans les selles. Huit mois après, il eut des vomissements incessants et l'estomac dilaté s'étendait jusqu'au-dessous de l'ombilic. On diagnostiqua une sténose du pylore, et Richelot fit une laparotomie exploratrice, mais trouva le pylore normal et parfaitement uni.

Le résultat de l'examen pendant l'opération prouva que le pylore était seulement contracté d'une façon spasmodique. Cependant, l'opération eut pour résultat de faire cesser les vomissements, ce qui peut être

(1) BENTÉJAC, *Thèse de Paris*, 1888.

attribué simplement à l'effet suggestif du procédé sur le malade.

On trouve fréquemment le pylorospasme associé à l'ulcère du pylore ou de son voisinage immédiat, et on doit alors le considérer comme une névrose réflexe. Les symptômes dans la plupart des cas ressemblent à ceux que présente une vraie sténose du pylore; et quand on a fait plusieurs tentatives pour améliorer l'état du malade sans succès, il faut alors avoir recours à l'intervention chirurgicale. Bouveret (1) dit que l'on trouve souvent le pylorospasme dans l'hyperchlorhydrie et surtout dans l'hypersécrétion. Dans ces cas, la région pylorique est quelquefois très sensible et douloureuse à la pression, et Bouveret attribue ce fait à une contraction spasmodique exagérée du pylore. Je dois dire que ce symptôme seul ne suffit pas pour garantir l'assertion de l'existence du pylorospasme. Les douleurs que les malades ressentent davantage au côté droit peuvent être causées par l'irritation anormale que provoque le chyme trop acide à son passage par le pylore.

ATONIE DE L'ESTOMAC.

Synonymes. — Insuffisance gastrique (Rosenbach) (2); myasthénie de l'estomac (Boas).

L'atonie de l'estomac désigne un état dans lequel l'action musculaire de cet organe est retardée ou affaiblie. C'est une complication fréquente de beaucoup de troubles digestifs et aussi d'autres maladies qui affaiblissent beaucoup l'organisme. C'est ainsi qu'elle

(1) Bouveret, *loc. cit.*
(2) Rosenbach, *Volkmann's Samml. klin. Vorträge*, 1878, n° 153.

accompagne le catarrhe chronique de l'estomac, l'hyper-chlorhydrie, la neurasthénie gastrique, la tuberculose pulmonaire, les affections graves du cœur, et autres. Cependant, on la rencontre quelquefois comme névrose primitive.

Symptomatologie. — Quand l'atonie complique une autre affection, les symptômes de l'atonie s'effacent devant ceux de l'affection principale. Quand elle existe seule, elle offre souvent les caractères suivants : une sensation désagréable de plénitude après les repas ; souvent des renvois de gaz ; diminution de l'appétit ; fréquemment des maux de tête et de la constipation.

Diagnostic. — Le diagnostic est basé sur la présence des symptômes ci-dessus et la constatation à l'examen des points suivants :

1° On peut produire facilement le bruit de clapotage dans la région gastrique, même quand l'estomac contient seulement une petite quantité de chyme ou de liquide. Ordinairement, la surface où l'on peut produire le clapotage s'étend du bord des côtes gauches à l'ombilic ou un peu au-dessous ;

2° Six ou sept heures après le dîner d'épreuve de Leube, par le lavage de l'estomac, on constate la présence d'une quantité plus ou moins considérable de chyme ; tandis qu'on trouve l'estomac vide le matin à jeun ;

3° Quand on remplit l'estomac d'eau, la grande courbure descend de plus en plus à mesure que l'on ajoute de l'eau. Ce symptôme, dont parlent Pacanowski (1) et Boas, n'est cependant pas constant et par conséquent n'offre aucune certitude.

(1) PACANOWSKI, *Deutsch. Arch. f. klin. Medicin*, Bd. XL.

Le *pronostic* de l'atonie de l'estomac n'est pas mauvais, car l'affection peut céder au traitement.

Traitement. — On doit prescrire une bonne hygiène et un régime fortifiant. On doit défendre le travail mental excessif, et recommander beaucoup d'exercice au dehors et de fréquentes ablutions du corps. Il est très important de manger lentement et de bien mâcher les aliments. Il faut restreindre la quantité de liquides. Le malade ne doit pas boire par jour plus d'un litre à un litre et demi de liquide y inclus le thé, le café, le lait et la soupe. D'ordinaire, le mieux est de faire prendre au malade cinq repas par jour. Le régime doit consister en aliments solides légers (pain et beurre, œufs, pommes de terre en purée ou cuites au four, semoule, gruau, soupe ou vermicelle), en viandes tendres (filet, côtelettes d'agneau, bœuf rôti, poulet, pigeon, poisson, huîtres; épinards, asperges, petits pois, carottes) ; thé, café ou cacao (avec du sucre et du lait) en petite quantité; un peu de bière légère. Des médicaments, c'est la strychnine qui tient le premier rang. Je donne souvent de la teinture de noix vomique avec l'extrait fluide de condurango, parties égales, 20 gouttes trois fois par jour. La ferratine, à la dose de 50 centigrammes trois fois par jour, rend aussi fréquemment des services.

L'électricité, surtout la faradisation intra-gastrique, me semble être le meilleur agent fortifiant de l'appareil musculaire de l'estomac. Quant au lavage, je suis d'accord avec Boas pour dire qu'il n'est pas indiqué dans cette affection.

Le meilleur traitement de la constipation, qui est si fréquente dans cette affection, est de faire manger au malade beaucoup de légumes frais, du pain bis, du pain de Graham, et beaucoup de fruits ; il faut qu'il aille s'asseoir dans les cabinets tous les matins à la même heure. Si ces moyens ne suffisent pas, je prescris alors souvent les pilules suivantes :

℞ Podophylline.................. 30 centigrammes.
Ext. nuc. vom............. ⎫ āā 50 —
Ext. fab. calab............. ⎭
Ext. gentian............... ⎫ āā Q. S.
Pulv. glycyrrhizæ........... ⎭

M. et ft. pil. nᵘ 30. S. Une pilule deux fois par jour.

On peut donner à la place de ces pilules 15 à 20 gouttes d'extrait fluide de cascara sagrada deux fois par jour.

Névroses sécrétoires.

L'existence de nerfs sécréteurs réglant la sécrétion des glandes de l'estomac est un fait généralement accepté, quoiqu'elle n'ait pas encore été démontrée expérimentalement d'une façon certaine. Plusieurs faits physiologiques parlent en faveur de cette théorie : un morceau de viande placé devant les yeux d'un chien ayant une fistule gastrique provoque la sécrétion du suc gastrique. Le même phénomène a été observé par Richet (1) dans le cas d'un homme qui avait une fistule gastrique. La peur et les grands soucis ont un effet paralysant sur la sécrétion du suc gastrique. Ces faits démontrent clairement l'influence des centres nerveux du cerveau sur la fonction de sécrétion de l'estomac. Il doit exister cependant dans l'estomac lui-même quelque agent nerveux

(1) Ch. Richet, Du suc gastrique chez l'homme et les animaux. Paris, 1878.

dont le mécanisme règle la sécrétion ; car, après la section du pneumogastrique et du sympathique qui innervent l'estomac, cet organe continue à sécréter comme à l'ordinaire après l'application d'un irritant. Comme dans les névroses, dont nous avons parlé précédemment, il existe aussi dans ce cas un état de diminution ou d'augmentation des fonctions de sécrétion.

Après avoir parlé des désordres fonctionnels de la sécrétion dans des chapitres spéciaux (hypersécrétion et achylie gastrique), nous avons à dire ici seulement que dans la plupart des cas ces affections sont d'origine nerveuse, de nature soit protopathique ou réflexe. Cette dernière théorie a surtout été soutenue par Charles G. Stockton (1) de Buffalo.

Cependant, des troubles de sécrétion peuvent fréquemment accompagner secondairement des névroses primitives ; c'est ainsi que le tabes dorsalis et d'autres lésions de la moelle sont fréquemment associés à l'hyperchlorhydrie et aussi à la gastrosuccorrhée périodique.

La neurasthénie et l'hystérie peuvent se compliquer d'hyperchlorhydrie, d'hypochlorhydrie ou d'achylie. Les symptômes que présentent ces troubles sécrétoires sont les mêmes que s'ils étaient des affections primitives.

On rencontre quelquefois l'hypochlorhydrie d'origine nerveuse avec ou sans l'association d'autres symptômes nerveux, et il est alors assez difficile de faire le diagnostic entre cette affection et le catarrhe gastrique. L'absence de sensibilité à la pression dans la région gastrique et la langue propre dénotent plutôt une

______

(1) CHARLES G. STOCKTON, *Medical Record*, 1894.

névrose. Des changements subits dans l'état de la sécrétion gastrique sont aussi en faveur du caractère névrotique de l'affection.

DYSPEPSIE NERVEUSE (1) (LEUBE).

C'est Leube (2) qui donna le nom de dyspepsie nerveuse (neurasthénie gastrique d'Ewald) à un état caractérisé par divers symptômes subjectifs, qui apparaissent pendant la digestion, mais qui ne peuvent se rapporter à aucun état anormal de l'organe susceptible de démonstration objective. Leube fait le diagnostic de dyspepsie nerveuse dans tous les cas où les symptômes dyspeptiques existent et où l'on trouve de l'acide chlorhydrique après le dîner d'épreuve et l'estomac vide sept heures après ce repas. Plus tard, quand on fit l'analyse quantitative pour trouver le degré d'acidité, on sépara de cette affection tous les cas d'hyperchlorhydrie, car alors les symptômes subjectifs dont se plaignent les malades purent être rapportés à un état anormal consistant en une sécrétion exagérée. La dyspepsie nerveuse se caractérise le mieux par l'existence de divers symptômes cliniques sans aucune lésion organique.

Étiologie. — La maladie est plus fréquente chez l'homme que chez la femme. Quoiqu'elle puisse avoir lieu à tout âge, sa plus grande fréquence se trouve

---

(1) La dyspepsie nerveuse est en réalité une *névrose mixte* dans laquelle les mécanismes sensoriel, moteur ou sécrétoire peuvent alterner ou s'associer pour jouer un rôle.

(2) LEUBE, Ueber nervöse Dyspepsia. (*Deutsche Arch. f. klin. Medicin,* Bd. XXIII, 1879).

entre trente et quarante-cinq ans. Beaucoup d'états débilitants donnent lieu au développement de cette affection : la chlorose, les maladies des poumons, la grippe, la malaria; les états anormaux des organes génito-urinaires, les excès vénériens, l'abus du tabac et des alcools prédisposent à cette affection. Les troubles organiques de l'estomac, comme l'ulcère et le catarrhe chronique, peuvent aussi la produire. Il est à peine nécessaire de dire que la neurasthénie et l'hystérie se compliquent souvent de dyspepsie nerveuse, ou, pour parler plus correctement, la dyspepsie nerveuse, fait partie en réalité de ces deux affections.

Symptomatologie. — L'appétit est en général irrégulier et capricieux. Quelquefois il est augmenté; plus fréquemment, cependant, il est diminué. La langue, d'ordinaire, est propre ; quelquefois seulement elle est légèrement chargée. Peu de temps après le repas, divers symptômes apparaissent : une douleur légère à la région gastrique, des renvois fréquents, quelquefois un besoin de sommeil irrésistible, quelquefois une sensation de brûlure dans la tête, surtout au front. Toutes ces sensations désagréables durent souvent tant qu'il y a des aliments dans l'estomac. Quelquefois, quand l'estomac est vide, une sensation de faiblesse et des vertiges légers saisissent le malade, de sorte qu'il n'y a pas en réalité un moment où il se sente parfaitement bien et jouisse de l'état de santé. Ceci explique la dépression marquée qui existe chez ces malades. La plupart d'entre eux voient tout en noir, et le moindre ennui, qui serait à peine remarqué par une personne bien portante, peut leur causer un grand souci et la peur. Au début, la nutrition du corps paraît se faire assez bien ;

mais tôt ou tard le malade commence à maigrir, le sommeil est bientôt troublé, et tous les symptômes s'aggravent.

Outre les symptômes gastriques, il y a aussi divers symptômes qui se rapportent aux intestins. Le malade éprouve dans différentes régions de l'abdomen une sensation de plénitude ou de tension, et quelquefois de la douleur. Fréquemment ces sensations anormales sont causées par une accumulation de gaz dans les intestins dont l'expulsion amène le soulagement. La constipation est presque toujours la règle. Les selles ont quelquefois la forme de boulettes et, de temps à autre, celle d'un long cylindre mince comme une plume d'oie. Cette dernière apparence est toujours le résultat de la constipation à forme spasmodique. On rencontre très rarement la diarrhée dans cette maladie.

Burkhart (1) prétend qu'il existe certains points sur l'abdomen douloureux à la pression qu'il croit caractéristiques de cette affection. Leven (2) donne aussi une grande importance à ces points douloureux qu'il attribue à une irritation du plexus solaire. Il signale trois de ces points douloureux, un immédiatement au-dessous de l'appendice xyphoïde, les autres près de l'ombilic, surtout à la gauche de ce dernier. Ewald, Richter (3) et Bouveret croient que ce symptôme n'est pas du tout caractéristique de la dyspepsie nerveuse, car ils ont vu des cas de cette affection où ces points douloureux n'existaient pas. L'état du suc gastrique ne présente rien de caractéristique dans cette affection. Il

(1) BURKHART, Zur Pathologie der Neurasthenia gastrica, Bonn, 1882.
(2) LEVEN, Estomac et cerveau, Paris, 1884.
(3) RICHTER, *Berl. klin. Wochenschr.*, 1882.

est souvent normal. Quelquefois il y a diminution et, de temps à autre, augmentation du degré d'acidité. Dans beaucoup de cas, l'état du suc gastrique présente des variations diverses de temps à autre. Je suis d'accord avec Bouveret en ceci que l'on trouve plus fréquemment une diminution de l'acidité dans cette affection. Quand l'affection a duré quelque temps, il y a d'ordinaire de l'atonie de l'estomac. Chez les femmes il y a fréquemment comme complication de l'entéroptose. Dans les deux sexes, mais plus souvent chez la femme, il se développe de la colite membraneuse comme conséquence de la constipation opiniâtre et de l'irritation du colon par les scybales. Outre tous ces symptômes qui se rapportent aux voies digestives, il y a ordinairement divers symptômes nerveux : céphalalgie, insomnie, douleurs dans le dos, pollutions fréquentes, quelquefois de l'impuissance, des vertiges, des palpitations du cœur après un léger effort ou après les repas, une grande sensation de faiblesse, perte d'énergie, d'ambition, etc.

Le *pronostic* de la neurasthénie gastrique est assez incertain. Des cas d'un caractère léger peuvent quelquefois résister aux meilleurs traitements pendant longtemps. D'un autre côté, des cas plus graves peuvent céder vite à un traitement rationel. On ne peut prévoir que rarement la durée de la maladie et, quoique la vie ne soit pas directement menacée, on a cependant publié dans la littérature médicale des cas qui ont eu une issue fatale même sans complications apparentes.

Diagnostic. — Le diagnostic se fait à l'aide des symptômes généraux de la neurasthénie, et surtout de ceux que l'on peut attribuer aux voies digestives sans

l'existence d'une lésion organique. La principale
caractéristique de cette affection est le manque de proportion entre les nombreuses doléances des malades et
le résultat objectif de l'examen des organes digestifs.
Un autre point, qui a son importance, est que les différents aliments, même les substances indigestes, ne
semblent pas aggraver l'état du malade, que les
aliments très légers ne l'améliorent pas, non plus,
tandis que le changement de séjour ou de climat, ou
quelquefois une bonne nouvelle, ou quelque événe-
ment de la sorte peuvent amener une disparition de
toutes les sensations désagréables pour un temps très
long.

Diagnostic différentiel. — La neurasthénie gastrique
peut quelquefois être confondue avec le catarrhe gastrique chronique, l'ulcère de l'estomac, ou le cancer,
d'autant plus que toutes ces maladies organiques sont
fréquemment accompagnées de symptômes nerveux.
Les points suivants serviront à différencier la neurasthénie gastrique des affections en question : dans la
neurasthénie gastrique les symptômes nerveux (se
rapportant à l'estomac et à d'autres organes distants)
jouent le rôle le plus important. Tandis que les plaintes
des malades ont plus ou moins de rapport avec les voies
digestives, la qualité et la quantité des aliments ne
semblent pas avoir une grande importance. Ce qui
caractérise la neurasthénie gastrique, ce sont les changements subits dans l'état du malade qui se porte fort
bien pendant quelques jours, puis après se trouve
encore complètement abattu. Le catarrhe gastrique
chronique se reconnaît facilement par la constance
de ses symptômes qui s'aggravent par les écarts de

régime, et par l'état de la sécrétion gastrique (acidité diminuée, grande quantité de mucus, etc.). Dans l'ulcère de l'estomac on trouve toujours quelques points caractéristiques (point circonscrit douloureux, vomissements, hématémèse ou méléna, douleur après l'ingestion d'aliments d'ordinaire très intense). Comme on le sait bien cependant, un ulcère peut exister sans aucun de ces symptômes caractéristiques, et alors il est très difficile d'en exclure la présence d'autant plus que la neurasthénie gastrique peut compliquer cette affection. Pour faire le diagnostic différentiel entre la neurasthénie gastrique et le cancer de l'estomac, il est souvent nécessaire d'observer le malade pendant une période de temps assez longue. Quand il y a une tumeur ou un autre symptôme distinct du cancer, il est facile de reconnaître l'affection cancéreuse. Quand des symptômes certains manquent (pendant la première période de la maladie), le diagnostic différentiel est difficile à faire. Dans le cancer de l'estomac, il y a aussi quelque rapport entre la qualité et la quantité des ingesta, et les troubles existants. Toutefois, dans le cancer de l'estomac il y a aggravation progressive de l'affection, tandis que la neurasthénie gastrique peut rester à l'état stationnaire pendant longtemps.

Traitement. — Dans tous les cas où l'on trouve quelque rapport entre cette affection et d'autres désordres existant en même temps, il faut diriger le traitement contre ces derniers. Quand la neurasthénie gastrique existe seule, il faut alors avoir recours à des moyens thérapeutiques qui fortifient tout le système nerveux. Le changement de climat, la vie au grand air, loin du souci des affaires, ont une grande importance et suffisent souvent pour amener la guérison. Le régime doit être abondant et il est important de persuader le malade de la nécessité de se bien nourrir. En ce qui concerne la digestibilité des différents aliments, le mieux est de laisser le malade juger par lui-même d'après son expérience. Les condiments ne doivent être employés qu'avec modération et on peut permettre le vin, le thé, le café et la bière en petites quantité. Chez les malades qui sont très émaciés, la cure de repos de Weir Mitchell donne souvent les meilleurs résultats. Les moyens directs qui servent à fortifier le système nerveux sont les suivants : I. Hydrothérapie légère (drap mouillé froid, bain de siège tiède). II. Massage de tout le corps, auquel on peut ajouter le massage spécial de l'abdomen. III. Électricité ; faradisation générale de Beard et Rockwell (1); le malade s'asseoit les pieds nus reposant sur une grande plaque électrode pendant que le médecin promène l'autre électrode sur la poitrine, le dos et les extrémités — bain électrique. IV. Le sommeil et le repos sont deux choses dont le malade doit user largement. La gymnastique donne de bons résultats, mais il ne faut pas que le malade en abuse et se fatigue.

En ce qui concerne le traitement local de l'estomac, la douche gastrique a été recommandée par Malbranc (2), et dernièrement par Rosenheim (3). Dans quelques cas j'ai appliqué la vaporisation gastrique également avec de bons résultats. Des médicaments, les bromures sont les plus importants.

(1) BEARD and ROCKWELL, *loc. cit.*
(2) MALBRANC, *loc. cit.*
(3) TH. ROSENHEIM, *Therap. Monatshefte*, 1892, p. 382.

℞ Ammonii bromidi .... ⎫
Sodii bromidi .... ⎭ āā 1 gramme.

M. f. pulv. D. in chart. n° 20. S. Un paquet deux fois par jour dans du lait ou de l'eau.

Les différents toniques (fer, arsenic) sont souvent indiqués. De même l'eau de Levico ou de Roncegno (une demi-cuillerée ou une cuillerée à soupe trois fois par jour), la ferratine, le peptomangan de Gude, le peptonate de fer de Dietrich ont ici aussi leur place. Dans les cas où l'anorexie joue le plus grand rôle, on doit administrer la teinture de noix vomique (dix gouttes trois fois par jour) ou l'orexine base (20 centigr. en cachets, trois fois par jour). L'insomnie sera combattue à l'aide de l'hydrate de chloral, du sulphonal (1,50 à 2 gr.) ou du trional (1 à 2 gr.).

Il faut régulariser les intestins selon les règles exposées dans le chapitre sur le catarrhe gastrique chronique. On peut recommander le séjour dans les montagnes ou dans une ville d'eau à sources ferrugineuses légères, comme Elster, Franzensbad et Pyrmont, ou salines comme Ems, Wiesbaden et Kissingen ; mais on doit éviter les eaux purgatives de Carlsbad et de Marienbad.

CHAPITRE XIV

ÉTAT DE L'ESTOMAC DANS LES MALADIES D'AUTRES ORGANES.

Il y a peu de maladies qui ne soient pas accompagnées de symptômes gastriques plus ou moins prononccés. Toutes les maladies constitutionnelles ou locales, fébriles ou afébriles se compliquent plus ou moins de troubles des organes digestifs. Cependant, tous les symptômes digestifs dépendent alors d'un trouble général de l'organisme et ne sont pas dus à des affections réelles des organes digestifs. Leur description appartient donc à la symptomatologie des différentes maladies. Dans ce qui va suivre nous nous occuperons brièvement de l'état de l'estomac dans plusieurs maladies organiques d'autres organes où les symptômes gastriques jouent un rôle prédominant. Par le fait, dans beaucoup de cas, il est assez difficile de reconnaître la nature secondaire d'un trouble gastrique quand la maladie primitive ne présente que quelques symptômes si peu importants qu'il est facile de la méconnaître.

Tuberculose pulmonaire. — Comme on le sait bien, dans la tuberculose pulmonaire, les symptômes provenant des voies digestives sont très prononcés et très difficiles à traiter; il y a souvent perte de l'appétit, des sensations désagréables après les repas, des renvois, un mauvais goût à la bouche, de la constipation alternant avec la diarrhée, et enfin, et non le moindre de tous ces symptômes, de la gastralgie, ainsi que de l'entéralgie, sérieuse et opiniâtre. Quoique ces symptômes gastriques apparaissent d'ordinaire quand la tuberculose des poumons est assez avancée, ils peuvent quelquefois exister bien avant que la maladie pulmonaire soit évidente. L'anatomie pathologique de l'estomac chez les tuberculeux a été décrite par W. Fenwick (1), qui a trouvé les caractères bien marqués du catarrhe gastrique dans onze cas sur cinquante phtisiques, et les fonctions de l'estomac ont été étudiées par Rosenthal (2), Edinger (3), Klemperer (4) et Schetty (5), Brieger (6), Hildebrandt (7), Immermann (8), et moi-même (9). Mes conclusions qui s'accordent avec celles de la plupart des auteurs cités ont été publiées dans le *Medical Record* du 4 mai 1889 et sont les suivantes :

I. Parmi les quinze cas de phtisie pulmonaire examinés, il y avait absence d'acide chlorhydrique libre dans deux seulement (n°s 14 et 15); chez le troisième malade (n° 11), l'absence de l'acide chlorhydrique n'a été constatée qu'une fois, et on a constaté sa présence dans deux autres examens ; chez tous les autres malades on a toujours trouvé de l'acide chlorhydrique.

(1) W. Fenwick, *Virchow's Arch.*, 1889, p. 187.
(2) C. Rosenthal, *Berl. klin. Wochenschr.*, 1888, n° 45.
(3) Edinger, *Deutsch. Arch. f. klin. Med.*, 1881.
(4) Klemperer, *Berl. klin. Wochenschr.*, 1889, n° 11.
(5) Schetty, *Deutsch. Arch. f. klin. Med.*, Bd XLIV, p. 219.
(6) Brieger, *Deutsch. Med. Wochenschr.*, 1888, n° 14.
(7) Hildebrandt, *Ibidem*, 1889, n° 15.
(8) Immermann, *Verhandl. des Congresses f. innere Medicin*, Wiesbaden, 1889.
(9) Max Einhorn, *Medical Record*, 4 mai 1889.

II. En ce qui concerne l'acidité, chez cinq malades (n°ˢ 6 à 10) elle était normale ; chez cinq (n°ˢ 1 à 5) il y avait de l'hyperacidité ; et chez cinq (n°ˢ 11 à 15) il y avait une diminution de l'acidité ; parmi ce dernier groupe il y avait deux cas d'absence totale d'acide chlorhydrique libre.

III. Chez un seul malade (n° 4) il y avait dans l'estomac, après le déjeuner d'épreuve, les restes d'un jaune d'œuf qu'il avait mangé la veille, et on n'a constaté ceci qu'une seule fois. Chez tous les autres malades on n'a point trouvé d'aliments dans l'estomac, à l'exception des parcelles fines du petit pain. L'estomac devait avoir été vide avant le déjeuner d'épreuve, et on peut donc conclure que la force motrice de l'estomac n'était point diminuée de beaucoup.

IV. Dans la plupart des cas on a pris note de l'appétit. *A priori*, on pourrait croire que l'appétit dépend, dans une certaine mesure, de la quantité du suc gastrique sécrété. Comme la quantité de suc gastrique sécrété se mesure par le degré d'acidité, l'appétit aurait dû être bon quand il y avait de l'hyperacidité ou de l'acidité normale, et mauvais quand le degré d'acidité était diminué. Mais ce n'était point le cas ; les trois malades avec hyperacidité (n°ˢ 1, 3 et 4), et les deux avec acidité normale (n°ˢ 8 et 10) se plaignaient d'avoir mauvais appétit, tandis que le malade n° 15 mangeait de bon appétit quoiqu'il y eût absence d'acide chlorhydrique libre dans son estomac.

On voit par là que souvent les symptômes subjectifs ne sont pas en harmonie avec les données objectives que l'on obtient par un examen complet de l'estomac. Ce fait nous apprend qu'au point de vue du traitement il ne faut pas avoir peur d'alimenter suffisamment les malades qui présentent des troubles marqués de l'appétit et beaucoup d'autres symptômes dyspeptiques. Par le fait, le gavage ou la suralimentation sont souvent fort utiles. Debove, Peiper, Leyden et d'autres ont obtenu les meilleurs résultats chez les tuberculeux par cette méthode.

Le traitement des symptômes gastriques, quand on trouve certaines anomalies fonctionnelles de l'estomac, comme par exemple l'hyperchlorhydrie ou l'hypochlorhydrie, sera le même que celui que nous avons donné aux chapitres traitant de ces affections. Le traitement principal, toutefois, doit toujours s'adresser à l'affection primitive, c'est-à-dire la maladie des poumons.

On rencontre quelquefois des ulcères tuberculeux de l'estomac, surtout quand il y a en même temps des lésions tuberculeuses d'autres organes. Leur existence a été mentionnée par plusieurs auteurs [Eppinger (1), Litten (2), Musser (3)].

Syphilis de l'estomac. — Les symptômes dyspeptiques ne sont pas rares dans la syphilis secondaire et tertiaire. Tandis que dans la période secondaire, toutefois, les troubles digestifs peuvent se rapporter à l'état constitutionnel, à la fièvre, etc., et alors il faut les considérer comme des phénomènes concomitants de la maladie primitive sans que l'estomac soit spécialement intéressé, les affections de l'estomac dans la syphilis tertiaire sont d'une nature indépendante

(1) Eppinger, *Prag. med. Wochenschr.*, 1881, nos 51 et 52.
(2) Litten, *Virch. Arch.*, Bd. LXVII, p. 615.
(3) Musser, *Philad. Hospital Reports*, 1890, vol. I, p. 170.

provenant d'un processus anatomique dans l'organe.

Les lésions de l'estomac dans la période tertiaire de la syphilis peuvent prendre plusieurs formes (érosions, ulcère, tumeur, sténose du pylore, gastralgie, etc.), qui, toutes, présentent les caractères ordinaires de ces affections ; les symptômes seuls ne suffisent pas à faire reconnaître leur nature syphilitique. Le diagnostic de leur origine syphilitique est facilité, premièrement par la démonstration d'une infection syphilitique préalable ; secondement par les manifestations syphilitiques dans d'autres parties du corps; et troisièmement par les résultats heureux du traitement antisyphilitique.

Il est à peine nécessaire de mentionner que les sujets syphilitiques peuvent être atteints d'une des affections des voies digestives sans qu'il y ait aucun rapport entre cette dernière et les antécédents syphilitiques. Sans doute, ceci constitue probablement la majorité des cas. Dans un cas donné, il est donc très difficile de décider si la maladie de l'estomac est de nature syphilitique ou non. Cependant cela se présente assez souvent.

La syphilis de l'estomac a été observée par Andral (1), Wagner (2), Lanceraux (3), Cornil (4), Chiari (5-6),

(1) G. ANDRAL, *Clinique médicale*, Paris, 1834, t. II, 99, 201-207.

(2) E. WAGNER, Das Syphilom, oder die constitutionnelle syphilitische Neubildung (*Archiv. f. Heilkunde*, Bd. IV, p. 225).

(3) LANCERAUX, Traité de la syphilis, 1866, p. 406.

(4) V. CORNIL, Leçons sur la syphilis, Paris, 1879, p. 406.

(5) CHIARI, Lues hereditaria mit gummöser Erkrankung des galleleitenden Apparates und des Magens (*Prager Med. Wochenschrift*, 1885, n° 47, s. 461).

(6) CHIARI, Ueber Magensyphilis (*Festschrift f. R. Virchow*, 1891, II, p. 297).

Stolper (1), Gaillard (2), Mracèk (3), Osler (4), Hemmeter (5), Dieulafoy (6), Fournier (7), Flexner (8), Mackay (9), Fraenkel (10), Aristoff (11) et moi-même (12).

Parmi les cas que j'ai observés, je crois que le mieux est de différencier trois formes d'affections syphilitiques de l'estomac comme suit :

I. Ulcère de l'estomac d'origine syphilitique.

II. Tumeur syphilitique de l'estomac.

III. Sténose syphilitique du pylore.

La forme I (ulcère syphilitique de l'estomac) est celle qui est principalement représentée cliniquement dans la littérature médicale. J'ai observé deux cas apppartenant à cette forme. Dans le premier cas (Mme A. K...) il existait d'autres indices de syphilis

(1) Stolper, Beiträge zur Syphilis visceralis (*Bibliotheca Medica*, 1896, C., Heft 6).

(2) L. Gaillard, *Archiv. général. de médecine*, 1896, I, p. 66-83.

(3) F. Mracèk, Lehmann's Med. Handatlanten, Bd. VI, Syphilis und venerische Krankheiten, München, 1898, p. 52.

(4) W. Osler, The Principles and Practice of Medicine, New-York, 1891, p. 178.

(5) J. C. Hemmeter, Diseases of the Stomach, 1897, p. 556.

(6) Dieulafoy, Syphilis de l'estomac (*Bulletin de l'Académie de médecine*, 1898, n° 20, p. 578).

(7) Fournier, Cité par Dieulafoy, *loc. cit.*

(8) Simon Flexner, Gastric Syphilis with Report of a Case of Perforating Syphilitic Ulcer of the Stomach (*American Jour. of Med. Sciences*, 1898, N. S. CXVI, p. 424).

(9) W. A. Mackay, The Role of Syphilis in the Etiology of Simple Ulcer of the Stomach (*Lancet*, 1898, II, p. 1701).

(10) E. Fraenkel, Zur Lehre von der acquirirten Magen-Darm Syphilis (*Virchow's Archiv*, Bd. CLV, p. 507, 1899).

(11) Aristoff, Zur Kenntniss der syphilitischen Erkrankungen des Magens bei hereditärer Lues (*Zeitschrift f. Heilkunde*, 1898, XIX, p. 395).

(12) Max Einhorn, Syphilis of the Stomach (*Philadelphia medical journal*, 3 février 1900).

tertiaire, tandis que dans le second cas (Carrie W...), à part la lésion de l'estomac, on ne pouvait rien trouver de syphilitique. Dans les deux cas les méthodes ordinaires de traitement de l'ulcère de l'estomac restèrent sans succès, tandis que le traitement antisyphilitique amena la guérison complète.

La seconde forme (tumeur syphilitique de l'estomac) est à peine mentionnée dans la littérature médicale, autant que j'ai pu m'en informer, excepté dans quelques rapports d'autopsies, mais on ne dit pas si elle a été reconnue pendant la vie des malades. J'ai publié deux cas (C. K. et William C.) appartenant à cette forme. Les tumeurs syphilitiques de l'estomac sont assez rares, mais n'en sont pas moins importantes. Elles peuvent avoir une marche semblable à celle du carcinome, et on peut les confondre facilement avec ce dernier. A la palpation, une tumeur de la nature d'une gomme peut présenter tous les caractères d'un néoplasme malin, et les symptômes même peuvent ressembler tellement à ceux du cancer que la confusion est facile. Il faut donc, dans les cas de néoplasmes de l'estomac, tenir compte de la possibilité d'une syphilis, et questionner le malade au point de vue des antécédents de cette maladie et des manifestations syphilitiques qu'il pourrait présenter au moment de l'examen.

La troisième forme, la sténose syphilitique du pylore, a une grande importance au point de vue pratique. Dans un des cas que j'ai observés (Carl S.) on pouvait palper le pylore ressemblant à une tumeur ovale qui disparut par un traitement antisyphilitique suivi. En même temps les symptômes d'ischochymie s'améliorèrent et le malade guérit. Dans un second cas (George W) le pylore n'était pas palpable, et le diagnostic d'un début de constriction ne put être fait que d'après les résultats obtenus par l'examen du contenu stomacal. Dans les deux cas, les moyens médicaux habituels indiqués dans la sténose bénigne du pylore furent insuffisants, et l'iodure de potassium amena bientôt l'amélioration.

D'après les remarques que nous venons de faire, il semble certain que la syphilis tertiaire peut produire des affections gastriques sérieuses qui cèdent au traite-ment antisyphilitique. Il ne faut donc jamais oublier, quand il s'agit de traiter des maladies tenaces de l'appareil digestif, que l'origine de ces affections peut être syphilitique.

Dans la *chlorose* et l'*anémie* les symptômes gastriques jouent fréquemment un rôle important. En général, ce sont des troubles névrotiques de l'estomac. Ainsi, on rencontre souvent l'anorexie, la gastralgie, l'hyperes-thésie de l'estomac, l'atonie et l'hyperchlorhydrie. Quelques auteurs (Hayem (1) et d'autres) considèrent les troubles gastriques comme le facteur primitif causant l'affection du sang. Je m'accorde à dire avec Ewald et Rosenheim que dans la vaste majorité des cas les symptômes digestifs sont seulement la consé-quence et non la cause primitive de la chlorose. Le fer amène vite l'amélioration des symptômes gastriques.

Les *maladies du cœur* sont fréquemment accompa-gnées de troubles gastriques. Ces derniers sont géné-ralement dus à l'hyperémie de la muqueuse gastrique et consistent en une sensation de pression à la

(1) HAYEM, *Bull. médical*, 1891, n° 87.

région épigastrique, surtout après les repas, de l'anorexie, des renvois, etc. L'assertion de Huefler (1), qui prétend qu'il y a absence d'acide chlorhydrique libre dans presque tous les cas de lésions valvulaires du cœur, n'est pas correcte, comme cela a été démontré par moi-même (2) et plus tard par Adler et Stern (3). Sur douze malades, avec affection du cœur, dont j'ai examiné le contenu stomacal, huit avaient de l'acide chlorhydrique libre, et quatre n'en avaient pas.

Les affections de l'estomac présentent souvent des symptômes simulant une lésion du cœur. Ainsi, par exemple, on rencontre l'arythmie cardiaque, la tachycardie, et quelquefois la bradycardie, dans le catarrhe chronique, dans les troubles nerveux et dans l'atonie de l'estomac. Quelquefois il est difficile de savoir au premier abord si l'on affaire à une affection du cœur ou de l'estomac. Un examen complet de l'appareil circulatoire et des fonctions gastriques révélera la vraie nature de la maladie.

Comme les affections du cœur, les *désordres du foie* s'accompagnent presque toujours aussi de symptômes gastriques, dus à un état hypérémique de l'estomac. Ainsi, dans l'ictère et la cirrhose du foie, c'est l'estomac qui manifeste le premier divers symptômes. Ici, comme dans la plupart d'autres maladies, la fonction sécrétoire de l'estomac n'est pas constante ; dans quelques cas le suc gastrique peut être normal ; dans d'autres, il est augmenté, tandis que dans la plupart des cas il est diminué.

(1) HUEFLER, *München med. Wochenschr.*, 1889, n° 33.
(2) MAX EINHORN, *Berl. klin. Wochenschr.*, 1889, n° 48.
(3) ADLER ünd STERN, *Berl. klin. Wochenschr.*, 1889, n° 49.

Les *maladies des reins* sont aussi souvent accompagnées de symptômes gastriques. Ainsi, les nausées et les vomissements peuvent être les premiers symptômes. Ils sont causés soit par l'excrétion d'urée par la membrane muqueuse de l'estomac, ou par la rétention de cette substance dans la circulation et l'irritation qu'elle produit sur le cerveau. Biernacki (1) a fait une série d'examens de l'état de l'estomac dans les affections rénales et a trouvé dans la plupart des cas une grande diminution de la sécrétion gastrique. Allen A. Jones (2) a trouvé souvent aussi de l'achylie gastrique parmi les malades atteints d'affections du rein. Les calculs rénaux peuvent aussi produire des troubles gastriques. J'ai observé un malade souffrant de calculs rénaux, qui avait de l'achylie gastrique depuis longtemps, et chez qui cet état avait donné lieu à beaucoup de symptômes sérieux. L'opération pour enlever les calculs fut suivie de la disparition immédiate des symptômes gastriques.

L'état de l'estomac dans le *diabète* a été examiné par Rosenstein (3) et Gans (4). Ils ont trouvé les fonctions de l'estomac très variables. J'ai eu l'occasion d'examiner un assez grand nombre de diabétiques au point de vue des fonctions gastriques et je dois dire qu'elles ne sont pas constantes. On trouve également la sécrétion normale ou anormale.

J'ai trouvé de l'achylie gastrique dans des cas de

<hr>

(1) BIERNACKI, *Berl. klin. Wochenschr.*, 1891, nᵒˢ 25 et 26.
(2) ALLEN A. JONES, Gastric Conditions in renal disease (*New York medical journal*, 19 janvier 1895).
(3) ROSENSTEIN, *Berl. klin., Wochenschr.*, 1890, nᵒ 13.
(4) EDG. GANS, *IX Congress f. innere Medicin*, 1890, Wiesbaden.

rhumatisme noueux (*arthritis deformans*) et chez deux malades atteints de *goutte* grave. Plusieurs fois, dans des cas où il n'existait que des symptômes légers de goutte, j'ai trouvé de l'hyperchlorhydrie.

L'existence de symptômes gastriques dans la *malaria* est bien connue, et Leube (1) a publié le premier plusieurs cas de gastralgie très grave sans fièvre qui étaient dus à la malaria comme le prouva le succès du traitement avec la quinine. L'origine paludéenne des symptômes gastriques se reconnaît quand ils sont intermittents et apparaissent seulement à une certaine heure tous les jours ou tous les deux jours. J'ai observé plusieurs cas de vomissements opiniâtres dus à la malaria, mais dans la plupart de ces cas il y avait, outre les symptômes gastriques, d'autres manifestations qui indiquaient la nature vraie de l'affection. La sécrétion gastrique ici aussi n'a aucun caractère particulier, et est souvent diminuée.

Maladies de la peau. — Ce sujet, quoique particulièrement intéressant, n'a appelé jusqu'ici que très peu l'attention. Pidoux (2) considère tous les cas de dyspepsie comme dus à un état herpétique de l'organisme. L'eczéma, le psoriasis, le pityriasis, le lichen ou l'acmé, dans n'importe quel cas, sont pour lui des manifestations extérieures d'une anomalie constitutionnelle qu'il appelle l'herpétisme. Aujourd'hui personne n'accepte cette théorie d'une anomalie constitutionnelle générale qui serait l'origine des affections des voies digestives. Malgré cela il n'est pas douteux qu'il y a quelquefois

(1) LEUBE, *Deutsch. Arch. f. klin. Medicin*, Bd. XXXIII.
(2) PIDOUX, Rapport de l'herpétisme et des dyspepsies (*L'Union médicale*, 1866, p. 235).

un certain rapport entre les maladies des voies digestives et quelques affections de la peau.

Le *pemphigus de la bouche* a été décrit sous le nom de
stomatite névrotique chronique par A. Jacobi (1) de
New-York. J'ai observé cette affection chez trois malades
atteints de neurasthénie gastrique et d'hyperchlorhydrie
respectivement. Chez deux de ces malades, l'affection
de la bouche (la langue aussi) s'améliora en même
temps que diminuèrent les symptômes gastriques. Dans
le troisième cas toutefois, le pemphigus résista à tous
les traitements et persista même pendant les périodes
où il n'existait pas de troubles digestifs. Ce malade
éprouvait fréquemment une sensation de brûlure dans
l'œsophage et quelques symptômes légers de dysphagie.
Très probablement tous ces symptômes étaient causés
par la formation de plaques vésiculaires le long de la
paroi œsophagienne.

L'*urticaire* et l'*érythème* dus à l'absorption par les
voies digestives d'une substance toxique ingérée avec
les aliments (surtout les homards, les crabes, le poisson
et autres) sont bien connus et nous en avons parlé au
chapitre des idiosyncrasies.

A propos de l'*eczéma* Hyde, (2) dit : « Personne, toutefois, ne peut douter un instant que beaucoup d'affections viscérales ont une influence sur la production de
l'eczéma ; les attaques se répètent et suivent même les
accès des affections morbides de ces organes ; et il est
également certain que beaucoup de variétés d'eczéma
dépendent directement de plusieurs états généralisés

(1) A. Jacobi, *Transactions of the Association of American Physicians,*
1894.

(2) Hyde, Twentieth century practice of Medecine, vol. V, p. 170.

tels que, et les premiers sur la liste, la goutte et la goutte rhumatismale, la dyspepsie, la constipation et la scrofule. » J'ai observé un grand nombre de dyspeptiques et je dois dire que l'eczéma est certes très rare chez ces malades. Ceci serait plutôt un argument contre l'existence d'un rapport entre ces deux affections, quoique j'aie vu un cas d'eczéma du scrotum ayant résisté aux moyens les plus rationnels de traitement local disparaître très rapidement après l'amélioration des symptômes gastriques.

L'acmé simple et *l'acmé rosacea* semblent avoir plus de rapports avec les affections de l'estomac que l'eczéma. Deux de mes malades ayant de l'acmé rosacea et de la succorrhée gastrique continue chronique virent l'état de leur nez, après l'amélioration des symptômes gastriques, s'améliorer aussi. Chez l'un de ces malades j'ai souvent remarqué que l'affection de la peau empirait aussitôt qu'il y avait une exacerbation des symptômes gastriques, et s'améliorait en même temps que ceux-ci.

Dans quelques cas de psoriasis, accompagné de troubles digestifs, je n'ai pas observé que l'amélioration de ces troubles eût une influence directe sur l'affection de la peau.

9633-00. — Corbeil. Imprimerie Ed. CRÉTÉ.